# O lado doce da melancolia

# SUSAN CAIN

# O lado doce da melancolia

Bittersweet

A ARTE DE TRANSFORMAR
A DOR EM CRIATIVIDADE,
TRANSCENDÊNCIA E AMOR

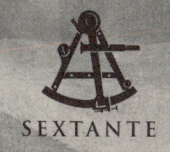

SEXTANTE

Título original: *Bittersweet: How Sorrow and Longing Make Us Whole*

Copyright © 2022 por Susan Cain
Copyright da tradução © 2022 por GMT Editores Ltda.

Todos os direitos reservados. Nenhuma parte deste livro pode ser utilizada ou reproduzida sob quaisquer meios existentes sem autorização por escrito dos editores.

*tradução*: Heci Regina Candiani
*preparo de originais*: Rafaella Lemos
*revisão*: Camila Figueiredo e Luis Américo Costa
*diagramação*: Valéria Teixeira
*capa*: Evan Gaffney Design
*adaptação de capa*: Natali Nabekura
*imagem de capa*: Qweek/Getty Images
*impressão e acabamento*: Associação Religiosa Imprensa da Fé

CIP-BRASIL. CATALOGAÇÃO NA PUBLICAÇÃO
SINDICATO NACIONAL DOS EDITORES DE LIVROS, RJ

C136L

Cain, Susan
    O lado doce da melancolia / Susan Cain ; tradução Heci Regina Candiani. - 1. ed. - Rio de Janeiro : Sextante, 2022.
    272 p. ; 23 cm.

    Tradução de: Bittersweet: how sorrow and longing make us whole
    ISBN 978-65-5564-460-9

    1. Melancolia. 2. Conduta. 3. Motivação (Psicologia). I. Candiani, Heci Regina. II. Título.

22-78920                 CDD: 155.2
                            CDU: 159.923.426

Meri Gleice Rodrigues de Souza - Bibliotecária - CRB-7/6439

Todos os direitos reservados, no Brasil, por
GMT Editores Ltda.
Rua Voluntários da Pátria, 45 – Gr. 1.404 – Botafogo
22270-000 – Rio de Janeiro – RJ
Tel.: (21) 2538-4100 – Fax: (21) 2286-9244
E-mail: atendimento@sextante.com.br
www.sextante.com.br

*Em memória de Leonard Cohen*

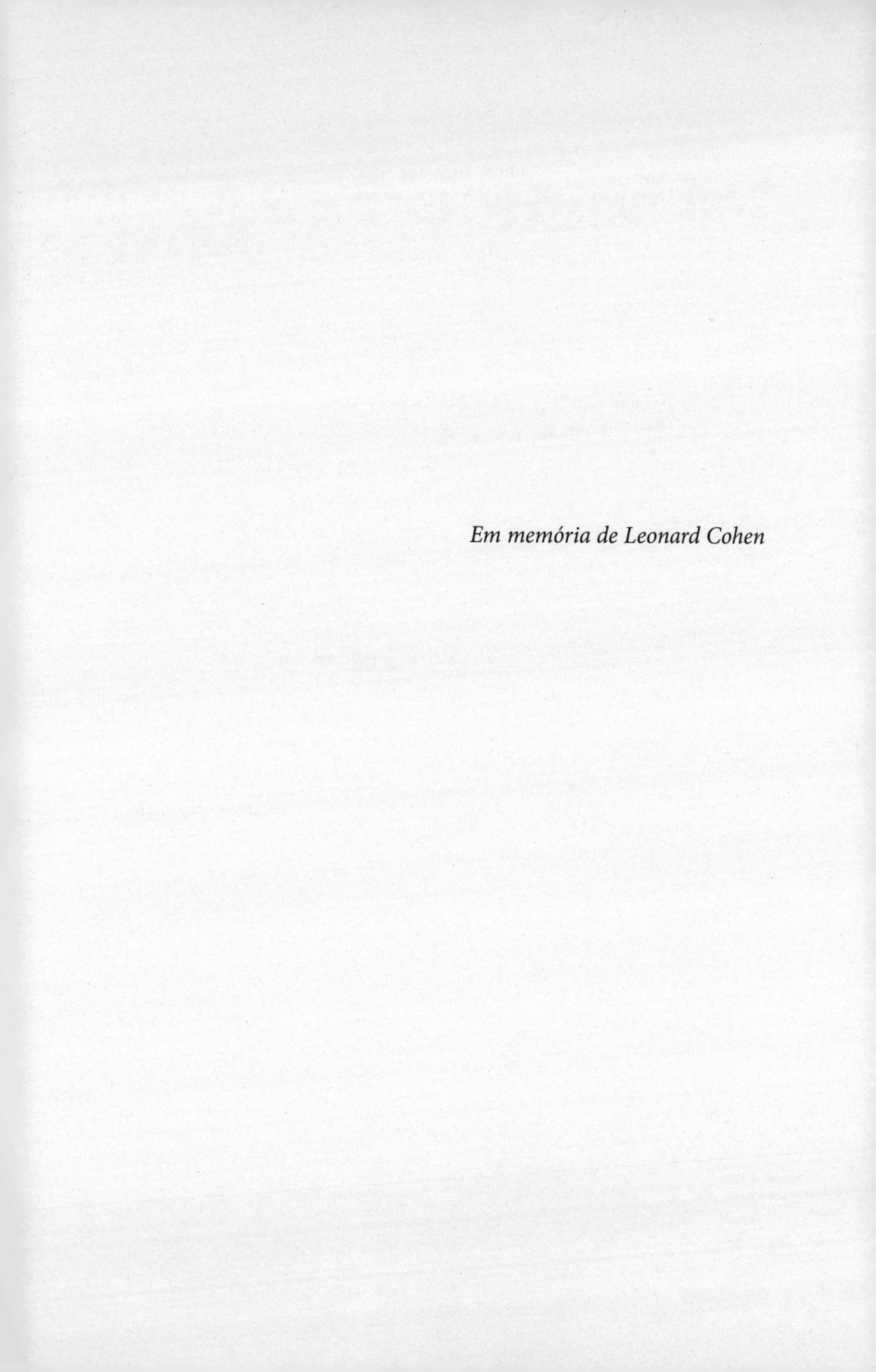

*Há uma brecha, em tudo há uma brecha*
*É por onde a luz entra...*

– L. C., "Anthem"

*Gregório, o Grande (c. 540-604) falou sobre a compunção, a dor sagrada, a desolação que alguém sente quando é confrontado com o que há de mais belo. [...] A experiência agridoce brota do desamparo humano em um mundo imperfeito, da consciência humana e, ao mesmo tempo, de um desejo de perfeição. Esse vazio espiritual interior se torna dolorosamente real quando confrontado com a beleza. Aí, entre o que se perdeu e o que se deseja, formam-se as lágrimas sagradas.*

– OWE WIKSTRÖM, *professor de psicologia da religião na Universidade de Uppsala*

# SUMÁRIO

Nota da autora     11

PRELÚDIO
O violoncelista de Sarajevo     13

INTRODUÇÃO
O poder do agridoce     17
Teste agridoce     25

**PARTE UM    TRISTEZA E ANSEIO**
Como podemos transformar a dor em criatividade, transcendência e amor?

CAPÍTULO 1   Para que serve a tristeza?     31

CAPÍTULO 2   Por que ansiamos pelo amor "perfeito" e incondicional? (E o que isso tem a ver com nossa paixão por canções tristes, dias chuvosos e até mesmo o divino?)     51

CAPÍTULO 3   Será que a criatividade está ligada à tristeza, ao anseio e à transcendência?     77

CAPÍTULO 4   Como lidar com um amor perdido?     99

**PARTE DOIS    VENCEDORES E PERDEDORES**
Como podemos viver e trabalhar de forma autêntica diante da "tirania da positividade"?

CAPÍTULO 5   Como nasceu nossa cultura de sorrisos obrigatórios?     129

CAPÍTULO 6   Como transcender a positividade obrigatória no ambiente de trabalho e ir além?     147

**PARTE TRÊS   MORTALIDADE, IMPERMANÊNCIA E LUTO**
Como viver sabendo que nós e todas as pessoas
que amamos vamos morrer?

CAPÍTULO 7   Deveríamos tentar viver para sempre?   171

CAPÍTULO 8   Deveríamos tentar "superar" a dor e a impermanência?   185

CAPÍTULO 9   Herdamos a dor de nossos pais e ancestrais? E será que podemos transformá-la gerações depois?   207

**ENCERRAMENTO**   231
Como voltar para casa

Agradecimentos   243

Notas   249

## Nota da autora

Venho trabalhando neste livro oficialmente desde 2016 e extraoficialmente (como você lerá a seguir) ao longo de toda a minha vida. Entre conversas, leituras e correspondências, consultei centenas de pessoas a respeito de todas as coisas agridoces. Cito algumas dessas pessoas explicitamente; outras influenciaram minhas ideias. Adoraria mencionar o nome de todas elas, mas isso teria produzido um livro ilegível. Por isso, alguns nomes aparecem apenas nas notas e nos agradecimentos; outros, sem dúvida, deixei de fora por engano. Sou grata a todas essas pessoas.

Também em prol da fluidez da leitura, não usei elipses nem colchetes em certas citações, mas me certifiquei de que as palavras extras ou ausentes não mudaram o sentido do que o autor disse. Se você quiser citar essas fontes escritas a partir do original, a maioria das menções completas aparece nas notas ao final do livro.

Por fim, alterei nomes e detalhes que identificam algumas das pessoas cujas histórias eu conto. Não apurei os fatos das histórias que as pessoas me contaram sobre si mesmas, mas só incluí relatos que acreditei serem verdadeiros.

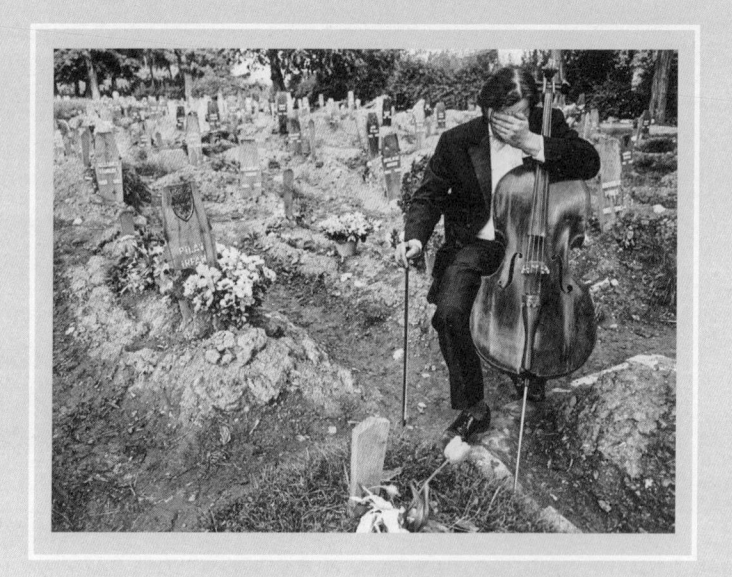

*Réquiem de Sarajevo*, de Tom Stoddart, © Getty Images

PRELÚDIO

# O violoncelista de Sarajevo

Certa noite, sonhei que me encontrava com minha amiga Mariana, que é poeta, em Sarajevo, a cidade do amor. Acordei confusa. Sarajevo, um símbolo do amor? Sarajevo não foi o palco de uma das guerras civis mais sangrentas do final do século XX?

Então me lembrei.

Vedran Smailović.

O violoncelista de Sarajevo.[1]

∽

É 28 de maio de 1992 e Sarajevo está sitiada. Durante séculos, muçulmanos, croatas e sérvios viveram juntos nessa cidade de bondes e confeitarias, cisnes deslizando no lago dos parques, mesquitas otomanas e catedrais da Igreja Ortodoxa. Uma cidade de três religiões, três povos, embora, até recentemente, ninguém prestasse muita atenção em quem era quem. As pessoas sabiam, mas não sabiam; preferiam ver umas às outras como vizinhas que se encontravam para tomar um café ou comer kebabs, que cursavam a mesma universidade e às vezes se casavam e tinham filhos.

Mas então veio a guerra civil. Homens nas colinas que ladeiam a cidade cortaram o abastecimento de eletricidade e água. O estádio olímpico de 1984 foi destruído pelo fogo e seu campo foi transformado num cemitério improvisado. Os prédios residenciais estão todos furados pelos ataques com morteiros, os semáforos estão quebrados, as ruas, silenciosas. O único ruído é o estampido de tiros.

Até este momento – quando as melodias do *Adágio em Sol Menor* de Albinoni\* tomam a rua de pedestres em frente a uma padaria bombardeada.

Você conhece essa música? Se não, talvez devesse fazer uma pausa para ouvi-la agora mesmo: https://youtu.be/kn1gcjuhlhg. É desconcertante, é primorosa, é infinitamente triste.

Vedran Smailović, primeiro violoncelista da orquestra da Ópera de Sarajevo, toca em homenagem às 22 pessoas mortas no dia anterior por artilharia de morteiro enquanto esperavam na fila do pão. Smailović estava nas redondezas quando o projétil explodiu; ele ajudou a socorrer os feridos. Agora ele está de volta à cena da carnificina, vestido para uma noite na Ópera, com camisa social branca e fraque preto. Ele se senta entre os escombros, numa cadeira branca de plástico, o violoncelo apoiado entre as pernas. As notas melancólicas do adágio pairam suspensas no céu.

Por todo lado, fuzis disparam, bombas explodem, metralhadoras estalam. Smailović segue tocando. Ele fará isso ao longo de 22 dias – um dia para cada pessoa morta na padaria. De algum modo, as balas nunca chegarão a atingi-lo.

Esta é uma cidade construída num vale, cercada de montanhas de onde os franco-atiradores miram cidadãos famintos em busca de pão. Algumas pessoas esperam horas para atravessar a rua e então saem em disparada até o outro lado como um cervo sendo caçado. Mas aqui está um homem sentado, imóvel, a céu aberto, vestido com a elegância de trajes de concerto, como se tivesse todo o tempo do mundo.

"Você me pergunta se sou louco por tocar violoncelo em uma zona de guerra", diz ele. "Por que não pergunta a ELES se são loucos por bombardear Sarajevo?"

O gesto dele reverbera por toda a cidade, pelas ondas do rádio. Em breve, será contado num romance, num filme. Mas, antes disso, durante os dias mais sombrios do cerco, Smailović inspirará outros músicos a

---

\* Essa obra costuma ser atribuída a Tomaso Albinoni, mas é provável que tenha sido composta pelo musicólogo italiano Remo Giazotto, possivelmente com base em um fragmento de uma composição de Albinoni. Adagio em Sol Menor, Britannica online, https://www.britannica.com/topic/Adagio-in-G-Minor.

tomarem as ruas com seus próprios instrumentos. Eles não tocam marchas militares para encorajar as tropas contra os franco-atiradores, nem canções populares para dar ânimo ao povo. Tocam Albinoni. Os destruidores atacam com armas e bombas, e os músicos respondem com a canção mais triste que conhecem.

*Não somos combatentes*, clamam os violinistas; *tampouco somos vítimas*, completam as violas. *Somos apenas humanos*, cantam os violoncelos, *apenas humanos: imperfeitos, belos, ávidos por amor.*

Alguns meses se passam. A guerra civil prossegue e o correspondente estrangeiro Allan Little assiste enquanto uma procissão de 40 mil civis emerge de uma floresta. Eles vinham se arrastando pela floresta por 48 horas seguidas, fugindo de um ataque.

Entre eles está um homem de 80 anos que parece desesperado, exausto. O homem se aproxima de Little, pergunta se ele viu a esposa dele. Eles haviam se separado na longa caminhada, conta o homem.

Little não a viu, mas, como o ótimo jornalista que é, pergunta se o homem é muçulmano ou croata. E a resposta do homem, Little revela anos depois em um programa da BBC, ainda o envergonha, mesmo décadas mais tarde:

"Eu sou músico."[2]

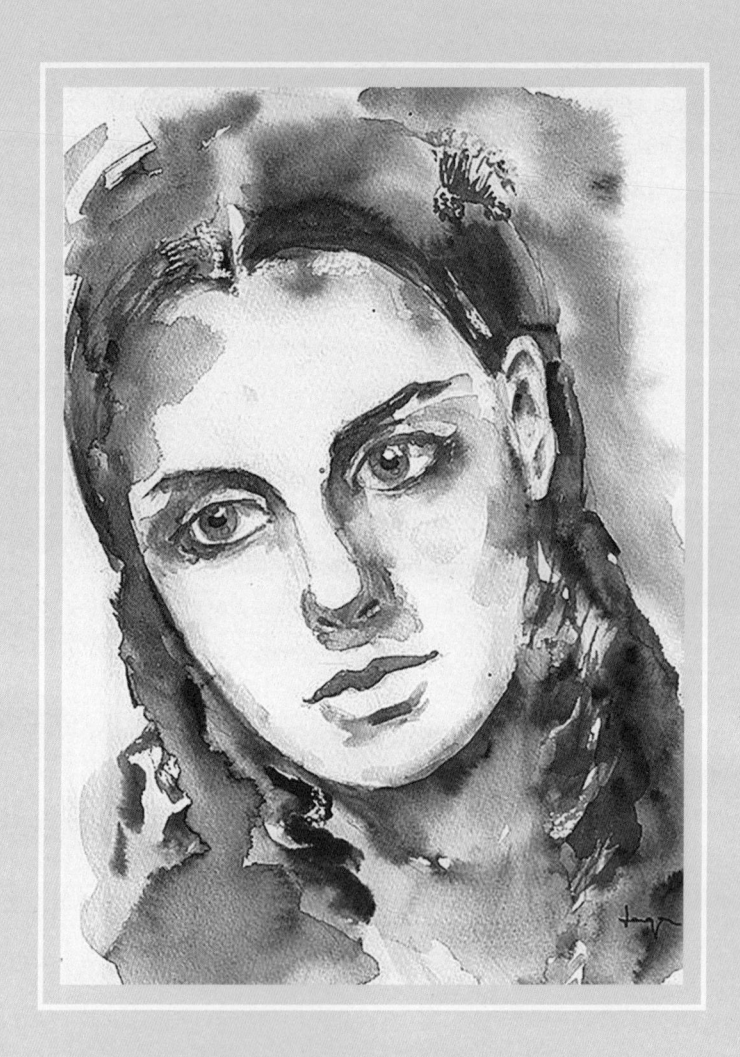

*Retrato de uma jovem, 2021, Ucrânia,*
© Tetiana Baranova (Instagram: @artbytaqa)

INTRODUÇÃO

O poder do agridoce

*Temos saudade de casa, e sempre,
de um mundo outro e diferente.*
– Vita Sackville-West, *The Garden*[1]

Certa vez, quando eu tinha 22 anos e estava na faculdade de direito, alguns amigos foram me buscar no dormitório para ir à aula. Eu estava contente, ouvindo uma música suave em tom menor. Não era a de Albinoni, que nunca tinha ouvido até então. É provável que fosse alguma canção do meu músico favorito de todos os tempos, Leonard Cohen – também conhecido como o Poeta Laureado do Pessimismo.

É difícil colocar em palavras o que sinto quando ouço músicas desse tipo. Tecnicamente, elas são tristes, mas o que sinto, na verdade, é amor: uma onda imensa transbordando amor. Uma profunda afinidade com todas as outras almas do mundo que conhecem a tristeza que a música se esforça para expressar. Um fascínio pela capacidade que o músico tem de transformar a dor em beleza. Se estou sozinha enquanto ouço, muitas vezes faço um gesto espontâneo de prece, mãos diante do rosto, palmas unidas, mesmo que eu seja profundamente agnóstica e não costume rezar. Mas a música abre meu coração: literalmente a sensação de expansão dos músculos do peito. Ela chega a fazer parecer aceitável que todas as pessoas que amo – inclusive eu – vão morrer um dia. Essa equanimidade em relação à morte dura no máximo três minutos, mas todas as vezes me transforma um pouco. Se você definir a transcendência como um momento em que seu eu se desvanece e você se sente em conexão com o todo, esses momentos musicalmente agridoces são o mais próximo que cheguei dessa experiência. Mas isso já aconteceu muitas e muitas vezes.

E nunca consegui entender por quê.

Enquanto isso, meus amigos se divertiam com a incoerência de um aparelho de som num dormitório universitário berrando canções tristíssimas. Um deles perguntou por que eu estava ouvindo música fúnebre. Eu ri e fomos para a aula. Fim da história.

Exceto pelo fato de que fiquei pensando no comentário dele pelos 25 *anos* seguintes. *Por que* eu achava músicas melancólicas tão estranhamente animadoras? E o que em nossa cultura leva as pessoas a fazerem piada com isso? Por que, mesmo ao escrever isso, sinto a necessidade de dizer que também gosto de música dançante? (E gosto mesmo.)

No início, essas eram apenas perguntas interessantes. Mas, à medida que buscava respostas, percebi que aquelas eram *as* perguntas, as grandes perguntas, e que a cultura contemporânea nos treinou – para nosso profundo empobrecimento – a não perguntá-las.

Há mais de 2 mil anos, Aristóteles se questionava por que os grandes poetas, filósofos, artistas e políticos muitas vezes têm uma personalidade melancólica.[2] Seu questionamento se baseava na antiga crença de que o corpo humano contém quatro humores, ou substâncias líquidas, cada um correspondendo a um temperamento diferente: melancólico (triste), sanguíneo (feliz), colérico (agressivo) e fleumático (calmo). Pensava-se que as quantidades relativas desses líquidos moldavam nosso caráter. Hipócrates, o famoso médico grego, acreditava que a pessoa ideal desfrutava de um equilíbrio harmonioso dos quatro.[3] Mas muitos de nós tendem para uma ou outra direção.

Este livro trata da direção melancólica, que chamo de "agridoce": a tendência a estados de nostalgia, pungência e tristeza; uma consciência aguçada da passagem do tempo; e uma alegria curiosamente pungente diante da beleza do mundo.[4] O caráter agridoce das coisas também se refere ao reconhecimento de que luz e escuridão, nascimento e morte, amargura e doçura estão para sempre unidos. "Um dia é do mel, outro é da cebola", diz um provérbio árabe. A tragédia da vida está inevitavelmente ligada ao seu esplendor. Você poderia destruir a civilização por completo e reconstruí-la do zero – e as mesmas dualidades viriam à tona. No entanto, habitar essas dualidades de forma plena, tanto a escuridão quanto a luz, é, paradoxalmente, a única maneira de transcendê-las. E o objetivo maior é esse. O agridoce tem a ver com o desejo de comunhão, com o desejo de voltar para casa.

Caso você se veja como alguém do tipo agridoce, é difícil discutir a pergunta de Aristóteles sobre a melancolia das pessoas notáveis sem parecer arrogante. Mas o fato é que essa observação feita por ele ressoou ao longo dos milênios. No século XV, o filósofo Marsilio Ficino afirmou que Saturno, o deus romano associado à melancolia, "abriu mão da vida cotidiana e a entregou a Júpiter, mas reivindicou para si uma vida solitária e divina".[5] O artista do século XVI Albrecht Dürer criou uma representação célebre da Melancolia como um anjo caído cercado por símbolos de criatividade, conhecimento e anseio: um poliedro, uma ampulheta, uma escada subindo ao céu.[6] O poeta do século XIX Charles Baudelaire "dificilmente concebia uma forma de beleza" na qual não houvesse melancolia.[7]

Essa visão romântica da melancolia vai e vem ao longo do tempo. Mais recentemente, em um influente ensaio de 1918, Sigmund Freud não levou a melancolia a sério, alegando que não passava de narcisismo. Desde então, ela desapareceu no abismo da psicopatologia. Hoje a psicologia dominante[8] a vê como sinônimo de depressão clínica.*

Mas a questão de Aristóteles nunca se resolveu. Nem poderia. Há alguma propriedade misteriosa na melancolia, algo essencial. Platão era

---

* Essa fusão entre os conceitos de melancolia e depressão segue uma longa tradição na psicologia ocidental. Freud usou o termo "melancolia" para *descrever* a depressão clínica: "um desânimo profundamente doloroso, o desaparecimento do interesse pelo mundo exterior, perda da capacidade de amar, inibição de toda atividade". A influente psicóloga Julia Kristeva escreveu em 1989 que "os termos *melancolia* e *depressão* referem-se a um composto que pode ser chamado de melancólico/depressivo, cujas fronteiras são, na verdade, incertas". Experimente digitar "melancolia" no mecanismo de pesquisa PubMed hoje, e você encontrará artigos sobre... depressão.

melancólico, assim como Jalal al-Din Rumi, Charles Darwin, Abraham Lincoln, Maya Angelou, Nina Simone... Leonard Cohen.

Mas o que isso significa, exatamente?

Passei anos pesquisando essa questão, seguindo uma trilha secular deixada por artistas, escritores, pensadores e tradições de sabedoria do mundo todo. Esse caminho também me levou ao trabalho contemporâneo de psicólogos, cientistas e até mesmo analistas da área de administração (que descobriram alguns dos pontos fortes exclusivos de pessoas melancólicas em postos de liderança e na área de criação das empresas, além das melhores maneiras de aproveitá-los). E concluí que esse caráter agridoce não é, como temos tendência a pensar, apenas um sentimento ou acontecimento momentâneo. É também uma força silenciosa, um modo de ser, uma tradição célebre – e tão negligenciada quanto transbordante de potencial humano. É uma resposta autêntica e edificante ao problema de estar vivo em um mundo profundamente imperfeito e teimosamente belo.

Acima de tudo, o comportamento agridoce nos mostra como responder à dor: reconhecendo-a e tentando transformá-la em arte, como fazem os músicos, ou em cura, inovação ou qualquer outra coisa capaz de nutrir a alma. Se não transformarmos nossas tristezas e anseios, podemos acabar impondo-os aos outros por meio de maus-tratos, dominação, negligência. Mas se percebemos que todos os humanos conhecem, ou virão a conhecer, a perda e o sofrimento, podemos nos voltar uns *para* os outros.*

Essa ideia – de transformar a dor em criatividade, transcendência e amor – é a essência deste livro.

⁓

A comunidade ideal, como o ser humano ideal, incorporaria todos os quatro temperamentos hipocráticos. Mas, assim como as pessoas têm tendência em uma ou outra direção, o mesmo acontece com as sociedades. E, como veremos no Capítulo 5, organizamos a cultura dos Estados

---

* Ninguém expressou tão bem essa ideia quanto o músico Nick Cave em Red Hand Files: theredhandfiles.com/utility-of-suffering, em inglês.

Unidos em torno do sanguíneo e do colérico, que associamos a dinamismo e força.

Essa mentalidade sanguíneo-colérica é proativa e está pronta para o combate, valoriza quem vai atrás dos próprios objetivos na vida pessoal e aprecia a indignação moralmente correta on-line. Deveríamos ser durões, otimistas e assertivos; ter a confiança necessária para falar o que pensamos e as habilidades interpessoais para fazer amigos e influenciar pessoas. Nós, americanos, priorizamos tanto a felicidade que registramos em nossos documentos fundadores nosso direito de buscá-la – e depois escrevemos mais de 30 mil livros sobre o assunto, conforme uma recente pesquisa na Amazon. Aprendemos, desde muito jovens, a desprezar nossas próprias lágrimas ("Chorão!") e a censurar nossa tristeza pelo resto da vida. Em um estudo com mais de 70 mil pessoas, a psicóloga de Harvard Dra. Susan David descobriu que um terço das pessoas se julga por ter emoções "negativas" como tristeza e pesar. "Fazemos isso não só com nós mesmos", diz David, "mas também com as pessoas que amamos, como nossos filhos."[9]

As atitudes sanguíneo-coléricas têm muitas vantagens, é claro. Elas nos ajudam a correr em direção ao gol, a lutar por uma causa justa. Mas toda essa torcida vigorosa e toda essa raiva socialmente aceitável disfarçam a realidade de que todas as pessoas (até mesmo, digamos, influenciadores digitais capazes de passos de dança impressionantes ou das "lacradas" mais virulentas) são seres frágeis e impermanentes. E assim nos falta empatia com aqueles que discordam de nós. E assim somos pegos de surpresa quando nossos próprios problemas aparecem.

Em contrapartida, o modo agridoce-melancólico pode parecer propenso ao recuo, improdutivo e afundado em nostalgia – definida como um estado de tristeza sem causa aparente, um desejo de algo inacessível. Ele anseia pelo que poderia ter sido ou pelo que ainda pode vir a ser.

Mas o anseio (*longing*, em inglês) é um ímpeto disfarçado: é ativo, não passivo, tocado pelo criativo, o terno e o divino. Sentimos falta de algo ou alguém. E nos esticamos para alcançar essa coisa ou pessoa, nos movemos em sua direção. A palavra *longing* deriva do inglês antigo *langian*, que significa "alongar", e do alemão *langen*, esticar, estender. Seu sinônimo, *yearning,* está linguisticamente associada à fome e à sede, mas também ao desejo. Em hebraico, tem a mesma raiz da palavra paixão.

Em outras palavras, o que faz você sofrer é aquilo com que se importa profundamente – a ponto de tomar uma atitude. É por isso que na *Odisseia*, de Homero, a saudade de casa levou Odisseu a empreender sua jornada épica, que começa com ele chorando na praia por sua Ítaca natal.[10] É por isso que a maioria das histórias infantis pelas quais você se apaixonou, de *O Rei Leão* à série Harry Potter, tem protagonistas órfãos. Somente quando os pais morrem, transformando-se em objetos de anseio, as crianças embarcam em suas aventuras e reivindicam seu direito de nascença. Essas histórias nos tocam porque estamos todos sujeitos a doenças e ao envelhecimento, a separações e mortes de familiares, pestes e guerras. E a mensagem de todas essas histórias, o segredo que poetas e filósofos *vêm tentando nos contar há séculos*, é que nossa nostalgia é a grande porta de entrada para o pertencimento.[11]

Muitas das religiões do mundo ensinam a mesma lição. "Sua vida inteira deve ser de anseios", escreve o autor anônimo de *A nuvem do não saber*, uma obra mística do século XIV.[12] O Alcorão (92:20-21) diz que aqueles que constantemente nutrem intenso anseio por encontrar o verdadeiro rosto de seu senhor alcançarão a realização completa.[13] "Deus é o suspiro da alma", disse o místico e teólogo cristão do século XIII Mestre Eckhart.[14] "Nosso coração é inquieto até repousar em ti" é a frase mais citada de Santo Agostinho.[15]

É possível sentir essa verdade naqueles momentos em que a percepção do tempo desaparece, quando você testemunha algo tão sublime – um famoso refrão de guitarra, um salto mortal sobre-humano – que parece vir de um mundo mais perfeito e belo. É por isso que reverenciamos astros de rock e atletas olímpicos, porque eles nos trazem um alento mágico vindo desse outro lugar. Mas esses momentos são passageiros e queremos viver nesse outro mundo para sempre. Estamos convencidos de que *lá* é o nosso verdadeiro lugar.

Na pior das hipóteses, pessoas do tipo agridoce se desesperam porque o mundo perfeito e belo está para sempre fora de alcance. Mas, na melhor, elas tentam trazê-lo à existência. O agridoce é a fonte oculta de nossos planos mais ambiciosos, das obras-primas e histórias de amor. É por causa do anseio que tocamos sonatas ao luar e construímos foguetes para Marte. Foi por causa do anseio que Romeu amou Julieta, que Shakespeare escreveu a história deles, que ainda a representamos séculos depois.

Não importa se chegamos a essas verdades pelo Rei Leão, pela Simone Biles ou por Santo Agostinho – se somos crentes ou ateus. As verdades são as mesmas. Quer você anseie pela pessoa amada que terminou com você ou pela que sonha em conhecer; quer esteja ávido pela infância feliz que nunca terá ou pelo divino; quer aspire a uma vida criativa, ao país onde nasceu ou a uma união (pessoal ou política) mais perfeita; quer sonhe em escalar as montanhas mais altas do mundo ou se fundir com a beleza que contemplou em suas últimas férias na praia; quer deseje aliviar a dor de seus ancestrais ou criar um mundo em que a vida possa sobreviver sem o consumo de outras vidas; quer anseie por uma pessoa perdida, uma criança ainda não nascida, a fonte da juventude ou o amor incondicional: todas essas são manifestações de uma mesma e imensa dor.

Chamo esse lugar, esse estado pelo qual ansiamos, de "mundo perfeito e belo". Na tradição judaico-cristã, é o Jardim do Éden e o Reino dos Céus; os sufis o chamam de o Bem-Amado da Alma.[16] Mas existem inúmeros outros nomes: lar, por exemplo, "um lugar além do arco-íris" ou, como diz o romancista Mark Merlis, "a terra de onde fomos deportados antes de nascermos".[17] C. S. Lewis chamou-o de "o lugar de onde veio toda a beleza".[18] São todos a mesma coisa – o mais profundo desejo de todo coração humano, aquilo que Vedran Smailović evocou ao tocar seu violoncelo nas ruas de uma cidade devastada pela guerra.

Nas últimas décadas, "Hallelujah", a balada de anseio espiritual de Leonard Cohen, se tornou presença obrigatória, um lugar-comum até, em programas de revelação de talentos na TV, como *American Idol*.[19] Mas é por isso que lágrimas de alegria escorrem pelos rostos na plateia todas as vezes que os participantes a apresentam pela milésima vez. Não importa se nos consideramos "laicos" ou "religiosos": de alguma maneira fundamental, todos estamos tentando alcançar os céus.

∽

Mais ou menos na mesma época em que aqueles amigos foram me buscar no dormitório da faculdade e comecei a pensar sobre músicas tristes, me deparei com a ideia budista de que, como colocou o mitólogo Joseph

Campbell, devemos nos esforçar "para participar alegremente das tristezas do mundo".[20] Eu não conseguia parar de pensar nessas palavras. O que significavam? Como algo assim seria possível?

Eu compreendia que essa orientação não devia ser levada ao pé da letra. Não se tratava de dançar sobre túmulos nem de reagir passivamente à tragédia e ao mal. Muito pelo contrário: tinha a ver com uma sensibilidade à dor e à transitoriedade, com abraçar este mundo de sofrimento (ou de insatisfação, dependendo de como você interpreta o sânscrito da Primeira Nobre Verdade do budismo).

Ainda assim, a dúvida persistia. Acho que eu poderia ter ido à Índia ou ao Nepal para tentar respondê-la, ou ter me matriculado num programa de estudos asiáticos em alguma universidade. Mas não. Simplesmente saí por aí e segui com a vida, com essa e outras dúvidas semelhantes sempre em mente: por que a tristeza, uma emoção que nos deixa abatidos como o Ió do Ursinho Pooh, sobreviveu às pressões evolutivas? O que realmente está por trás de nosso anseio pelo amor "perfeito" e incondicional (e o que isso tem a ver com nosso gosto por músicas tristes, dias chuvosos e até mesmo pelo sagrado)? Por que a criatividade parece estar associada ao anseio, à tristeza e à transcendência? Como devemos lidar com um amor perdido? Como um país fundado em tanta dor se transformou em uma cultura de sorrisos normativos? Como podemos viver e trabalhar de forma autêntica em uma cultura de positividade forçada? Como devemos viver sabendo que nós e todas as pessoas a quem amamos vamos morrer? Será que herdamos a dor de nossos pais e ancestrais e, se herdamos, será que podemos transformá-la numa força benéfica?

Décadas depois, este livro é a minha resposta.

É também um relato da minha jornada do agnosticismo rumo... a quê? Não exatamente à fé, não sou mais nem menos agnóstica do que quando comecei. Mas rumo à percepção de que você não precisa acreditar em concepções específicas de Deus para ser transformado pelo anseio espiritual. Há uma parábola hassídica na qual um rabino percebe que um homem idoso de sua congregação é indiferente à sua fala sobre o divino. Ele então cantarola para o homem uma melodia pungente, uma canção melancólica. "Agora entendo o que você deseja ensinar", diz o velho. "Sinto um intenso anseio de me unir ao Senhor."[21]

Sou muito parecida com esse velho. Comecei a escrever este livro para desvendar por que tantos de nós reagimos de forma tão intensa à música triste. À primeira vista, esse parecia um tema insignificante para um projeto de tantos anos. No entanto, eu não conseguia abrir mão dele. Na época, eu não fazia ideia de que a música era apenas a porta de entrada para um reino mais profundo, no qual você percebe que o mundo é sagrado e misterioso, encantado até. Algumas pessoas entram nesse reino através da prece, da meditação ou de caminhadas na floresta; a música em tom menor foi o portal que por acaso me atraiu. Mas essas portas de entrada estão por toda parte e assumem infinitas formas. Um dos objetivos deste livro é instigar você a percebê-las. E atravessá-las.

## TESTE AGRIDOCE

Algumas pessoas vivem instintivamente em um estado agridoce – e sempre foi assim. Outras o evitam ao máximo, enquanto outras ainda chegam a ele apenas depois de certa idade ou após encarar os desafios e triunfos da vida. Se você está se perguntando quanto se inclina a esse tipo de sensibilidade, pode responder ao teste a seguir, que desenvolvi com a colaboração do pesquisador e cientista Dr. David Yaden, professor da faculdade de medicina Johns Hopkins, e do cientista cognitivo Dr. Scott Barry Kaufman, diretor do Centro de Ciência para o Potencial Humano.\*

Para descobrir quão agridoce você é a esta altura da vida, responda às seguintes perguntas e indique seu nível de concordância em uma escala de 0 (discordo totalmente) a 10 (concordo completamente).

---

\* Nota para psicólogos e outros estudiosos interessados em explorar o conceito de agridoce: embora estudos-piloto conduzidos por Yaden e Kaufman tenham avaliado aspectos preliminares desses itens, eles ainda não incluíram outras formas de validá--los, como grupos focais, avaliações de especialistas e análises fatoriais exploratórias e confirmatórias com amostras maiores. Ambos os cientistas encorajam estudiosos interessados a conduzir novas pesquisas sobre os itens do questionário com a finalidade de se certificarem de suas propriedades psicométricas.

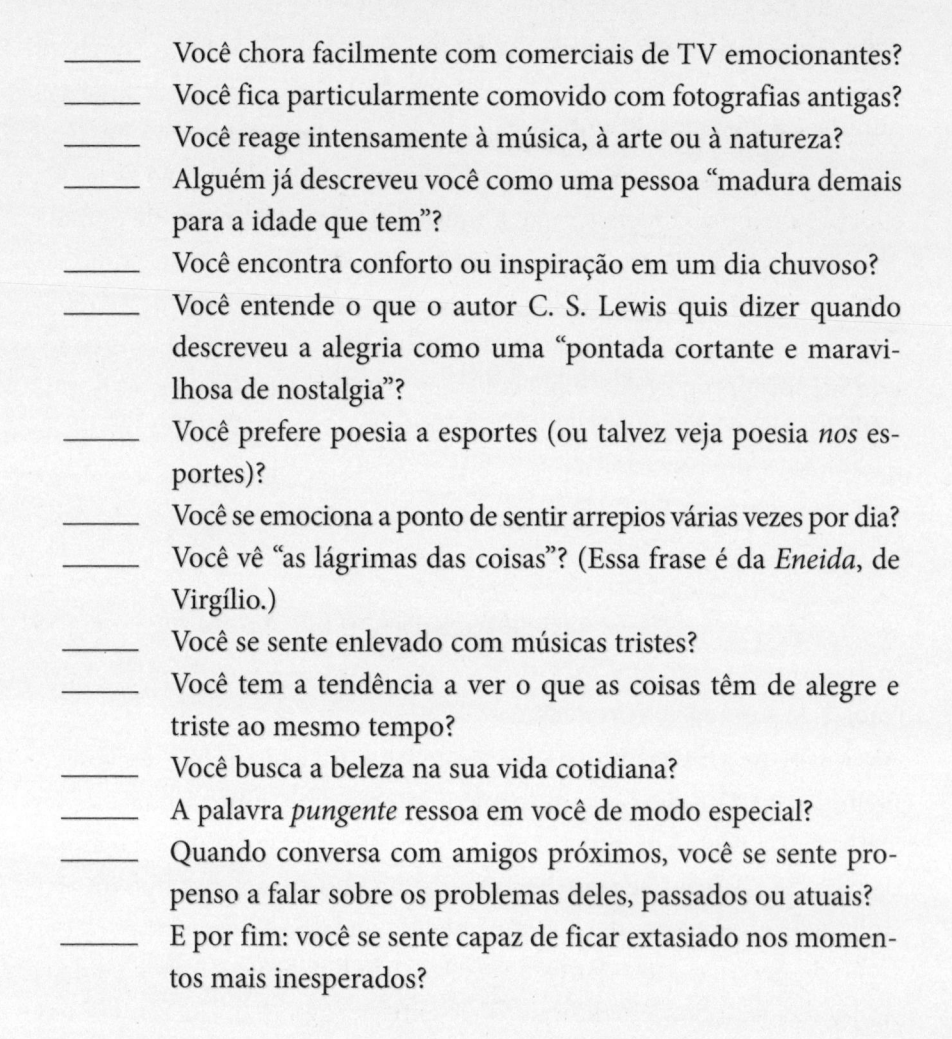

_____ Você chora facilmente com comerciais de TV emocionantes?
_____ Você fica particularmente comovido com fotografias antigas?
_____ Você reage intensamente à música, à arte ou à natureza?
_____ Alguém já descreveu você como uma pessoa "madura demais para a idade que tem"?
_____ Você encontra conforto ou inspiração em um dia chuvoso?
_____ Você entende o que o autor C. S. Lewis quis dizer quando descreveu a alegria como uma "pontada cortante e maravilhosa de nostalgia"?
_____ Você prefere poesia a esportes (ou talvez veja poesia *nos* esportes)?
_____ Você se emociona a ponto de sentir arrepios várias vezes por dia?
_____ Você vê "as lágrimas das coisas"? (Essa frase é da *Eneida*, de Virgílio.)
_____ Você se sente enlevado com músicas tristes?
_____ Você tem a tendência a ver o que as coisas têm de alegre e triste ao mesmo tempo?
_____ Você busca a beleza na sua vida cotidiana?
_____ A palavra *pungente* ressoa em você de modo especial?
_____ Quando conversa com amigos próximos, você se sente propenso a falar sobre os problemas deles, passados ou atuais?
_____ E por fim: você se sente capaz de ficar extasiado nos momentos mais inesperados?

Esse último item pode parecer estranho para um inventário de coisas agridoces. Mas não estou falando de uma mentalidade otimista ou de um sorriso fácil. Refiro-me a uma estranha exaltação que o anseio pode trazer. De acordo com uma pesquisa recente de Yaden, a autotranscendência (a capacidade de ir além da própria individualidade, assim como suas primas mais moderadas, como a gratidão e os estados de fluxo) aumenta em momentos de transição, de término e de morte – nos momentos agridoces da vida.[22]

Na verdade, você poderia dizer que o que orienta uma pessoa para o agridoce é uma consciência aguçada da finitude. Crianças alegres pulando em poças d'água trazem lágrimas ao rosto de seus avós porque eles sabem que um dia as crianças vão crescer e envelhecer (e eles não estarão lá para ver isso). Mas essas lágrimas não são exatamente de tristeza; no fundo, são lágrimas de amor.

Para chegar à sua pontuação no *Teste agridoce*, some suas respostas e divida o total por 15.

Se o número obtido for menor do que 3,8, você tem uma tendência sanguínea.

Se o número for superior a 3,8 e inferior a 5,7, você tem tendência a oscilar entre os estados sanguíneo e agridoce.

Se sua pontuação for maior do que 5,7, você é um verdadeiro conhecedor do lugar onde a luz e a escuridão se encontram.

As pessoas que leram meu livro *O poder dos quietos – Como os tímidos e introvertidos podem mudar um mundo que não para de falar* se interessarão em saber que os estudos exploratórios de Yaden e Kaufman mostram uma forte correlação entre pontuações elevadas no *Teste agridoce* e o traço identificado pela psicóloga e escritora Dra. Elaine Aron como "alta sensibilidade".* Yaden e Kaufman também encontraram uma forte correlação com a tendência à "absorção" – que prevê criatividade – e uma correlação moderada com o arrebatamento, a autotranscendência e a espiritualidade. Por fim, encontraram uma pequena associação com a ansiedade e a depressão, o que não é surpreendente. Melancolia *excessiva* pode levar ao que Aristóteles chamou de doenças da bile negra (*melaina kole*, da qual a melancolia recebeu o nome).[23]

Este não é um livro sobre essas enfermidades, embora sejam reais e devastadoras. Muito menos uma celebração delas. Se você acredita que está sofrendo de depressão, ansiedade severa ou mesmo estresse pós--traumático, por favor, saiba que pode e deve procurar ajuda!

Este livro é sobre a riqueza da tradição agridoce e sobre como explorá-la para transformar nosso modo de criar, de educar os filhos, de liderar, de amar e de morrer. Espero que ele também nos ajude a compreender uns aos outros e a nós mesmos.

---

* Curiosamente, eles não descobriram nenhuma correlação com a introversão.

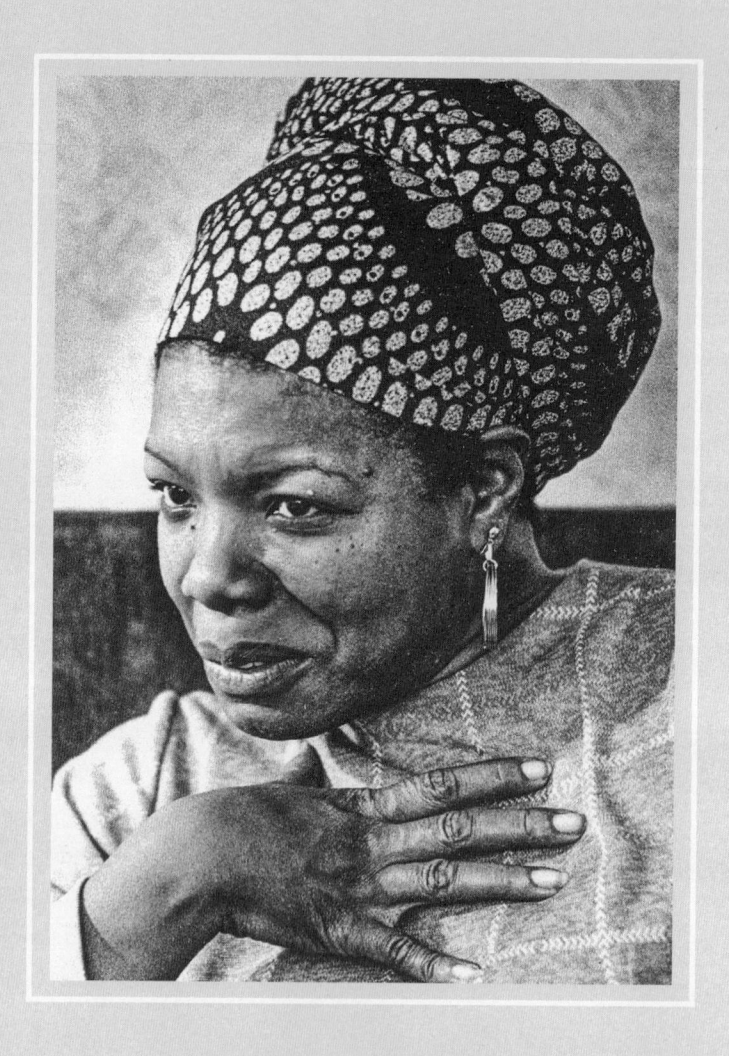

Maya Angelou, © Craig Herndon/*The Washington Post*

# PARTE UM

# TRISTEZA E ANSEIO

∽

Como podemos transformar
a dor em criatividade,
transcendência e amor?

# CAPÍTULO 1

# Para que serve a tristeza?

*Antes de conhecer a bondade como a coisa mais profunda dentro de si, você deve conhecer a tristeza como a outra coisa mais profunda.*[1]
— Naomi Shihab Nye

Em 2010, Pete Docter,[2] o célebre diretor da Pixar decidiu fazer uma animação sobre as emoções descontroladas e confusas de uma garota de 11 anos chamada Riley. Ele tinha um esboço básico da história que queria contar. O filme começaria com Riley sendo arrancada de sua cidade natal em Minnesota e jogada numa casa e uma escola novas em São Francisco, enquanto também precisava lidar com a tempestade emocional da pré-adolescência.

Até aí, tudo bem. Mas Docter enfrentava um complicado problema criativo. Ele queria retratar os sentimentos de Riley como personagens animados adoráveis comandando um centro de controle no cérebro dela e dando forma às memórias e à vida cotidiana da garota. Mas quais sentimentos? Psicólogos explicaram a ele que temos até 27 emoções diferentes.[3] Porém não dá para contar uma boa história com tantos personagens assim.

Docter precisava reduzir esse número e escolher uma emoção para ser a protagonista.

Ele considerou algumas emoções diferentes para o papel principal e então decidiu colocar o Medo no centro do filme junto com a Alegria. Em parte, diz ele, porque o Medo é engraçado.[4] Ele considerou a Tristeza, mas achou que seria sem graça. Docter foi criado em Minnesota, onde, segundo me contou, a normatividade sanguínea era clara: "Chorar na frente dos outros não era nada legal."[5]

Mas, passados três anos de produção do filme – com os diálogos já prontos, parte das imagens já animada e as piadas com o Medo já encaixadas, algumas delas "bastante inspiradas" –, ele percebeu que havia algo errado. Docter tinha agendado a projeção do filme em desenvolvimento para a equipe executiva da Pixar. E tinha certeza de que era um fracasso. O terceiro ato não funcionava. De acordo com o arco narrativo do filme, a Alegria deveria aprender uma grande lição. Mas o Medo não tinha nada a ensinar a ela.

A essa altura da carreira, Docter já havia emplacado dois grandes sucessos: *Up: Altas aventuras* e *Monstros S.A.* Mas começava a ter certeza de que esses êxitos tinham sido golpes de sorte.

"Não sei o que estou fazendo", pensou. "Eu deveria simplesmente pedir demissão."

A mente dele entrou numa espiral de devaneios sombrios sobre um futuro pós-Pixar no qual teria perdido não só o emprego, mas também a carreira. Ele entrou em luto antecipatório. A simples ideia de viver fora de sua preciosa comunidade de profissionais criativos e ousados nos negócios o fazia se sentir como se estivesse se afogando – em tristeza. E quanto mais abatido ele ficava, mais se dava conta de quanto amava seus colegas.

O que o levou a uma revelação: o verdadeiro propósito das emoções dele – de todas as nossas emoções – é nos conectar. E, entre todas elas, a que mais nos liga uns aos outros é a tristeza.

"De repente, tive a ideia de que precisávamos tirar o Medo do papel principal", relembra ele, "e fazer a Tristeza se conectar à Alegria."[6] O único problema era que ele tinha que convencer John Lasseter, que dirigia a Pixar na época, a colocar a Tristeza no centro do filme. E ele temia que essa seria uma história difícil de vender.

Docter me conta essa história enquanto estamos sentados no pátio arejado e bem iluminado que Steve Jobs projetou para os estúdios da Pixar em Emeryville, na Califórnia. Estamos cercados por esculturas de proporções gigantescas de personagens da Pixar: a família Pêra, de *Os Incríveis*, e Buzz, de *Toy Story*, todos fazendo poses impressionantes ao lado de janelas de vidro altíssimas. Docter é cultuado na Pixar. Pouco mais cedo naquele dia, eu havia conduzido uma reunião executiva sobre como aproveitar o talento de cineastas introvertidos e, a alguns minutos do início da sessão, Docter entrou na sala de conferências com seu passo alegre e determinado, iluminando-a instantaneamente com sua simpatia.

O próprio Docter parece um personagem de animação, feito principalmente de retângulos. Ele tem um porte desengonçado de quase 2 metros de altura e um rosto comprido, metade do qual é só testa. Até os dentes dele são longos e retangulares, os varapaus da dentição. Mas sua característica mais marcante é a animação das suas expressões faciais. Seus sorrisos e caretas transmitem uma sensibilidade luminosa e cativante. Quando criança, sua família se mudou para Copenhague para que seu pai pudesse realizar sua pesquisa de doutorado sobre música coral dinamarquesa. Docter não falava a língua e não fazia ideia do que as outras crianças estavam dizendo. A dor dessa experiência o atraiu para a animação; era mais fácil desenhar pessoas do que falar com elas. Até hoje ele é capaz de criar personagens que vivem em casas na árvore e vão embora flutuando para paisagens oníricas, sem palavras.

Docter estava com medo de que a equipe executiva achasse a Tristeza muito baixo-astral, muito sombria. Os animadores a haviam desenhado como uma personagem desmazelada, desanimada e azul. Por que você colocaria uma figura como essa no centro de um filme? Quem iria querer se identificar com *ela*?

Ao longo desse processo, Docter teve um aliado improvável: Dacher Keltner, um influente professor de psicologia da Universidade da Califórnia. Docter havia convidado Keltner para ensinar a ele e seus colegas sobre a ciência das emoções e eles se tornaram amigos próximos. A filha de Keltner estava passando pelos altos e baixos da adolescência ao mesmo tempo que a de Docter, e os dois estabeleceram um vínculo a partir dessa angústia indireta que experimentavam. Keltner ensinou a Docter e sua equipe as funções de cada emoção importante: o medo mantém você em segurança; a raiva não deixa que se aproveitem de você. E a tristeza? O que a tristeza faz?

Keltner explicou que a tristeza desperta a compaixão. Ela aproxima as pessoas. Ela ajuda você a perceber quanto sua comunidade de cineastas excêntricos na Pixar significa para você.

O time executivo aprovou a ideia. Docter e sua equipe reescreveram então o roteiro, que acabou ganhando o Oscar de Melhor Animação e foi o filme original de maior bilheteria na história da Pixar[7] – com a Tristeza no papel principal.*

⁓

Quando você conhece Dacher Keltner – que tem madeixas louras esvoaçantes, porte relaxado e atlético de surfista e um sorriso que é o feixe de luz de um farol –, ele não parece bem um embaixador da Tristeza. Seu estado de ânimo básico é mais parecido com a Alegria. Ele irradia simpatia e atenção, e tem o dom de um político sincero de fazer os outros se sentirem vistos e valorizados. Keltner dirige o Laboratório de Interação Social de Berkeley e o Centro de Ciência do Bem Maior, dois dos mais influentes laboratórios de psicologia positiva do mundo, onde o trabalho dele é estudar as delícias emocionais de estar vivo: o encantamento, o arrebatamento, a felicidade.

Mas passe algum tempo com Keltner e você notará que os cantos de seus olhos se voltam para baixo como os de um basset e que ele se descreve como uma pessoa ansiosa e melancólica, do tipo agridoce. "A tristeza está no âmago de quem eu sou", diz ele.[8] Em meu livro *O poder dos quietos*, descrevi a pesquisa dos psicólogos Jerome Kagan e Elaine Aron, que constatou que 15% a 20% dos bebês herdam um temperamento que os predispõe a reagir mais intensamente tanto à incerteza quanto à glória da vida. Keltner se considera o que Kagan chamaria de "altamente reativo" e que Aron chamaria de "altamente sensível".

Keltner foi criado em um lar extravagante e idealista dos anos 1970. Seu pai era bombeiro e pintor, o levava a museus de arte e lhe ensinava

---

* Keltner disse ao jornal *The New York Times* que ele tinha "algumas implicâncias" com a forma final como a Tristeza foi representada no filme. "A tristeza é vista como uma personagem arrastada, letárgica", disse ele. "Na verdade, estudos constatam que a tristeza está associada a uma excitação fisiológica elevada, ativando o corpo para responder à perda. E, no filme, a Tristeza é desmazelada e desagradável."

taoismo; sua mãe, professora de literatura, lia poesia romântica para ele e gostava especialmente de D. H. Lawrence. Keltner e o irmão mais novo, Rolf, que eram muito próximos, perambulavam pela natureza a qualquer hora do dia e da noite. Os pais os encorajavam a descobrir suas paixões e a construir a vida em torno delas.

Mas, na busca por experimentar toda a intensidade da vida, os pais de Keltner mudavam a família de endereço em um ritmo vertiginoso: de uma pequena cidade no México, onde Keltner nasceu em uma clínica minúscula, para Laurel Canyon, um bairro contracultural da Califórnia em Hollywood Hills, onde moraram ao lado do pianista de Jackson Browne e o garoto frequentou uma escola chamada Wonderland. Em seguida, a família foi para uma cidade rural, onde poucas crianças sequer pensavam em ir para a faculdade. Quando chegou a Nottingham, na Inglaterra, Keltner estava no ensino médio e o casamento de seus pais havia implodido. Seu pai se apaixonara pela esposa de um amigo da família; sua mãe começara a viajar constantemente para Paris para estudar teatro experimental. Keltner e Rolf, deixados à própria sorte, se embebedavam e davam festas. Eles nunca mais foram um quarteto.

Por fora, Keltner parecia (e ainda parece) um menino de ouro. Mas o rompimento abrupto causou o que ele descreve como um "efeito triste longo e duradouro" sobre ele e a família. O pai praticamente sumiu, a mãe ficou clinicamente deprimida e Keltner sofreu de fortes crises de pânico por três anos. Rolf, que viria a se tornar um dedicado fonoaudiólogo em uma comunidade desfavorecida, além de marido e pai devotado, desenvolveu o que um médico diagnosticou como transtorno bipolar: insônia, compulsão alimentar e consumo frequente de cerveja e maconha para acalmar os nervos.

De todos esses desdobramentos, foram os problemas de Rolf que mais abalaram Keltner. Em parte porque o irmão tinha sido sua âncora desde que eram pequenos: em todos os bairros em que eram jogados, eles eram companheiros inseparáveis, colegas de exploração do novo terreno, parceiros de tênis que nunca perdiam uma partida de duplas. Quando a família se desfez, eles se viraram – juntos.

Mas Rolf também era um modelo para Keltner. Ele era apenas um ano mais novo, mas, pelo relato de Keltner, era maior, mais corajoso, mais bondoso: a pessoa mais "moralmente bela" que ele já havia conhecido. Ele era modesto e humilde, em contraste com a natureza mais determinada e competitiva de Keltner. Nunca encontrava uma pessoa desafortunada a quem não amasse. Em uma das muitas cidades por que passaram, havia uma garota chamada Elena, que morava em uma casa caindo aos pedaços, com um jardim que mais parecia um ferro-velho. Elena era subnutrida, vivia com o cabelo desgrenhado e sujo e era o alvo favorito dos valentões locais. E Rolf, que não era nem o maior nem o mais forte da turma, a defendia constantemente dos muitos algozes. *Esse cara tira coragem da compaixão*, pensava Keltner. *Quero ser como ele.*

Quando saiu da adolescência e começou a analisar os destroços da família, Keltner suspeitava que tivesse sido o compromisso dos pais com suas grandes paixões o que havia causado tantos problemas. E, mesmo tendo um temperamento artístico e romântico, ele também era um cientista nato – e decidiu estudar as emoções humanas quando crescesse. Emoções como o arrebatamento, o encantamento e a alegria, que sempre foram muito importantes para ele, Rolf e os pais. E emoções como a tristeza que existe dentro de Keltner e sua família e dentro de muitos de nós.

Um dos pilares da pesquisa de Keltner, que ele resumiu em seu livro *Born to Be Good* (Nascido para ser bom, em tradução livre), é o que ele chama de "instinto compassivo": a ideia de que nós, seres humanos, somos programados para responder aos problemas dos outros com preocupação.[9] Nosso sistema nervoso faz pouca distinção entre nossa própria dor e a dor dos outros e reage de forma semelhante a ambas. Esse instinto é parte de nós tanto quanto o desejo de comer e respirar.

O instinto compassivo também é um aspecto fundamental da história de sucesso humana – e um dos maiores poderes do agridoce. A palavra *compaixão* significa literalmente "sofrer junto", e Keltner a considera uma de nossas melhores e mais redentoras qualidades.[10] A tristeza da qual a compaixão nasce é uma emoção pró-social, um agente de conexão e amor. É o que o músico Nick Cave chama de "a força unificadora universal".[11]

A tristeza e as lágrimas são alguns dos mais fortes mecanismos de vinculação afetiva que temos.

O instinto compassivo está programado em nosso sistema nervoso tão profundamente que parece remontar ao início de nossa história evolutiva.[12] Por exemplo, se alguém belisca você ou queima a sua pele, isso ativa o córtex cingulado anterior (CCA) – a parte exclusivamente humana do cérebro, de desenvolvimento mais recente, responsável por sua capacidade de realizar tarefas de alto nível, como pagar seus impostos e planejar uma festa.[13] E o seu CCA se ativa da mesma maneira quando você vê *outra pessoa* ser beliscada ou queimada. Mas Keltner também encontrou o instinto compassivo nas partes mais instintivas e evolutivamente antigas do nosso sistema nervoso: na região conhecida como matéria cinzenta periaquedutal, existente nos mamíferos, que está localizada no centro do cérebro e faz com que as mães cuidem de seus filhotes, e em uma parte ainda mais antiga, profunda e fundamental do sistema nervoso, conhecida como nervo vago, que conecta o tronco cerebral ao pescoço e ao tronco e é o maior e um de nossos mais importantes feixes de nervos.[14]

Há muito tempo já se sabe que o nervo vago está ligado à digestão, ao sexo e à respiração – tudo que diz respeito à mecânica de estar vivo. Mas, em vários estudos replicados, Keltner descobriu que ele tem ainda outro propósito: quando testemunhamos o sofrimento, o nervo vago faz com que nos importemos.[15] Se você vê a foto de um homem se encolhendo de dor ou de uma criança chorando pela avó que está morrendo, seu nervo vago se ativa. Keltner também descobriu que as pessoas cujo nervo vago é particularmente forte são mais propensas a cooperar com as outras e a ter amizades fortes. Elas também têm uma propensão maior (como Rolf) a intervir quando veem alguém sendo intimidado ou a perder o recreio para ensinar um colega de classe que está com dificuldades em matemática.

A pesquisa de Keltner não é a única a mostrar essa conexão entre tristeza e união. O psicólogo Joshua Greene, de Harvard, e o neurocientista e psicólogo Jonathan Cohen, de Princeton, por exemplo, descobriram que as pessoas, diante da solicitação para que observassem o sofrimento de vítimas de violência, apresentaram ativação na mesma região do cérebro que, de acordo com um estudo anterior, é ativada quando mães olham para fotos de seus bebês.[16,17] Os neurocientistas James Rilling e Gregory

Berns, da Universidade Emory, descobriram que ajudar alguém estimula a mesma região do cérebro ativada quando ganhamos um prêmio ou comemos uma refeição deliciosa.[18] Também sabemos que pessoas que têm (ou já tiveram) depressão são mais propensas a ver o mundo do ponto de vista do outro e a sentir compaixão.[19] Em contrapartida, pessoas altamente empáticas são mais propensas do que as demais a apreciar músicas tristes.[20] "A depressão aprofunda nossa empatia natural", observa Nassir Ghaemi, professor de psiquiatria da Universidade Tufts, "e produz uma pessoa para quem a inevitável rede de interdependência é uma realidade pessoal, não um desejo fantasioso."[21]

Essas descobertas têm implicações enormes. Elas nos dizem que nosso impulso de responder à tristeza de outros seres reside na mesma região que nossa necessidade de respirar, digerir alimentos, nos reproduzir e proteger nossos bebês; no mesmo lugar que nosso desejo de ser recompensado e desfrutar dos prazeres da vida. Elas nos dizem, como Keltner me explicou, que "o cuidado está no cerne da existência humana. Tristeza tem a ver com cuidado. E a mãe da tristeza é a compaixão".

Se você quiser testar as descobertas de Keltner visceralmente,[22] assista a este vídeo brilhante de quatro minutos que viralizou inesperadamente: youtube.com/watch?v=cDDWvj_q-o8.* Produzido pela Cleveland Clinic como parte de uma campanha para inspirar a empatia de seus profissionais, o vídeo conduz você por uma curta caminhada pelos corredores do hospital, a câmera se demorando no rosto de passantes aleatórios, pessoas com as quais cruzaríamos normalmente sem pensar duas vezes. Mas dessa vez há legendas que nos revelam seus infortúnios invisíveis (e eventuais triunfos): "O tumor é maligno", "O marido está em estado terminal", "Visitando o pai pela última vez", "Recentemente divorciada", "Ele acabou de descobrir que vai ser pai".

---

\* Para assistir ao vídeo com legendas em português, acesse: https://edisciplinas.usp.br/mod/resource/view.php?id=2997526.

E então? O que aconteceu? Talvez uma lágrima tenha brotado nos seus olhos? Talvez um nó na garganta, talvez a sensação física do coração se abrindo? Talvez sentimentos elevados de amor por essa parcela aleatória da humanidade, seguidos de um compromisso racional de começar a prestar atenção nas pessoas pelas quais você passa todos os dias, não apenas nos corredores de um hospital, mas também o frentista da bomba de gasolina e aquele colega de trabalho que fala demais? Essas reações provavelmente foram influenciadas pelo seu nervo vago, seu córtex cingulado anterior, sua matéria cinzenta periaquedutal – enxergando pessoas que você nunca viu antes como se a dor delas fosse sua. Como, na verdade, é.

Muitos de nós já conhecemos há muito tempo o poder que a tristeza tem de nos unir, mas não sabemos descrevê-lo nem expressá-lo em termos neurocientíficos. Anos atrás, quando este livro ainda era um brilho nos meus olhos, dei uma entrevista ao blog da escritora Gretchen Rubin sobre o que chamei, na época, de "a felicidade da melancolia".[23] Uma jovem respondeu com um texto em seu próprio blog, refletindo sobre o velório de seu avô e a "união de almas" que ela vivenciou lá:[24]

> O coro da barbearia do meu avô cantou em homenagem a ele e, pela primeira vez em meus 14 anos, testemunhei lágrimas escorrendo pelo rosto de meu pai. Aquele momento – com o som cadenciado das vozes dos homens, a plateia silenciosa e a tristeza de meu pai – está permanentemente gravado em meu coração. E, quando nossa família teve que submeter nosso bicho de estimação à eutanásia pela primeira vez, o amor naquela sala – compartilhado por meu pai, meu irmão e por mim – me deixou sem fôlego. Veja bem, quando penso nesses acontecimentos, não é da tristeza que mais me lembro. *É da união entre as almas.* Quando experimentamos a tristeza, compartilhamos um mesmo sofrimento. É uma das poucas vezes que as pessoas se permitem ser verdadeiramente vulneráveis. É um momento em que nossa cultura permite que sejamos completamente honestos sobre como nos sentimos. [Grifo meu.]

Sentindo-se privada da capacidade de expressar essas reflexões em seu cotidiano, a jovem se voltou para a arte:

Minha afinidade com filmes sérios e romances intelectualmente instigantes é uma tentativa de recriar a beleza dos momentos mais honestos da minha vida. Reconheço que, para sermos socialmente funcionais, não podemos todos sair por aí com o coração transbordando o tempo todo, por isso revisito esses momentos mentalmente, os revivo por meio da arte e aprecio a ocorrência de novos momentos totalmente vulneráveis quando eles acontecem.

Mas talvez *precisemos* trazer esses momentos para a vida cotidiana e compreender seus alicerces evolutivos. É notório que estamos vivendo uma época em que temos dificuldade de nos conectar uns com os outros, sobretudo com quem está fora da nossa "tribo". E o trabalho de Keltner nos mostra que a tristeza – a tristeza, por incrível que pareça! – tem o poder de criar a "união entre as almas" de que carecemos tão desesperadamente.

Porém, para compreendermos mais completamente o poder da tristeza, precisamos entender mais um elemento de nossa herança primata.
Você já se perguntou por que reagimos com intensidade tão visceral às imagens de crianças famintas ou órfãs na mídia? Por que pensar em crianças separadas de seus pais causa uma angústia tão profunda e universal?
A resposta repousa nas profundezas de nossa história evolutiva. Nosso instinto compassivo parece se originar não apenas de uma conexão qualquer entre seres humanos, mas do vínculo entre a mãe e a criança – do desejo total e absoluto das mães de atender ao choro de seus bebês. Daí ele se irradia para um círculo maior, para outros seres que precisam de cuidados.
Os bebês humanos são, como diz Keltner, "a prole mais vulnerável da face da Terra", incapazes de sobreviver sem a ajuda de adultos benevolentes.[25] Nascemos tão frágeis assim para acomodar nosso enorme cérebro, que seria grande demais para passar pelo canal do parto se só nascêssemos depois que ele estivesse plenamente desenvolvido. Mas nosso nascimento "prematuro" acaba sendo um dos fatos mais promissores para

nossa espécie. Significa que quanto mais inteligente nossa espécie ficava, mais solidários tínhamos que nos tornar para cuidar de nossos recém-nascidos irremediavelmente dependentes. Precisávamos decifrar seus gritos enigmáticos. Precisávamos alimentar, precisávamos amar os bebês.

Isso talvez não significasse muita coisa se nossa compaixão se limitasse apenas à nossa própria descendência. Mas, segundo Keltner, como fomos programados para cuidar de bebês pequenos e vulneráveis em geral, também desenvolvemos a capacidade de cuidar de qualquer ser que *pareça* um filhote – de uma planta ornamental a uma pessoa desconhecida em apuros. Não somos os únicos mamíferos a fazer isso. As orcas circundam uma mãe que perdeu seu filhote.[26] Os elefantes confortam uns aos outros tocando suavemente a tromba na fronte de membros da manada.[27] Mas os humanos, Keltner me disse, "levaram a compaixão a um patamar totalmente novo. Não há nada como nossa capacidade de nos entristecer e cuidar de criaturas perdidas ou necessitadas".

Em outras palavras, nosso horror diante de notícias de sofrimento de crianças vem de nosso impulso de proteger os filhotes. Sabemos instintivamente que, se não pudermos zelar pelas crianças, não poderemos zelar por ninguém.

É claro que não devemos nos impressionar demais com esse nosso instinto de cuidado e proteção. Ainda é o choro do *nosso* bebê que nos soa mais urgente; aparentemente, temos muito menos solidariedade em relação a bebês de outras pessoas, a outros adultos e até mesmo a nossos próprios adolescentes rabugentos. O fato de nossa compaixão parecer minguar à medida que nos afastamos do berço de nossa própria prole – sem falar do apetite de nossa espécie pela crueldade – é tão desanimador quanto são animadoras as descobertas de Keltner.

Mas Keltner não vê dessa forma. Em parte, devido a seu irmão, Rolf, que o ensinou a cuidar de pessoas vulneráveis. Em parte, porque ele pratica a meditação da bondade amorosa, que (como veremos no Capítulo 4) nos ensina a valorizar os outros tanto quanto valorizamos nossos amados filhos. ("E acho que conseguimos chegar perto disso", diz Keltner.) Mas também por causa do que ele aprendeu com Charles Darwin.

No imaginário popular, Darwin está associado a uma sangrenta competição em que para um ganhar o outro precisa perder, à "natureza vermelha de dentes e garras" de Tennyson, ao lema da "sobrevivência do mais apto".[28] Mas essa frase, na verdade, não é dele. Ela foi cunhada por um filósofo e sociólogo chamado Herbert Spencer e seus colegas "darwinistas sociais", que defendiam a supremacia das pessoas brancas e de classe alta.[29]

Para Darwin, diz Keltner, a "sobrevivência do mais bondoso" teria sido um lema mais adequado.[30] Ele tinha uma alma delicada e melancólica, era um marido amoroso, pai de dez filhos, profundamente apaixonado pela natureza desde a mais tenra infância.[31] Seu pai queria que ele fosse médico, mas, aos 16 anos, assistiu a uma cirurgia pela primeira vez – na época, realizada sem anestesia – e ficou tão horrorizado que, pelo resto da vida, não conseguia ver sangue.[32] Como alternativa, ele se recolheu às florestas e estudou besouros. Mais tarde, descreveu seu encontro com uma floresta brasileira como "um deleite caótico, do qual surgirá um mundo de prazer futuro e mais tranquilo".[33]

No início da carreira, Darwin perdeu sua amada filha de 10 anos, Annie, para a escarlatina, acontecimento que, de acordo com os biógrafos Deborah Heiligman e Adam Gopnik, pode ter moldado sua visão de mundo.[34] Ele ficou tão arrasado que não conseguiu comparecer ao enterro. Annie fora uma criança alegre que adorava se aconchegar com a mãe e passar horas arrumando o cabelo do pai, como Darwin registrou carinhosamente em seu diário. "Oh, mamãe, o que devemos fazer se você morrer?", Annie lamentou quando teve que se separar da mãe.[35] Mas foram a mãe, Emma, e o pai, Charles Darwin, que tiveram que suportar aquela tragédia. "Perdemos a alegria do lar e o alento de nossa velhice", escreveu Darwin em seu diário após a morte de Annie.[36]

No que muitos consideram um dos maiores livros de Darwin, *A origem do homem*, escrito cerca de duas décadas depois, ele argumentou que a compaixão é nosso instinto mais forte:

> Os instintos sociais levam um animal a sentir prazer na companhia de seus semelhantes, a sentir certa solidariedade por eles e a lhes ser úteis... *Tais ações parecem ser o simples resultado da maior força dos instintos sociais ou maternos do que de qualquer outro instinto ou estímulo*, pois são realizadas muito imediatamente para que haja tempo para reflexão ou para que prazer ou dor sejam sentidos. [Grifo meu.][37]

Darwin registrou exemplos e mais exemplos da reação visceral de alguns seres diante do sofrimento de outros: o cachorro que tinha o cuidado de lamber o gato doente toda vez que passava por ele.[38] Os corvos que pacientemente alimentavam o companheiro cego e idoso. O macaco que arriscou a vida para salvar um tratador de um babuíno hostil. É claro que Darwin não conhecia o nervo vago, o córtex cingulado anterior nem a matéria cinzenta periaquedutal. Mas ele intuiu sua função compassiva cerca de 150 anos antes de Dacher Keltner demonstrá-la em seu laboratório. "Somos impelidos a aliviar os sofrimentos do outro", escreveu Darwin, "para que nossos próprios sentimentos dolorosos sejam aliviados ao mesmo tempo."[39]

Como Keltner, Darwin também intuiu que esses comportamentos evoluíram do instinto dos pais de cuidar dos filhotes.[40] Não devemos procurar solidariedade em animais que não têm contato com sua mãe ou seu pai, disse ele.

Darwin não era nenhum ingênuo, incapaz de enxergar a brutalidade da natureza. Pelo contrário, era consumido por essas observações precisamente porque, nas palavras de um biógrafo, "sentia a dor do mundo de forma muito aguda e muito persistente".[41] Ele sabia que os animais muitas vezes se comportam de forma cruel, a ponto de estripar ou "expulsar um integrante ferido" do bando. Ele sabia que a compaixão é mais forte no interior das famílias e mais fraca em relação a membros de outros grupos; que, em geral, ela está completamente ausente; e que é difícil para os seres humanos verem outras espécies como "criaturas semelhantes" merecedoras de solidariedade.[42] Mas ele também percebeu que ampliar tanto quanto possível o instinto compassivo – de nossa própria família para toda a humanidade e, por fim, para todos os seres sencientes – seria "uma das mais nobres" conquistas morais de que seríamos capazes.[43]

Aliás, quando o Dalai Lama ouviu falar sobre esse aspecto do trabalho de Darwin, ele ficou surpreso com a semelhança em relação ao budismo tibetano. ("Agora vou dizer que sou darwinista", disse.)[44] Tanto o darwinismo quanto o budismo veem a compaixão como a maior virtude de todas e o vínculo entre mãe e bebê como o cerne da solidariedade. Como disse o Dalai Lama, em um diálogo com o professor emérito de psicologia Dr. Paul Ekman, da Universidade da Califórnia em São Francisco: "Na mente humana, ver alguém sangrando e morrendo deixa você desconfortável. Essa é a semente da compaixão. Naqueles animais que, como as tartarugas, não convivem com a mãe, acho que não há capacidade de afeto."[45]

Como explicar o que Ekman chama de "incrível coincidência, se é que se trata de coincidência", entre o pensamento darwinista e o budista?[46] É possível, diz Ekman, que Darwin tenha sido apresentado ao budismo tibetano por seu amigo Joseph Hooker, um botânico que passou algum tempo no Tibete estudando a flora local.[47] Talvez ele tenha desenvolvido essas ideias no templo que era a vastidão de Galápagos, durante sua famosa viagem no *Beagle*. Ou talvez ele as tenha forjado no cadinho da própria experiência – de amar e perder a filha Annie.

Temos a tendência de colocar a compaixão na coluna dos "créditos" no balancete das emoções humanas, apesar dessa visão definitivamente agridoce que a considera produto da tristeza compartilhada. Realmente, o trabalho da vida de Keltner se baseia no campo da "psicologia positiva", o estudo do florescimento humano.[48] O termo foi cunhado por Abraham Maslow em 1954 e mais tarde defendido e popularizado pelo psicólogo Martin Seligman, como um antídoto para o que ambos acreditavam ser o foco excessivo da psicologia na doença, e não na força mental. Eles queriam descobrir as práticas e as mentalidades que fariam nosso coração cantar e nossa vida ser bem vivida. Seligman foi extremamente bem-sucedido nessa busca. Os inúmeros artigos que você provavelmente já leu recomendando que inicie um diário de gratidão ou pratique a meditação da atenção plena têm origem no movimento dele e no vasto exército de praticantes inspirados por ele.

Mas essa área também atraiu críticas por ignorar uma parte importante da experiência humana – como a tristeza e o anseio.[49] Os críticos o acusaram de ter o viés da sensibilidade americana que, como a psicóloga Nancy McWilliams afirma, "endossa a versão cômica da vida humana, não a trágica, a busca pela felicidade, não a aceitação da dor inevitável".[50]

Isso não causa surpresa: a área da psicologia, como um todo, nunca deu muita atenção ao potencial humano do agridoce. Se você é do tipo melancólico, deve esperar encontrar suas inquietações mais profundas refletidas em *algum lugar* da disciplina. Mas, fora do paradigma da "alta sensibilidade", o mais próximo a que você chegará é o estudo de um traço de personalidade chamado "neurótico", que é tão agradável quanto o nome indica. De acordo com a psicologia moderna da personalidade, pessoas neuróticas são irritáveis e inseguras, propensas a doenças, ansiedade e depressão.

Porém a neurose tem seu lado bom. Apesar do sistema imunológico estressado, pessoas neuróticas podem viver mais porque são vigilantes em relação aos cuidados com a saúde. São esforçadas, impelidas ao sucesso pelo medo do fracasso e ao aprimoramento pela autocrítica. São estudiosos excelentes porque viram e reviram conceitos na própria mente e os consideram em detalhes, sob todos os ângulos. A psiquiatra Amy Iversen deu uma declaração a uma publicação chamada *Management Today* dizendo que a tendência à ruminação em um empresário "pode ser canalizada para pensar obsessivamente na experiência do usuário, na estratégia de publicidade ou em como propor uma nova ideia, da mesma forma que uma pessoa criativa poderia usar essa energia para memorizar cada fala do roteiro de um filme ou aperfeiçoar os mínimos detalhes da produção de um espetáculo".[51]

Especialistas como Iversen apresentam esses pontos positivos como adaptações úteis diante de uma condição indesejável. Mas não há nada *inerentemente* engrandecedor nessa visão, nada da noção de Baudelaire em relação à beleza da melancolia ou da existência de uma nostalgia imensa e transformadora no coração da natureza humana (e no coração de alguns seres humanos em particular). Também há pouca consciência de que esses estados, como exploraremos adiante, são grandes catalisadores da criatividade, da espiritualidade e do amor. Muitos psicólogos não são religiosos, então não lhes ocorre procurar respostas espirituais para os maiores mistérios da humanidade.

Recentemente, porém, a psicologia positiva começou a abrir espaço para o estudo do agridoce. Psicólogos como o Dr. Paul Wong, presidente do Instituto de Aconselhamento Centrado no Significado, de Toronto, e o professor da Universidade de East London Tim Lomas, documentaram o surgimento de uma "segunda onda" que, como diz Lomas, "reconhece que o bem-estar realmente envolve uma interação sutil e dialética entre fenômenos positivos e negativos".[52] E, por meio de seu influente livro *Transcend* (Transcenda, em tradução livre), o psicólogo cognitivo Scott Barry Kaufman está reavivando a concepção original de psicologia positiva de Maslow, que reconhecia um estilo de personalidade agridoce chamado de "transcendente": pessoas que "são menos 'felizes' do que as [convencionalmente] saudáveis.[53] Elas podem ser mais extasiadas, mais arrebatadas e experimentar maiores níveis de 'felicidade', mas são igualmente – ou talvez mais – propensas a uma espécie de tristeza cósmica."

Tudo isso é um bom presságio para nossa capacidade, em termos individuais e culturais, de perceber o potencial transformador do trabalho de Keltner. Se pudéssemos honrar a tristeza um pouco mais, talvez pudéssemos *enxergá-la* como a ponte de que precisamos para nos conectarmos uns aos outros – no lugar dos sorrisos forçados e da indignação moralista. Poderíamos nos lembrar de que, por mais que consideremos desagradáveis as opiniões de alguém, por mais radiante ou durona que outra pessoa nos pareça, ela sofreu ou sofrerá.

⁓

Keltner e o Centro de Ciência do Bem Maior, que ele cofundou, desenvolveram muitas práticas, testadas cientificamente, que podem nos ajudar a fazer exatamente isso.

Um primeiro passo importante é cultivar a humildade. Sabemos a partir de vários estudos que atitudes de superioridade nos impedem de reagir à tristeza dos outros (e até mesmo à nossa). "Se você acha que é melhor que as outras pessoas", diz Keltner, "seu nervo vago não se ativa quando você vê uma criança que está morrendo de fome."[54] Curiosamente, pessoas de alto escalão (inclusive aquelas que recebem um posto artificialmente elevado em um ambiente de laboratório) têm maior tendência a ignorar pedestres e fechar outros motoristas e são menos prestativas com colegas e outras pessoas necessitadas.[55,56] Elas têm uma tendência menor a sentir dor física e emocional quando mantêm as próprias mãos sob água escaldante, quando são excluídas de um jogo ou quando testemunham o sofrimento de outras pessoas.[57,58] Inclusive tendem a pegar mais do que sua porção justa quando a equipe do laboratório distribui doces!

Como, então, alcançar a humildade (especialmente se você se encontra em uma posição socioeconômica relativamente afortunada)? Uma resposta é praticar o simples ato de se curvar, como os japoneses fazem na vida social cotidiana e muitos religiosos fazem diante de Deus. De acordo com Keltner, esse gesto na verdade ativa o nervo vago. "As pessoas estão começando a pensar na interligação mente-corpo presente nesses atos de reverência", explicou em uma palestra de 2016 no Vale do Silício.[59]

Claro, muitos americanos não são religiosos, se sentem desconfortáveis diante de expressões de submissão ou as duas coisas. Mas podemos pensar nesses gestos como devoção, não sujeição. Aliás, muitas pessoas praticam yoga, que em geral inclui um ato de curvar-se. E, quando contemplamos uma obra de arte impressionante ou uma paisagem natural magnífica, instintivamente baixamos a cabeça.

Também podemos começar escrevendo. A psicóloga social e professora de administração da Escola de Negócios Leavey Dra. Hooria Jazaieri sugere um exercício de escrita no qual descrevemos um momento em que alguém nos demonstrou compaixão ou que a sentimos por outra pessoa. Se a escrita formal não nos agrada, podemos tentar manter um registro simples de quando nos sentimos mais ou menos envolvidos com a tristeza dos outros. "Reúna seus próprios dados", aconselha Jazaieri no site do Centro de Ciência do Bem Maior.[60] "Você poderia observar quando a compaixão vem fácil ou espontaneamente ao longo do dia (assistindo ao noticiário da noite, talvez). Poderia observar quando você resiste a reconhecer ou ficar com o sofrimento (seu ou de outras pessoas) ao longo do dia (por exemplo, ao passar por alguém na rua que está pedindo dinheiro ou ao lidar com um familiar difícil). Muitas vezes notamos o sofrimento (o nosso e o dos outros), mas rapidamente o desconsideramos e, assim, não nos permitimos ser emocionalmente tocados por ele."

Mas talvez nada disso seja possível sem primeiro cultivar a *auto*compaixão. Isso pode parecer o contrário do que você faria para encorajar a humildade. Mas grande parte das pessoas se envolve, mesmo sem perceber, em um fluxo constante de diálogo interior negativo: "Você é terrível fazendo isso", "Por que você estragou tudo?". Mas, como observa Jazaieri, "não há evidências empíricas que sugiram que nos martirizar nos ajude a mudar nosso comportamento; na verdade, alguns dados sugerem que esse tipo de crítica pode nos *afastar* de nossos objetivos, não nos aproximar deles".[61]

Em contraste, quanto mais gentilmente falamos com nós mesmos, mais fazemos o mesmo com os demais. Então, da próxima vez que você ouvir aquela voz interior grosseira, faça uma pausa, respire e tente novamente. Fale com você com a mesma ternura que ofereceria a uma criança amada, usando literalmente os mesmos termos de carinho e conforto que derramaria sobre uma criança adorável de 3 anos. Se isso parece extremamente autocomplacente, lembre-se de que você não está se mimando ou se isentando de responsabilidades. Você está cuidando de si, para que seu próprio eu possa seguir em frente e cuidar dos outros.

Keltner – o psicólogo-fenômeno de madeixas douradas, postura de surfista e olhos tristes que trabalhou com Pete Docter e a equipe de cineastas da Pixar – teve muitos motivos para praticar a autocompaixão. Quando falei com ele recentemente, sua filha mais nova tinha acabado de ir para a faculdade, deixando a casa dele muito quieta e vazia. A mãe dele estava solitária, deprimida e tinha uma doença cardíaca. E Rolf, seu adorado irmão mais novo, havia morrido de câncer de cólon aos 56 anos depois de uma longa luta contra a doença.

Keltner estava atordoado e sofria com uma profunda sensação de desenraizamento. Sentia-se como se lhe faltasse parte da alma. "Não há dúvida de que minha vida será cheia de tristeza por quantas décadas eu ainda tiver pela frente", me disse ele. "Não tenho certeza se me sentirei parte de algum lugar ou comunidade nesta vida."

Eu sabia quanto ele amava o irmão, mas ainda assim fiquei surpresa quando se expressou desse modo. Keltner administra um dos laboratórios mais influentes em uma das áreas mais significativas do meio acadêmico.

Ele é um professor popular em uma das universidades mais dinâmicas do mundo. Está casado há trinta anos, tem duas filhas adultas e inúmeros amigos a quem ama. Se *ele* não se sentisse parte de um lugar e de uma comunidade, quem se sentiria?

Mas Keltner também sabia que a tristeza dá origem à compaixão – pelos outros e por si mesmo. Durante a doença e morte do irmão, ele seguiu as práticas que sempre conheceu. Inspirado pela bondade natural de Rolf, ele há muito se tornara voluntário no trabalho com detentos na prisão de San Quentin. "Percebo as coisas com mais clareza quando estou envolvido com o sofrimento", explica ele. "A tristeza é como uma meditação sobre a compaixão. Você tem essa explosão de ali há sofrimento, ali há uma necessidade. Depois, saio da prisão. Penso no meu irmão, e é como um estado meditativo. Sempre me senti assim em relação à condição humana. Não sou uma pessoa trágica. Sou esperançoso. Mas acho que a tristeza é linda e que a tristeza é sábia."

Ao longo do último mês de Rolf, Keltner também realizou um exercício diário de gratidão dirigido ao irmão: "As coisas que ele fez, o brilho nos olhos dele, a ternura engraçada que ele demonstra em relação aos desafortunados." Keltner pensava no irmão enquanto caminhava pelo campus, enquanto decidia que pesquisas realizar; ele via como todo o trabalho que fazia e provavelmente sempre fará tem origem em seu irmão mais novo, cuja perda sempre lhe causará dor, mesmo que também aprofunde o poço de compaixão que o irmão lhe ensinou a usar quando eram crianças.

"Depois que ele se foi, simplesmente senti que arrancaram de mim todas essas formas de ver o mundo", ele me explicou. "Mas elas ainda estão lá."

Perguntei a Keltner se a parte que é atraída ao arrebatamento, ao encantamento e à conexão está separada da parte triste ou entrelaçada a ela. "Essa pergunta me arrepia", respondeu. "Elas estão entrelaçadas."

Com o tempo, Keltner começou a perceber que, após a implosão de sua família na infância, ele nunca se *permitiu* sentir-se em casa. Mas talvez estivesse na hora de começar. Todos os anos, na cerimônia de formatura de Berkeley, ele instintivamente examinava a multidão à procura de jovens que parecessem perdidos, como ele estivera no passado, jovens vagando sós, sem família, que viam colegas se reunirem nas mesas de piquenique com um grupo alegre de parentes e se perguntavam por que a própria família não podia fazer o mesmo.

Mas ele estava em Berkeley desde os 34 anos; tinha 57 agora; não era mais um daqueles jovens. E sabia que aqueles alunos, aqueles refugiados de famílias desfeitas, também não seriam jovens para sempre. Sairiam dali para o mundo como ele fez; fariam seu trabalho e teriam as próprias aventuras; viveriam à sombra de suas perdas e à luz de novos amores; e talvez repetissem os padrões familiares da infância, talvez não. Mas seriam todos tocados pelas pessoas que mais amavam, teriam todos a capacidade de atravessar a ponte da tristeza e encontrar a alegria da comunhão esperando do outro lado, assim como Keltner, que aprendera com o irmão mais novo a fazer isso. E, assim como Keltner, encontrariam o caminho de casa.

## CAPÍTULO 2

# Por que ansiamos pelo amor "perfeito" e incondicional? (E o que isso tem a ver com nossa paixão por canções tristes, dias chuvosos e até mesmo o divino?)

*O aspecto mais doce de toda minha vida tem sido
o anseio de alcançar a Montanha, encontrar o lugar
de onde veio toda a beleza, meu país, o lugar
onde eu deveria ter nascido.*[1]
– C. S. Lewis

Uma elegante mulher italiana, sofisticada e cosmopolita. Francesca. No final da Segunda Guerra Mundial, ela conhece um soldado americano, se casa com ele e se muda para seu pequeno povoado rural em Iowa, com gente bondosa, que leva bolo de cenoura para os vizinhos, cuida dos idosos e condena ao ostracismo quem desrespeita as normas – digamos, cometendo adultério. O marido dela é bom, dedicado e limitado. Ela ama os filhos.

Um dia, a família dela deixa a cidade por uma semana, para uma exposição de porcos numa feira estadual. Ela fica sozinha na casa da fazenda pela primeira vez em sua vida de casada. Aprecia a solidão. Até que um fotógrafo da *National Geographic* bate à sua porta, pedindo informações sobre como chegar a um marco histórico das proximidades... e eles se envolvem em um apaixonado caso amoroso de quatro dias. Ele implora para que ela fuja com ele; ela faz as malas.

Até que, no último minuto, ela desfaz as malas.

Em parte, porque é casada, tem filhos e os olhos da cidade estão sobre eles.

Mas também porque ela sabe que ela e o fotógrafo já levaram um ao outro a um mundo perfeito e belo. E que agora está na hora de descer de volta para o mundo real. Se tentarem viver naquele outro mundo para sempre, ele se perderá, distante; será como se nunca tivessem estado lá. Ela se despede e eles vivem com saudade um do outro pelo resto de suas vidas.

No entanto, Francesca é secretamente amparada pelo encontro dos dois e o fotógrafo se sente criativamente renovado. Em seu leito de morte, anos depois, ele envia a ela um livro com as imagens que fez, celebrando os quatro dias que passaram juntos.

Se essa história soa familiar, é porque ela vem de *As pontes de Madison*, um romance de 1992, de Robert James Waller, que vendeu mais de 12 milhões de cópias e foi adaptado num filme de 1995, estrelado por Meryl Streep e Clint Eastwood – arrecadando 182 milhões de dólares.[2] A imprensa atribuiu a popularidade do filme a uma multidão de mulheres presas a casamentos infelizes que ansiavam por fotógrafos bonitos.

Mas, na verdade, não era disso que tratava a história.

No frenesi após o lançamento do livro, havia dois lados: o de quem o adorou, porque o amor do casal era puro e perdurou por décadas, e o outro, de quem o considerou uma fuga, porque verdadeiro amor significa enfrentar os desafios de um relacionamento real.

Qual grupo estava certo? Devemos aprender a deixar de lado o sonho do amor de conto de fadas e abraçar plenamente os amores imperfeitos que conhecemos? Ou devemos acreditar no que Aristófanes nos diz em *O banquete*, de Platão: que no passado éramos todos almas unidas, duas pessoas em um só corpo, tão extasiadas e poderosas nessa unidade que despertamos o medo dos Titãs, e eles obrigaram Zeus a nos separar; e que agora, como diz a autora Jean Houston, naturalmente passamos a vida ansiando por nossa metade perdida?[3]

Como habitante do mundo prático contemporâneo, você sabe a resposta certa para perguntas desse tipo: é claro que não lhe falta metade alguma. Não existe isso de alma gêmea. Uma pessoa não pode satisfazer todas as suas necessidades. O desejo de uma realização sem limites, sem esforço e sem fim não causará apenas decepção – ele é neurótico, imaturo. Você deveria amadurecer e superá-lo.

Mas outra visão existiu por séculos, uma sobre a qual raramente ouvimos. Ela sugere que nosso anseio pelo amor "perfeito" é normal e desejável; que a vontade de se fundir com o bem-amado da alma é o desejo mais profundo do coração humano; que esse sentimento é o caminho para o pertencimento. *E não se trata apenas de amor romântico*: somos visitados por esse mesmo anseio quando ouvimos a "Ode à alegria", quando contemplamos as Cataratas de Vitória ou quando nos ajoelhamos em um tapete de oração. E, portanto, a atitude adequada em relação a romances sobre histórias de amor transformadoras de quatro dias com fotógrafos da *National Geographic* não é desmerecê-las, considerando-as bobagens sentimentais, e sim vê-las pelo que realmente são: equivalentes à música, à cachoeira e à oração – e nada diferentes delas. O anseio, em si, é um estado criativo e espiritual.

E, ainda assim, o argumento para renegar Platão é muito forte.

---

Em 2016, o erudito e prolífico escritor-filósofo suíço Alain de Botton publicou um ensaio no jornal *The New York Times* intitulado "Por que você vai se casar com a pessoa errada".[4] Foi o artigo de opinião mais lido daquele ano e defendia que nós e nossos casamentos seríamos melhores se renunciássemos à ideia romântica de que, como ele colocou, "existe um ser perfeito que pode atender a todas as nossas necessidades e satisfazer todos os nossos anseios".

A partir do artigo, De Botton produziu uma série de seminários oferecidos por sua organização, a School of Life, cuja sede fica em Londres e que atua no mundo todo, de Sydney a Los Angeles, onde estou agora, sentada ao lado de mais 300 colegas, no Ebell Theatre. O curso de De Botton se baseia na ideia de que "um dos erros mais graves que cometemos nos relacionamentos é imaginar que eles não são algo que podemos entender melhor e em que podemos melhorar".⁵ Isso significa que devemos parar de ansiar pelo amor incondicional de nossa metade perdida. Que devemos aceitar as imperfeições dos nossos parceiros e concentrar nossa atenção em ser pessoas melhores.

Alain é alto, tem um ar professoral e fala com o delicioso sotaque de Oxbridge. Ele é incrivelmente eloquente e sagaz, e é capaz de ler a sala com a sensibilidade de um psicanalista, percebendo quando alguém se sente desconfortável demais para completar um exercício que ele propõe, encorajando na dose certa quando alguém confessa, hesitante, sentir-se "uma megera egoísta" por ter deixado o marido. Apesar do desempenho impecável, a postura dele é um pouco curvada, como se ele não se sentisse no direito de ser tão alto. Brincando, ele se refere a si mesmo como um "esquisitão careca tentando ensinar aos outros coisas que ele mesmo não sabe de maneira confiável". Alain escreveu sobre a sabedoria da melancolia e, como o *Teste agridoce* poderia prever, aparentemente, a palavra favorita dele é *pungente*. Para ele, é pungente nossa tendência a escolher parceiros amorosos que têm as mesmas características difíceis dos nossos pais. É pungente ficarmos zangados com as pessoas quando, na verdade, temos medo de não ser importantes o bastante para elas. E o dono de uma Ferrari não é superficial e ganancioso, mas movido por uma pungente necessidade de amor.

"Alguém aqui acha que é uma pessoa fácil de se conviver?" pergunta Alain. A primeira ordem do dia é enxergarmos nossas próprias falhas.

Algumas mãos se levantam.

"Isso é *muito* perigoso", diz ele, animado. "Não conheço vocês, mas sei que não são alguém com quem é fácil conviver. Se insistirem em acreditar que são, nunca vão morar com ninguém! Temos alguns microfones e algumas pessoas encantadoras e sinceras – e não há redes sociais por aqui: vamos ouvir como é difícil conviver com vocês."

Mãos se levantam:

"Sou mal-humorada e barulhenta."

"Eu analiso demais as coisas."

"Sou bagunceiro e escuto música o tempo todo."

"Vocês foram avisados, pessoal!", grita Alain. "Poderiam formar uma pilha até o teto com todas essas dificuldades. Mas esquecemos disso quando namoramos. Temos o hábito de rir de como nossos encontros amorosos são ruins. De pensar: 'Ainda sou um círculo de perfeição em um mar de loucura.'

"Quem nesta sala quer ser amado por ser quem é?", continua ele. "Levante a mão se você quer ser amado por quem você é."

As mãos se levantam novamente.

"Oh, meu Deus", desaprova Alain. "Ainda temos trabalho a fazer. Vocês não estão ouvindo *nada* do que eu disse? Como poderiam ser amados por quem são? Vocês são seres humanos profundamente imperfeitos! Por que alguém iria amar vocês do jeitinho que são? Vocês têm que crescer, têm que se desenvolver!"

Essas aulas são pontuadas por curtas-metragens que ilustram casais em várias situações de incompreensão mútua. Os casais (ou as pessoas com quem eles fantasiam secretamente) tendem a ser compostos por homens jovens atenciosos que leem romances no banco de algum parque ou mulheres de rosto doce vestindo cardigãs, prontas a embarcar em um trem: tipos agridoces. A melodia melancólica de um piano soa ao fundo. Os alunos da School of Life, que parecem uma mistura de designers freelancers, engenheiros emotivos e buscadores espirituais desempregados, se parecem muito com esses casais: sérios, corteses, razoavelmente na moda, mas não de forma intimidadora. As calças do próprio Alain são da Gap, o que ele menciona do palco.

Então vem o lembrete de que não nos falta metade nenhuma.

"Agora, um toque um pouco sombrio", adverte. "Precisamos aceitar que *não existe* parceiro que nos entenda por completo, que compartilhe de todos os nossos gostos em grandes e pequenas áreas. Em última análise, só alcançaremos uma determinada porcentagem de compatibilidade. Vamos voltar a Platão e matar, de uma vez por todas, em grupo, aquela ingenuidade encantadora mas insana e destruidora do amor. NÃO EXISTE ALMA GÊMEA."

Na verdade, diz Alain, é a fantasia da metade que nos falta que nos impede de apreciar o parceiro que temos; estamos sempre comparando as imperfeições dele ou dela com "as coisas incríveis que imaginamos sobre estranhos, especialmente em bibliotecas e trens". Ele demonstra esse problema com um exercício chamado "O devaneio antirromântico", no qual somos ensinados a imaginar os defeitos de estranhos atraentes. Somos apresentados a quatro imagens de parceiros em potencial, dois homens e duas mulheres.

"Escolha entre essas quatro a pessoa mais atraente para você", instrui Alain. "Imagine em detalhes cinco maneiras pelas quais ela pode se revelar muito inconveniente depois de três anos juntos. Olhe profundamente nos olhos dela."

Alguém da plateia, um jovem com óculos estilosos e um charmoso sotaque irlandês, escolhe a foto de uma mulher com um lenço vermelho na cabeça e uma expressão melancólica no rosto.

"Ela tem exatamente o mesmo olhar que meu cachorro quando o deixo sozinho, então talvez ela seja muito carente."

Uma loura de vestido estampado escolhe a foto de uma jovem esbelta em uma biblioteca.

"Talvez ela seja uma leitora voraz. Mas, o que quer que ela leia, você também tem que ler. E tem que validar todas as escolhas dela."

Uma outra mulher fala sobre um homem de terno e gravata que parece rico:

"Fiquei atraída pelo lindo cabelo dele, mas acaba que ele é vaidoso demais e, quando faço um cafuné, ele diz: 'Não toque no meu cabelo.'"

⁓

*Alain é brilhante*, penso não pela primeira vez (admiro seu trabalho há décadas): além de escritor e palestrante engraçado e perspicaz, ele agora também pode salvar casamentos. Mas, mesmo quando aplicamos suas ideias em nossa vida amorosa, a questão do anseio de Francesca, do *nosso* anseio, permanece. O que devemos fazer com ele? O que ele significa?

A tradição agridoce tem muito a dizer sobre essas questões. Ela ensina que o anseio floresce no reino do amor romântico, *mas não vem dele*. Ao contrário, o anseio vem primeiro e existe por si só; o amor romântico é apenas uma expressão dele. Por acaso, é a manifestação com que se preocupa a nossa cultura. Mas nosso anseio se apresenta de inúmeras maneiras, inclusive uma sobre a qual venho me perguntando a vida toda: o enigma de por que tantas pessoas amam músicas tristes.

Meu vídeo preferido do YouTube mostra um menino de 2 anos, com bochechas redondas e cabelos louros tão finos que você consegue ver seu couro cabeludo rosado, ouvindo "Sonata ao luar" pela primeira vez.[6] Ele está assistindo a um recital de piano e a jovem pianista, que não aparece no quadro, está fazendo o melhor que pode com a peça de Beethoven. Dá para perceber que o menino sabe que aquela é uma ocasião solene e ele deve ficar em silêncio. Mas está tão emocionado com a melodia inquietante que todo o seu rosto se contrai no esforço, fadado ao fracasso, de não chorar. Ele solta um gemido e as lágrimas escorrem silenciosamente por suas bochechas. Há algo profundo, quase sagrado, em sua reação à música.

O vídeo viralizou e muitos comentaristas tentaram descobrir o significado das lágrimas do menino. Deixando de lado os ocasionais comentários sarcásticos ("Eu choraria demais ouvindo todas aquelas notas erradas"), a maioria das pessoas parecia sentir que o que a humanidade tem de melhor e suas questões mais profundas estavam inscritos como um código secreto na dor do menino.

Será que *dor* é mesmo a palavra certa? Alguns comentaristas falaram da sensibilidade do menino, alguns, de sua empatia; outros falaram de arrebatamento. Alguém ficou maravilhado com a reação dele à "mistura paradoxal e misteriosa de alegria e tristeza intensa" na música: "Coisas assim fizeram a vida de gerações de pessoas valer a pena."

Essa ideia me pareceu se aproximar mais do alvo. Mas o que, exatamente, torna uma música agridoce como "Sonata ao luar" tão sublime? Como o mesmo estímulo pode falar simultaneamente de alegria e tristeza, amor e perda – *e por que estamos tão ávidos por ouvir?*

O fato é que muitas pessoas se sentem como essa criança (e eu). A música triste tem uma tendência muito maior do que a alegre de provocar o que o neurocientista Jaak Panksepp chamou de "sensação de estremecimento, de arrepio na pele", também conhecida como "calafrio".[7] De acordo com um estudo dos professores da Universidade de Michigan Fred Conrad e Jason Corey, pessoas cujas músicas favoritas são felizes as ouvem cerca de 175 vezes em média. Mas as que preferem músicas "agridoces" as ouvem quase 800 vezes – e essas pessoas relatam uma "conexão mais profunda" com a música do que aquelas cujas canções favoritas as deixam felizes.[8] As pessoas que preferem a música agridoce disseram aos pesquisadores que associam canções tristes a beleza profunda, conexão intensa, transcendência, nostalgia e humanidade compartilhada, as chamadas emoções sublimes.

Considere quantos gêneros musicais apreciados se conectam à nostalgia e à melancolia: o fado português, o flamenco espanhol, o raï argelino, o lamento irlandês, o blues americano. Até a música pop é cada vez mais composta em tom menor – de acordo com os pesquisadores E. Glenn Schellenberg e Christian von Scheve, cerca de 60% das canções hoje são em tom menor, em comparação com apenas 15% na década de 1960.[9] Muitas das composições mais famosas de Bach e Mozart também foram escritas em tom menor:[10] os tons da "melancolia alegre",[11] como um músico os descreve.* Em uma das canções de ninar preferidas dos Estados Unidos, "Rock-a-Bye-Baby", o bebê cai do berço; uma canção de ninar árabe conta a vida de um estranho sem "nenhum amigo neste mundo". O poeta espanhol Federico García Lorca reuniu muitas das canções de ninar de seu país e concluiu que a Espanha usa suas "melodias mais tristes e as letras mais melancólicas para dar o tom do primeiro cochilo das crianças".[12]

Esse fenômeno também se estende a outras formas de arte. Muitos de nós adoramos tragédias, dias chuvosos, dramalhões. Adoramos flores de cerejeira e até realizamos festivais para celebrá-las, pois as preferimos – no lugar de outras flores igualmente belas – *porque* morrem cedo. (O povo japonês, que ama as flores *sakura* acima de tudo, atribui essa preferência ao *mono-no-aware*, que significa um estado desejado de suave pesar provocado pelo "pathos das coisas" e "uma sensibilidade em relação à impermanência".)[13]

---

* Em 1806, um musicólogo descreveu o tom de dó menor como uma "declaração de amor e, ao mesmo tempo, um lamento de infelicidade amorosa. Toda a languidez, o anseio e os suspiros da alma perdidamente apaixonada residem nesse tom". (Em contrapartida, o tom em dó maior é "completamente puro. Suas características são: inocência, simplicidade, ingenuidade, fala infantil".)

É o que os filósofos chamam de "o paradoxo da tragédia", sobre o qual quebram a cabeça há séculos. Por que às vezes acolhemos o pesar se, no resto do tempo, fazemos de tudo para evitá-lo? Agora psicólogos e neurocientistas também estão analisando o problema e desenvolveram várias teorias: uma sonata ao luar pode ser terapêutica para pessoas que passaram por uma perda ou lutam contra a depressão. A música pode nos ajudar a aceitar as emoções negativas em vez de as ignorar ou reprimir, além de nos mostrar que não estamos sozinhos em nossa tristeza.

Uma das explicações mais convincentes para isso vem de um estudo recente de pesquisadores da Universidade de Jyväskylä, na Finlândia, que revelou: de todas as variáveis que influenciam a probabilidade de uma pessoa se emocionar com uma música triste, a mais forte é a empatia.[14] Nesse estudo, 102 pessoas ouviram músicas tristes da trilha sonora da série *Irmãos de guerra*. As que reagiram à música da mesma forma que o menininho reagiu ao recital da irmã tendiam a ter alto nível de empatia, "sensibilidade ao contágio social" e "fantasia" voltada aos outros – em outras palavras, elas olhavam o mundo através dos olhos de outras pessoas. Elas tinham a capacidade de se perder em personagens fictícios de livros e filmes e reagiam aos problemas dos outros com compaixão, não com desconforto ou ansiedade. Para elas, a música triste era provavelmente uma forma de comunhão.

Outra consagrada explicação, que remonta a Aristóteles, é a catarse:[15] talvez ver Édipo arrancar os olhos em uma arena ateniense ajudasse os gregos a desfazer seus próprios emaranhados emocionais. Mais recentemente, os neurocientistas Matthew Sachs e Antonio Damasio, juntamente com a psicóloga Assal Habibi, revisaram toda a literatura sobre música triste e sugeriram que melodias melancólicas ajudam nosso corpo a alcançar a homeostase, um estado no qual nossas emoções e funções fisiológicas operam dentro dos limites ideais.[16] Os estudos mostram até que bebês em unidades de terapia intensiva que escutam canções de ninar (muitas vezes tristes) têm respiração, padrões de alimentação e batimentos cardíacos mais fortes do que os que ouvem outros tipos de música![17]

Ainda assim, as sonatas ao luar deste mundo não só descarregam nossas emoções, mas as *elevam*. Além disso, só a música triste promove estados sublimes de comunhão e arrebatamento. A música que transmite outras emoções negativas, como medo e raiva, não produz o mesmo efeito. Sachs, Damásio e Habibi concluíram que até a música alegre produz menos recompensas psicológicas do que a música triste.[18] Melodias com batidas animadas nos fazem querer sair dançando pela casa e convidar amigos para jantar. Mas é a música triste que nos faz querer alcançar o céu.

⸺

Porém acredito que a grande teoria unificadora que explica o paradoxo da tragédia é (como a maioria dessas teorias) ilusoriamente simples: na verdade, não acolhemos a tragédia em si. O que apreciamos são coisas tristes *e* belas, a amargura junto com a doçura. Não nos emocionamos com listas de palavras tristes, por exemplo, ou apresentações de slides com rostos tristes (na verdade, pesquisadores já testaram isso). As coisas que amamos são a poesia elegíaca, as cidades à beira-mar encobertas pela neblina, as torres que se estendem além das nuvens. Em outras palavras: *gostamos de formas artísticas que expressam nosso anseio por união e por um mundo mais perfeito e belo.* Quando nos sentimos estranhamente emocionados pela tristeza de "Sonata ao luar", é o anseio por amor que vivenciamos – um amor frágil, fugaz, evanescente, precioso, transcendente.

A ideia da melancolia como uma força sagrada e criadora soa como algo muito esquisito em nossa cultura de alegria obrigatória. Mas ela viajou o mundo durante séculos, sob muitos nomes diferentes, assumindo muitas formas diferentes. Na literatura, nas artes, no misticismo e na filosofia, muitas pessoas buscam há tempos expressá-la. García Lorca a chamou de "força misteriosa que todos sentem e nenhum filósofo explica".[19]

É o que os antigos gregos chamavam de *pothos*, que Platão definiu como um anseio ardente por algo maravilhoso que não podemos ter.[20] *Pothos* era nossa sede por tudo que é bom e belo. Os humanos eram seres inferiores aprisionados na matéria, inspirados por *pothos* a alcançar uma realidade mais elevada. O conceito era associado tanto ao amor quanto à morte; no mito grego, *Pothos* (Anseio) era irmão de Hímeros (Desejo) e filho de Eros (Amor). Mas, como *pothos* tinha essa característica de ansiar pelo inatingível, a palavra também era usada para descrever as flores colocadas em sepulturas gregas.[21] O estado de melancolia repercute nos ouvidos contemporâneos como passivo, sombrio e impotente, mas *pothos* era entendido como uma força mobilizadora. Sentado na margem de um rio e olhando para longe, o jovem Alexandre, o Grande, descreveu a si mesmo como alguém "dominado por *pothos*"; foi o *pothos* que desencadeou a *Odisseia* de Homero com o náufrago Odisseu nostálgico de seu lar.[22]

O autor C. S. Lewis chamava isso de "nostalgia inconsolável" por algo que não sabemos o que é,[23] ou *Sehnsucht*, um termo alemão baseado nas palavras *Sehnen* ("o anseio") e *Sucht* ("uma obsessão ou vício"). *Sehnsucht* era a força animadora da vida e da carreira de Lewis. Era "essa coisa indizível, pela qual o desejo nos perfura como o florete ao odor da fogueira, o som de patos selvagens voando sobre nossas cabeças, o título de *O poço no fim do mundo*, os primeiros versos de 'Kubla Khan', as teias de aranha matinais no final do verão ou o ruído das ondas quebrando".[24] Ele teve essa sensação pela primeira vez na infância, quando o irmão levou para ele um jardim em miniatura na forma de uma antiga lata de biscoitos cheia de musgo e flores. Ele foi dominado por uma dor alegre que não conseguia compreender, mas que, pelo resto da vida, tentaria expressar em palavras, encontrar a origem, buscar a companhia de almas semelhantes que conhecessem as mesmas maravilhosas "punhaladas de alegria".[25]

Outras pessoas descrevem essa melancolia como a resposta a um mistério cósmico. "Sinto que o segredo da vida, do amor, da morte, dos caminhos seguidos ou não na vida – do Universo em si – está, de algum modo, abarcado nessa promessa dolorosamente bela", escreve o artista Peter Lucia falando sobre *Sehnsucht*.[26] Meu músico favorito, Leonard Cohen, disse que o poeta favorito *dele*, García Lorca, mostrou que ele era "essa criatura tomada pelo anseio, em meio a um cosmo tomado pelo anseio, e que não fazia mal sentir-se assim. Não só não fazia mal como esse era o modo de abraçar o sol e a lua".[27]

Como vimos com Francesca e seu fotógrafo da *National Geographic*, o anseio muitas vezes surge na forma de amor carnal. Nesta extraordinária passagem, o romancista Mark Merlis descreve a misteriosa dor provocada pelo encontro com uma pessoa irresistível:

Sabe quando, às vezes, você vê um homem e não tem certeza se quer transar com ele ou se quer chorar? Não porque não possa tê-lo; talvez até possa. Mas imediatamente você vê nele algo que vai além de tê-lo ou não. Algo que você não pode alcançar à força, assim como não pode chegar aos ovos de ouro cortando a barriga do ganso. Então você quer chorar, não como uma criança, mas como uma pessoa exilada que se recorda de sua terra natal. Foi o que Lêucon viu quando contemplou Pirro pela primeira vez: como se tivesse vislumbrado aquele lugar outro onde deveríamos estar, a terra de onde fomos deportados antes de nascermos.[28]

A melancolia é também a maior das musas. "Minha vida artística", diz o poeta e compositor Nick Cave, "foi centrada no desejo ou, mais precisamente, na necessidade de expressar os sentimentos de perda e anseio que sussurravam em meus ossos e cantarolavam em meu sangue."[29] A pianista e cantora Nina Simone foi chamada de "alta sacerdotisa da alma" porque sua música era tomada por anseios de justiça e amor. Os espanhóis chamam de *duende* a essência nostálgica e ardente da dança flamenca e de outras formas de arte do coração em brasas. Falantes da língua portuguesa têm o conceito de *saudade*, uma nostalgia docemente penetrante, muitas vezes expressa musicalmente, por alguma coisa muito estimada, há muito desaparecida e que talvez nunca tenha existido.[30] No hinduísmo, *viraha*, a dor da separação, geralmente do ser amado, é considerada a fonte de toda poesia e música. A lenda hindu diz que Valmiki, o primeiro poeta, foi inspirado a fazer versos depois de ver uma ave chorando pelo companheiro, que estava fazendo amor com ela quando foi morto por um caçador.[31] "O anseio em si é divino", escreve o líder espiritual hindu Sri Sri Ravi Shankar. "A nostalgia por coisas mundanas torna você inerte. A nostalgia pela Infinitude enche você de vida. A arte reside em suportar a dor da nostalgia e seguir em frente. A verdadeira nostalgia traz à tona explosões de êxtase."[32]

No coração de todas essas tradições está a dor da separação, o anseio pelo reencontro e, às vezes, a realização transcendente desse anseio. Mas separação de quê, exatamente? De nossas almas gêmeas, cuja localização é uma de nossas grandes tarefas na vida, como sugere a tradição platônica.

Do útero, se você pensar do ponto de vista psicanalítico. De nos sentirmos confortáveis como somos, muitas vezes por causa de alguma mágoa ou trauma passado que estamos lutando para curar. Ou, talvez, todas essas sejam apenas metáforas ou formas diferentes de expressar a separação do divino. Separação, nostalgia e reencontro são o coração latente da maioria das religiões. Ansiamos pelo Éden, por Sião, por Meca; e ansiamos pelo Bem-Amado, que é o belo modo como os sufis se referem a Deus.

---

Conheci minha querida amiga Tara, que cresceu em um templo sufi em Toronto, quando assisti a uma palestra dela sobre sentido e transcendência. Tara tem uma voz expressiva e olhos gentis puxados para baixo. Os pintores italianos costumavam pintar a Madona com olhos como os dela para indicar empatia; foi uma versão do amor à primeira, mas do ponto de vista da amizade.[33]

Eu não sabia muito sobre o sufismo na época – tinha apenas uma vaga noção de que era o ramo místico do islamismo. No palco naquela noite, Tara descreveu como fora crescer no templo, servindo chá persa para os anciãos que vinham duas vezes por semana para meditar e compartilhar histórias. A prática deles também envolvia serviço por meio de atos de amor. Mais tarde, Tara e seus pais se mudaram de Toronto para os Estados Unidos, a terra do sucesso e da positividade. De início, ela abraçou seu novo mundo: na faculdade, era presidente disso e editora-chefe daquilo; buscava notas perfeitas, carreira, namorado, apartamento. Mas, sem o sufismo em sua vida diária, ela começou a se sentir desancorada, empurrada para dentro do que se tornara uma busca de uma vida inteira por sentido.

Ela deu sua palestra em um pequeno auditório e depois havia vinho, aperitivos e conversas. Perguntei ao pai de Tara, Edward, um empreiteiro de barba branca, se ele conhecia a palavra iídiche *kvelling*. Significa "explodir de orgulho e alegria por alguém que você ama", expliquei, "especialmente um filho ou filha". Foi a primeira vez que Tara deu uma palestra, e eu estava me referindo a como ele deveria se sentir sobre o novo papel público que ela assumira. Eu esperava que ele dissesse: "Sim, é isso, é exatamente isso." Mas, em vez disso, ele disse que tinha sido uma experiência alegre, mas também melancólica: "Ela não está mais debaixo da minha asa. Já não sou mais eu que conto histórias para ela. Agora ela as conta para mim e para toda uma plateia."

Fiquei impressionada com o modo fácil e aberto com que ele falou sobre seus sentimentos de ninho vazio, como esses anseios estavam à flor da pele para ele e como é raro admitirmos nossas emoções em coquetéis. Mas há algo em Edward que faz você sentir que pode compartilhar esse tipo de observação, mesmo que tenham acabado de se conhecer. Foi o que fiz.

"O sufismo tem tudo a ver com anseio", exclamou ele, iluminando-se. "Toda a prática é baseada no anseio, no anseio por união, anseio por Deus, anseio pela Raiz. Você medita, pratica a bondade amorosa, ajuda os outros, porque quer ir para o lar, para casa." O poema sufi mais famoso, disse ele, o *Masnavi*, escrito pelo estudioso do século XIII Jalal al-Din Rumi, é sobre anseio: "Ouça a história contada pela flauta", começa o poema, "sobre separação... Qualquer um arrancado de uma raiz tem o anseio de voltar."[34]

Edward me contou a história de como conhecera a mãe de Tara, Afra, em um encontro sufi em Toronto. Ele nasceu nos Estados Unidos, sem muito contato com religião, e esbarrou na poesia de Rumi por um feliz acaso. Afra foi criada como muçulmana, no Irã, mas nunca havia conhecido sufis até se mudar para o Canadá, aos 19 anos. Ela entrou no encontro e se sentou ao lado de Edward, e ele soube, naquele instante, que se casaria com ela. Mas ela morava em Toronto e ele, em Chicago. Quando se despediram, ele disse a ela que, quando chegasse em casa, enviaria para ela sua tradução favorita para o inglês da poesia de Rumi. Ele passou a visitá-la nos fins de semana e, com o tempo, conheceu e também começou a amar a filha dela de 2 anos: Tara.

"Nunca senti tanta saudade como naquela época", ele me revelou. "Eu estava em Chicago e olhava na direção de Toronto. Ia visitá-las de trem. Tornou-se tão difícil dizer adeus que tive que parar de pegar o trem. Ia dirigindo. O trem era muito doloroso. Quando você fala em saudade, ela é tão grande que não sei onde acaba. O lar não é um local. O lar é onde essa saudade reside, e você não se sente bem até estar lá. No fundo, é um grande anseio. No sufismo, eles chamam de dor. No sufismo, eles chamam de cura."

No mês de maio seguinte, eles se casaram e Edward adotou Tara. Dois anos depois, Edward e Afra dirigiam o templo juntos e Tara crescia em uma atmosfera de serviço e amor que ela tentaria retomar pelo resto da vida.

Na época dessa conversa, eu era agnóstica como sempre fora, mas também estava mergulhada na escrita deste livro, e algo se abria em mim. Eu começava a entender – não só intelectualmente, mas também visceralmente – o que era o *impulso* religioso. Estava deixando de lado o desdém que tivera a vida toda por ele. Estava percebendo que a reação intensa e transformadora que eu tinha à música em tom menor era a compreensão da transcendência, era a transformação da consciência. Não era exatamente crença em Deus, ao menos não no Deus específico das escrituras antigas. Mas era o instinto espiritual ganhando vida.

Eu também começava a perceber que a música é apenas uma das muitas manifestações desse instinto, que estava igualmente presente, por exemplo, no momento em que Edward conheceu Afra. A música é uma expressão dessa coisa pela qual ansiamos, mas o que é "essa coisa"? Podemos dizer "½" ou "0,5" ou "metade", e todas são expressões da mesma coisa, mas o que é a coisa em si? As frações, os decimais e as palavras descrevem a essência de um conceito matemático que permanece igualmente inefável, mesmo depois que o expressamos. Toda flor que arranjamos em um vaso, toda pintura que penduramos no museu de arte, toda sepultura recém-aberta sobre a qual choramos – são todas expressões da mesma coisa indefinível e maravilhosa.

Logo depois de conhecer Tara e seus pais, os sentimentos de doce pesar que conheci minha vida toda alcançaram um crescendo. Uma noite, pesquisei no Google as palavras *anseio* e *sufismo*. Isso levou a um vídeo do YouTube que trazia a voz melodiosa e o sotaque galês de um professor sufi chamado Dr. Llewellyn Vaughan-Lee combinados com imagens de templos birmaneses, o horizonte de Sydney, favelas brasileiras e uma gueixa japonesa com uma única lágrima descendo pela face pintada de branco. O vídeo se chamava "The Pain of Separation" (A dor da separação)[35] e Vaughan-Lee (ou LVL, como vou chamá-lo) falava sobre anseio. "Está na hora de ir para casa", dizia ele. "Está na hora de voltar para o seu lugar. Está na hora de descobrir o que você realmente é."

O sufismo é praticado de muitas formas e por muitas pessoas em todo o mundo, muitas delas muçulmanas, outras não. Todas as religiões têm seus ramos místicos, ou seja, que buscam uma comunhão direta e intensa com o divino, fora de rituais e doutrinas tradicionais. Líderes religiosos convencionais às vezes menosprezam os ramos místicos, dizendo que são confusos, heréticos ou as duas coisas. Talvez eles tenham medo de que alguém que ignore as instituições religiosas e se dirija diretamente a Deus possa tirá-los do mercado. Desde 2016, o Estado Islâmico matou muitos sufis em execuções em massa.[36]

Felizmente, a maioria dos místicos, como LVL, um professor que se fixou nos Estados Unidos, continua praticando sem ser incomodada, e em pouco tempo o encontrei em vários vídeos e sites na internet. Lá estava ele, contando a Oprah que ansiamos pelo Bem-Amado, mas o Bem-Amado também anseia por nós. E lá estava Oprah, identificando-se com entusiasmo a ponto de quase pular da cadeira.[37] Lá estava ele em 2016, dando uma palestra sobre "Separação e União", e lá estava ele, alguns anos depois, alertando sobre uma escuridão espiritual que se aproximava no mundo. Ele sempre falava sem nenhum desejo de ser o centro das atenções. Parecia sempre o mesmo, vestido de branco, intocado pelo tempo. Um homem de fala tranquila, de uma beleza sem ostentação, com óculos redondos de armação de metal, falando da dor do coração. Falando de amor.

"O anseio é a doce dor de pertencer a Deus", escreve ele.[38] "Uma vez despertado em nosso coração, o anseio é o caminho mais direto para o Lar. Como o ímã, ele nos atrai para as profundezas de nosso próprio coração, onde nos tornamos plenos e transformados. É por isso que os místicos sufis sempre enfatizaram a importância do anseio. O grande sufi Ibn Arabi rezava 'Ó Senhor, revigore-me não com amor, mas com o desejo de amor', enquanto Rumi expressou a mesma verdade em termos simples: 'Não procure água, tenha sede.'"

Ele também redefine a dor da separação como uma abertura espiritual, e não como um acontecimento psicológico: "Se seguirmos a trilha de qualquer dor, qualquer ferimento psicológico", escreve, "ela nos levará a essa dor primordial: a dor da separação. Para nascer neste mundo, nós fomos banidos do paraíso e carregamos as cicatrizes dessa separação. Mas se abraçarmos o sofrimento, se permitirmos que ele nos leve bem fundo para dentro de nós mesmos, ele nos levará mais fundo do que qualquer cura psicológica."

Ele frequentemente cita Rumi, que deixou pilhas e pilhas de poesia sobre o êxtase[39] e que é hoje o poeta mais vendido nos Estados Unidos (embora algumas pessoas questionem a precisão das traduções inglesas mais populares).[40] Rumi reconhecidamente adorava seu amigo e professor Shams al-Din de Tabriz; quando Shams morreu (possivelmente assassinado por alunos ciumentos de Rumi), Rumi quase sucumbiu à dor. Mas de seu coração partido jorrou poesia. E de todos aqueles poemas (e, na verdade, de todo o sufismo e de todas as tradições místicas do mundo)\* veio a percepção central de que "O anseio é a essência do mistério/O próprio anseio traz em si a cura".[41,42]

Um dos poemas de Rumi em particular tocou fundo meu ser agnóstico e cético. Chama-se "Cães amorosos" e descreve um homem clamando a Alá, até que um cínico pergunta por que ele se dá ao trabalho: "Ouvi você chamando, mas você já recebeu alguma resposta?"[43]

O homem fica abalado; adormece e sonha em conhecer Khidr, o guia das almas, que pergunta por que ele parou de rezar.

---

\* No centro do misticismo está a ideia de que a ausência de Deus é menos um teste de fé do que um caminho para o amor divino; a nostalgia aproxima você daquilo que você anseia. Para a mística cristã do século XVI Santa Teresa d'Ávila, Deus "fere a alma", mas "a alma anseia por morrer dessa bela ferida". A mística hindu do século XVI Mirabai escreveu poemas sobre "enviar cartas para [seu] Amado,/O querido Krishna", embora "ele não envie mensagens em resposta". O místico moderno George Harrison escreveu sobre o anseio em sua canção icônica "My Sweet Lord" (Meu querido Senhor): "I really want to see you/Really want to be with you/Really want to see you, Lord/But it takes so long, my Lord" (Desejo realmente vê-lo/Desejo realmente estar com você/ Desejo realmente vê-lo, Senhor/Mas demora tanto, meu Senhor.)

"Porque nunca obtive resposta", diz o homem. Talvez fosse uma perda de tempo, talvez ele estivesse chamando no vazio.

Mas Khidr diz a ele:

Esse anseio que você expressa
é a resposta.

A dor pela qual chora
Conduz você à união.

Sua tristeza pura
que pede ajuda
é a taça secreta.

Ouça o ganido do cão pelo dono.
Esse lamento é a conexão.

Existem cães amorosos
Cujo nome ninguém sabe.

Dê sua vida
para ser um deles.

Eu me enxerguei no cínico, mas também no homem que sonha com o encontro com Khidr. Se o poema falava tão profundamente comigo, pensei, talvez LVL fizesse o mesmo; quis conhecê-lo pessoalmente. Além disso, eu tinha uma pergunta que me consumia e achava que ele poderia respondê-la. Eu vinha lendo não apenas sobre sufismo, mas também sobre budismo, e muitos dos seus ensinamentos pareciam contradizer a ideia sufista de que o anseio é espiritualmente valioso. O budismo começa com a observação de que a vida é sofrimento (ou, dependendo de sua interpretação da palavra sânscrita *dukkha*, insatisfação). A causa do sofrimento é nosso apego ao desejo (por riqueza, posição social, amor possessivo e assim por diante) e à aversão (por exemplo, a sentimentos de mágoa, desconforto, dor). A liberdade (ou nirvana) vem da extinção do apego, um processo auxiliado por práticas como a atenção plena e a meditação da bondade amorosa.[44] Nesse desapego ideal, o anseio parece uma condição altamente problemática. Como diz um site budista: "Depois de muito aprender com os ensinamentos do Buda, tendemos a reconhecer o anseio como um estado mental improdutivo e simplesmente nos afastamos dele em direção ao que está de fato presente."[45]

Como conciliar essa visão com a poesia sufi? Rumi e Buda ensinavam coisas contraditórias? Será que o anseio do sufismo era diferente do que os budistas chamam de desejo? Na melhor das hipóteses, eu era uma aprendiz descompromissada das duas tradições. Mas senti que precisava saber.

Descobri que LVL administrava uma organização chamada Golden Sufi Center e estava organizando um retiro em Burlingame, Califórnia, chamado "Jornada da Alma". Quando dei por mim, havia reservado um voo para o outro lado do país.

⁓

O retiro é realizado na sede de quinze hectares que é o lar das Irmãs da Misericórdia, um convento católico adornado com vitrais e pinturas em tons sóbrios de Jesus e Maria. Fico hospedada em uma cela individual, um retângulo estreito digno de uma freira. O lugar é escrupulosamente limpo, um pouco abafado, com um tapete cinza sério, uma escrivaninha de madeira e uma pia comum afixada à parede nua. Quero trocar a roupa do avião, mas tudo na minha mala está amarrotado e não há ferro de passar roupa no minúsculo armário. Meu vestido de verão está amarrotado demais para usá-lo em público? O único espelho é do tamanho do retrovisor do meu carro e está pendurado bem acima da pia. *Quem sabe eu consiga me ver se subir neste banquinho?* Mas o banquinho é, na verdade, uma cadeira de balanço e sou lançada ao chão, caindo de quatro no tapete áspero. Desisto e coloco o vestido amarrotado mesmo.

Percorro o caminho até um salão amplo e arejado onde vamos nos reunir – somos cerca de 300 pessoas. Cheguei cedo, mas restam poucos lugares. As fileiras de cadeiras são apertadas como as de uma empresa aérea de baixo custo e escolho um assento vazio espremido entre duas mulheres. Estamos tão perto que, mesmo sentadas, é difícil não esbarrar umas nas outras ou enxergar o palco modesto onde LVL está sentado, ao nível do chão, cercado por biombos japoneses e vasos de flores. A maioria das pessoas permanece sentada de olhos fechados e ninguém fala nada, mesmo que o retiro só comece daqui a quinze minutos.

Mas os olhos de LVL estão abertos. Ele está sentado em uma poltrona e nos observa tranquilamente, acariciando a barba grisalha. Os mesmos óculos de armação de metal redonda, a mesma expressão de inteligência gentil, as mesmas roupas brancas que vi em todos os vídeos dele. A atmosfera no salão é sossegada, mas carregada.

Quando LVL finalmente começa, fala sobre muitas coisas, sobretudo do que os sufis chamam de "a jornada". Esta, diz ele, é seu interesse mais profundo e, na verdade, existem três delas. A primeira é a jornada *a partir de* Deus, a jornada em que você se esquece de que originalmente já esteve em união divina. (É nela que estive até pouco tempo, imagino.) A segunda, a da lembrança, é o momento de graça em que "você começa a buscar a luz. Você busca orações e práticas para ajudá-lo. No Ocidente, é conhecida como vida espiritual. Muitas técnicas vieram do Oriente ao Ocidente para ajudar você a se conectar com a alma. Todo ser humano tem sua própria forma de prece e louvor. E você precisa encontrar um mestre espiritual." A jornada final está *em* Deus, você é conduzido "cada vez mais fundo no mistério divino".

Para realizar essa jornada, diz LVL, você precisa de uma fonte de energia ou força, da qual não tem o suficiente por conta própria. No taoismo, diz ele, você pode cultivar o Chi, a força vital, ou entrar em sintonia com o Tao, a energia primordial do universo, que, no budismo, é a energia da consciência pura. E os sufis usam a energia do amor, "a maior força da criação".[46]

Quando ele fala de amor, penso em Afra, que passa uma imagem de vivacidade, competência e praticidade. Mas, quando era criança no Irã, embora estivesse familiarizada com a ideia sufi de que toda a criação gira em torno do amor, ela não sabia que o sufismo ainda era praticado ativamente. "Eu queria experimentar o que Rumi experimentou, o que Hafiz experimentou", ela me disse, sonhadora, referindo-se aos grandes poetas sufis do amor e do anseio. "Sentia que eles tiveram muita sorte. Nasceram em uma época a que eu não tinha acesso."

Também é isso, em parte, que me trouxe até aqui, embora meu temperamento me faça desconfiar de gurus em geral. LVL às vezes fala de sua devoção a sua mestra, Irina Tweedie, invocando um provérbio sufi que diz: "O discípulo tem que se tornar menos que pó aos pés do mestre".[47] Tenho certeza de que ele está falando sobre o papel do mestre em ajudar o discípulo a alcançar a tarefa espiritual crucial de extinguir o ego. Mas não gosto da ideia de me entregar à autoridade de um ser humano falível.

Ainda assim: assistindo aos vídeos dele, senti esse amor por LVL, embora ele diga que isso não pode ser transmitido pela internet. Começo a me perguntar se ele poderia ser meu mestre; talvez eu consiga superar minha aversão a gurus, talvez possa visitar o Golden Sufi Center quando sair da região da Baía de São Francisco a trabalho... e ainda estou avaliando essas ideias quando LVL solta uma bomba. Ela vem sem nenhuma mudança no tom de sua fala ou em seu comportamento. Depois de trinta anos, diz, com a mesma entonação contemplativa em que disse todo o resto, ele está cansado demais para continuar ensinando. Para ele, acabou. Acabou. A maioria dos mestres sufis lida com 30 ou 40 almas, explica, de pernas cruzadas, durante 15 ou 20 anos. Ele quis realizar mais; acabou se encarregando de 800 pessoas.

"Meu trabalho foi compartilhar o segredo da transformação divina que é conhecido há milhares de anos pelos sufis", ele nos conta. "Os mestres do amor nunca haviam trabalhado na América do Norte até as últimas décadas. Tentei manter o trabalho enquanto pude. Mas a parte de mim que costumava estar presente foi consumida e esgotada. Vocês são testemunhas da decadência de um mestre. Passei 15 anos sentado aos pés de minha mestra e isso produziu uma substância, mas agora ela se esgotou. Gostaria de ter certeza de que todos para quem abri as portas tivessem o que precisavam para completar sua jornada da alma. Esse foi meu compromisso. Mas já dei a vocês aquilo de que precisavam. Agora, usem isso, vivam isso."

Muitas pessoas ali acompanhavam LVL há anos e agora estavam cheias de perguntas. *Você disse que o caminho continua. O que isso significa, se você for embora?*

"Aposto que vai dar certo e a conexão permanecerá", diz ele. "Ainda vou amar vocês? Sim, é claro! Sempre amei! Ainda serei o Paizão? Não."

As perguntas continuam, algumas calmas, outras beirando o pânico. LVL responde pacientemente, até que, de repente, ele manifesta uma minúscula explosão.

"Deem espaço para este homem velho!" grita. "Esse é o caminho espiritual mais introspectivo que existe. Com o espaço, algo se abrirá. Se vocês me derem espaço, ficarei muito grato; se vierem até mim, colocarei barreiras e muros e pedirei aos anjos da misericórdia que me protejam."

Ele se ausenta da sessão matinal e percebo que aparenta ser mais velho do que eu imaginava, um pouco mais robusto, as feições dele um pouco mais flácidas. Estou assimilando a dor do grupo, misturada à minha, por perder LVL quando acabei de encontrá-lo. Embora meu relacionamento com ele tenha sido unilateral e on-line, sinto as ondas familiares e agridoces da dor da separação. Há algo na presença dele que nos faz sentir que ele realmente poderia nos ajudar a alcançar um estado de amor puro. Talvez ele pudesse ter sido meu mestre, mas cheguei com uma geração de atraso.

Durante o almoço, converso com vários alunos de LVL. Algumas pessoas já sabiam que ele ia se despedir; outras estão em choque. Todas concordam que ele é "honesto". Ao contrário de muitos mestres espirituais que enfrentam escândalos e descrédito, dizem eles, LVL nunca enriqueceu, nunca foi atrás de mulheres jovens; ele era fiel à esposa, Anat; nunca se tornou um nome famoso, embora tivesse carisma para tal. Quando me deparei com os vídeos dele pela primeira vez, me perguntei por que ele não era uma celebridade, dado seu magnetismo tranquilo. E agora eu sei: para ele, cuidar de 800 pessoas – 800 almas – era um número grande demais. Ele merece descansar. Decido que não vou tentar conhecê-lo, afinal.

Mas no final do programa ele realiza uma sessão de perguntas e respostas e tenho a oportunidade de me levantar e fazer minha pergunta sobre a diferença entre o anseio no sufismo e no budismo. Digo a ele que, antes de mais nada, foram os vídeos dele sobre anseio que me trouxeram até ali.

Ele me lança um olhar de entusiasmo e (assim gosto de imaginar) de afinidade.

"Anseio é diferente de desejo", explica. "É o desejo da alma. Você quer ir para casa. Em nossa cultura, ele é confundido com depressão. E não é isso. Há um ditado no sufismo: 'No início, o sufismo era uma angústia. Só depois tornou-se algo sobre o qual escrever.'"

A resposta dele confirma o que aprendi com suas palestras e seus escritos. Em um trecho de um dos meus textos favoritos, ele descreve o anseio não como um desejo doentio, mas como a expressão feminina de amor: "Como tudo que é criado, o amor tem uma natureza dual, positiva e negativa, masculina e feminina. O lado masculino do amor é 'Amo você'. A qualidade feminina do amor é 'Estou esperando você; anseio por você'. Para o místico, é o lado feminino do amor, o anseio, a taça esperando para ser preenchida, que nos leva de volta a Deus... Como nossa cultura rejeitou o feminino por muito tempo, perdemos o contato com a potência do anseio. Muitas pessoas sentem essa dor no peito e não conhecem seu valor; não sabem que ela é sua conexão mais íntima com o amor."

"Se você for tomada pelo anseio", ele me diz agora, "viva-o. Não há como dar errado. Se você está se dirigindo a Deus, vá com a tristeza doce na alma."

Mas, afinal de contas, o que significa tantos milhões de pessoas terem se identificado com a história de Francesca e seu fotógrafo em *As pontes de Madison*?

Quando você percebe esses anseios surgindo em sua vida amorosa, pensa que há algo errado. E talvez haja, talvez não; eu não conheço seu relacionamento, é claro.

Mas sei que o aspecto mais confuso do amor romântico é que a maioria dos relacionamentos duradouros começa com a convicção de que seu anseio está resolvido: o mundo perfeito e belo se personificou no objeto de seus afetos. Porém essa era a fase do namoro, a fase da idealização, a fase em que você e a outra pessoa estavam unidos, alcançando, num momento maravilhoso no tempo, aquele lugar outro. Durante essa fase, há pouca distinção entre o espiritual e o erótico. É por isso que tantas canções pop falam sobre a primeira consumação do romance. No entanto, essas músicas devem ser ouvidas como uma representação não apenas do amor, mas também de nosso anseio pelo transcendente. (De acordo com LVL, a tradição ocidental de canções de amor vem dos trovadores, que foram para o Oriente durante as Cruzadas e receberam a influência de canções sufi sobre o anseio por Deus. Os sufis usavam imagens do rosto, sobrancelhas e cabelos de uma mulher como metáforas do amor divino. Os trovadores interpretaram essas metáforas ao pé da letra, como expressões do carnal e não do divino, e as usaram para fazer serenatas para donzelas ocidentais sob janelas iluminadas pelo luar.)[48]

Ao longo do percurso amoroso, a vida real vai se intrometer por meio de negociações diárias na administração da parceria e, provavelmente, da casa. Além disso, ficarão visíveis as limitações da psicologia humana: às vezes terão que lidar com os desafios de estilos de apego incompatíveis e de neuroses entrelaçadas. Você pode acabar descobrindo que ele evita a intimidade instintivamente, enquanto você a persegue com ansiedade. Pode descobrir que tem loucura por organização e ela é desleixada; que é uma valentona e ele, um capacho; ou que você vive se atrasando e ela é terrivelmente pontual.

Mesmo nos relacionamentos mais saudáveis, o anseio costuma retornar. Nessas uniões, vocês podem criar as crianças se quiserem. Podem compartilhar piadas internas, locais de férias favoritos, admiração mútua e uma cama. Você pode sair nas ruas de um destino de viagem desconhecido à procura de uma bolsa de água quente porque seu par deu um mau jeito nas costas. Nos melhores relacionamentos, vocês ainda podem, de vez em quando, alcançar o céu.

Mas muito provavelmente, seu relacionamento só chegará perto daquilo por que você anseia. Como diz LVL: "Aquelas pessoas que buscam intimidade com as outras estão reagindo a esse anseio. Elas acham que outro ser humano as satisfará. Mas quantos de nós já fomos totalmente satisfeitos por outra pessoa? Talvez por um tempo, mas não para sempre.

Queremos algo mais satisfatório, mais íntimo. Queremos Deus. Mas nem todos se atrevem a entrar nesse abismo de dor, nesse anseio que pode levar você até lá."

Se você é ateu ou agnóstico, essa conversa de "querer Deus" provavelmente o deixa desconfortável ou impaciente. Se você é religioso, pode parecer uma obviedade: é claro que todos ansiamos por algo, e esse algo é Deus. Ou você pode estar em algum lugar no meio-termo. C. S. Lewis, que ouviu o chamado agridoce durante a vida toda e se tornou um cristão devoto por volta dos 30 anos, acabou concluindo que temos fome porque precisamos comer, temos sede porque precisamos beber; portanto, se temos uma "nostalgia inconsolável" que não pode ser satisfeita neste mundo, deve ser porque pertencemos a outro mundo, um mundo divino.

Em uma das passagens mais lindas da literatura, Lewis escreveu:

> Nosso recurso mais comum é chamar [o anseio] de beleza e agir como se isso resolvesse a questão. Mas os livros e as músicas onde pensávamos que a beleza estava nos trairão se confiarmos neles; ela não estava neles, apenas nos chegava por meio deles, e o que vinha por meio deles era o anseio. Essas coisas – a beleza, a memória de nosso próprio passado – são boas imagens do que realmente desejamos; mas, quando são confundidas com a coisa em si, se transformam em ídolos bobos, partindo o coração de seus adoradores. Pois não são a coisa em si, mas apenas o aroma de uma flor que não encontramos, o eco de uma melodia que não ouvimos, notícias de um país que ainda não visitamos.[49]

Quanto a mim, acredito que a tradição agridoce elimine essas distinções entre pessoas ateias e religiosas. O anseio chega através de Jeová ou Alá, Cristo ou Krishna, nem mais nem menos do que através de livros e da música – todos eles igualmente divinos. Ou nada disso é divino, e a distinção também não faz diferença. Todos eles são anseio. Quando você foi ao seu show favorito e ouviu seu músico favorito cantando de corpo e alma, era anseio; quando você conheceu a pessoa amada e vocês se olharam com brilho nos olhos, era anseio; quando você deu um beijo de boa-noite em sua filha de 5 anos e ela se virou para você e disse solenemente

"Obrigada por me amar tanto", era anseio. Todas essas são facetas da mesma joia. E, sim, tarde da noite o show terminará e você terá que encontrar seu carro em um estacionamento lotado; e seu relacionamento não será perfeito porque nenhum relacionamento é; e um dia sua filha será reprovada no terceiro ano e revelará que odeia você.

Mas tudo isso é de se esperar. E é por isso que a história de Francesca não poderia ter terminado de outra maneira. Ela não poderia viver feliz para sempre com o fotógrafo, porque ele não representava um homem real, nem mesmo o homem "perfeito"; ele representava o próprio anseio. *As pontes de Madison* é uma história sobre os momentos em que você vislumbra seu Éden. Nunca foi só a história de um casamento e um caso amoroso, mas sim desses vislumbres e por que eles significam mais do que qualquer outra coisa que possa acontecer com você.

## CAPÍTULO 3

## Será que a criatividade está ligada à tristeza, ao anseio e à transcendência?

TRANSFORME EM OFERENDA CRIATIVA QUALQUER DOR DE QUE VOCÊ NÃO CONSIGA SE LIVRAR.

*Está na hora de começarmos a rir e chorar e chorar e rir de tudo de novo.*
– LEONARD COHEN, "So Long, Marianne"

Em 1944, quando o poeta, músico e ícone mundial Leonard Cohen tinha 9 anos, seu pai morreu. Leonard escreveu um poema, abriu a gravata-borboleta favorita do pai, depositou ali sua elegia e a enterrou no jardim da família em Montreal. Aquela foi a primeira expressão artística dele. E ele a ecoaria muitas vezes ao longo de sua premiada carreira de seis décadas, escrevendo centenas de versos sobre corações partidos, anseio e amor.

Cohen era conhecido por ser sensual, romântico, mulherengo; Joni Mitchell certa vez o chamou de "poeta da alcova".[1] Ele tinha uma voz de barítono hipnótica e um carisma tímido. Mas nenhum de seus casos amorosos durou; como artista, ele "vivia melhor em estado de anseio", conforme afirmou sua biógrafa Sylvie Simmons.[2]

Talvez seu grande amor tenha sido uma beldade norueguesa chamada Marianne Ihlen. Ele a conheceu na ilha grega de Hydra em 1960, quando morou numa comunidade internacional de artistas de espírito livre. Na época, Cohen era escritor; não lhe ocorreria transformar sua poesia em música pelos seis anos seguintes. Todas as manhãs ele trabalhava em um romance e, à noite, tocava canções de ninar para o filho de Marianne com outro homem. Viviam em harmonia doméstica. "Era como se todos fossem jovens, bonitos e cheios de talento, cobertos por uma espécie de pó de ouro", disse ele mais tarde sobre sua época em Hydra.[3] "Todo mundo tinha qualidades especiais e únicas. Essa é a sensação da juventude, é claro, mas, no cenário glorioso de Hydra, todas essas qualidades eram ampliadas."

Mas um dia Leonard e Marianne tiveram que deixar a ilha: ele para ganhar a vida no Canadá, ela para voltar à Noruega por motivos familiares. Eles tentaram continuar juntos, mas não conseguiram fazer o relacionamento durar. Ele se mudou para Nova York, tornou-se músico e se viu envolvido em um ambiente que nunca combinou com ele. "Depois de viver em Hydra", disse ele anos mais tarde, "você não consegue mais viver em nenhum outro lugar, inclusive em Hydra."

Ele seguiu a vida, Marianne também. Mas ela inspirou algumas das suas canções mais icônicas de despedida. Títulos como "So Long, Marianne" (Adeus, Marianne) e "Hey, That's No Way to Say Goodbye" (Ei, não é assim que se diz adeus"). "Há algumas pessoas que têm tendência a dizer olá", disse Cohen sobre sua música, "mas eu sou bem mais de despedidas."[4] Seu último grande sucesso, lançado três semanas antes de sua morte aos 82 anos, chamava-se "You Want It Darker" (Você quer o mais sombrio).

Mesmo pessoas que adoravam o trabalho dele comentavam sobre sua natureza sombria. Uma de suas gravadoras brincou dizendo que iria distribuir lâminas de barbear junto com os discos dele. Mas essa é uma maneira limitada de pensar nele. Na verdade, ele era um poeta da escuridão *e* da luz, da "fria e imperfeita Aleluia", como diz em sua canção mais famosa. *Transforme em oferenda criativa qualquer dor de que você não consiga se livrar.*

―⁂―

Será que a criatividade está ligada à tristeza e ao anseio por alguma força misteriosa? A pergunta já foi proposta tanto por observadores casuais quanto por pesquisadores da criatividade. E os dados (assim como a intuição de Aristóteles sobre a proeminência dos tipos melancólicos nas artes) sugerem que a resposta é sim. De acordo com um famoso estudo pioneiro com 573 líderes criativos feito pelo psicólogo Marvin Eisenstadt, uma porcentagem muito elevada de pessoas altamente criativas ficou órfã na infância, como Cohen.[5] Vinte e cinco por cento haviam perdido pelo menos um dos pais até os 10 anos de idade. Aos 15, o número aumentava para 34%. E, aos 20, chegava a 45%!

Outros estudos sugerem que mesmo as pessoas criativas cujos pais vivem até a velhice são desproporcionalmente propensas à tristeza. As pessoas que trabalham nas artes são oito a dez vezes mais propensas do que outras a sofrer de transtornos de humor, de acordo com um estudo de 1993 da professora de psiquiatria da Johns Hopkins, Kay Redfield Jamison.[6] Em seu livro de 2012 sobre a psique artística, *Tortured Artists* (Artistas atormentados, em tradução livre), o autor Christopher Zara traça o perfil de 48 artistas criativos fora de série, de Michelangelo a Madonna. Ele descobriu que a história de vida dessas pessoas tem em comum certa dose de dor e sofrimento. E, em 2017, um economista chamado Karol Jan Borowiecki publicou um estudo fascinante na *The Review of Economics and Statistics* intitulado "Como você está, querido Mozart? O bem-estar e a criatividade de três compositores famosos a partir de suas cartas".[7] Borowiecki usou um programa de computador para análise linguística a fim de estudar 1.400 cartas escritas por Mozart, Liszt e Beethoven ao longo da vida. Ele identificou quando as cartas se referiam a emoções positivas (usando palavras como *felicidade*) ou negativas (palavras como *pesar*) e como esses sentimentos se relacionavam com a quantidade e a qualidade de suas composições na mesma época. Borowiecki descobriu que as emoções negativas dos artistas não só estavam relacionadas à sua produção criativa como também a previam. E não era *qualquer* emoção negativa que tinha esse efeito. Assim como estudiosos da música em tom menor descobriram que a tristeza é a única emoção negativa cuja expressão musical nos eleva (como vimos no Capítulo 2), Borowiecki descobriu que ela também era *"o principal sentimento negativo a impulsionar a criatividade"*. [Grifo meu.]

Em outro estudo interessante, a professora da Escola de Negócios da Universidade Columbia Modupe Akinola reuniu um grupo de alunos e fez exames de sangue para medir o DHEA-S, um hormônio que ajuda a proteger contra a depressão suprimindo os efeitos de hormônios do estresse, como o cortisol.[8] Em seguida, ela pediu que cada um falasse para uma plateia sobre o emprego de seus sonhos. Sem o conhecimento dos participantes, ela fez com que algumas das falas fossem acolhidas de forma solidária, com sorrisos e acenos positivos de cabeça, e outras com expressões faciais de desaprovação e movimentos negativos de cabeça. Após as falas, ela perguntava a cada aluno como estava se sentindo. Como era de esperar, aqueles que tiveram um público receptivo estavam em um estado de espírito melhor do que aqueles que pensavam ter fracassado. Mas ela também pediu que os alunos fizessem uma colagem, que artistas profissionais avaliaram depois de acordo com o grau de criatividade. Os alunos que enfrentaram plateias desaprovadoras criaram colagens melhores do que os que receberam sorrisos. E aqueles que receberam retorno negativo do público *e* tinham níveis baixos de DHEA-S (ou seja, os alunos que estavam emocionalmente vulneráveis e sofreram rejeição do público) fizeram as melhores colagens de todas.

Outros estudos descobriram que estados de espírito tristes tendem a aguçar a nossa atenção: eles nos deixam mais concentrados e detalhistas, melhoram nossa memória e corrigem nossos vieses cognitivos. Por exemplo, o professor de psicologia da Universidade de Nova Gales do Sul Joseph Forgas[9] descobriu que as pessoas são mais capazes de se lembrar de itens que viram em uma loja em dias nublados do que em dias ensolarados, e que pessoas em um estado de espírito ruim (depois de serem instruídas a se concentrar em memórias tristes) tendem a ter lembranças melhores ao testemunhar um acidente de carro do que aquelas que estavam pensando em momentos felizes.*

Há muitas explicações possíveis para tais descobertas, é claro. Talvez seja a atenção aguçada que os estudos de Forgas sugerem. Ou talvez os reveses emocionais inspirem certo grau extra de determinação e persis-

---

* Aliás, Forgas também descobriu que pessoas tristes que foram testemunhas de acidentes de automóvel eram mais capazes de resistir a perguntas capciosas (como "Você viu a placa 'Pare'?" quando, na verdade, havia apenas uma placa de "Dê a preferência" no local). Como ele demonstrou, pessoas tristes são melhores em distinguir corretamente o culpado do inocente ao assistir a vídeos de suspeitos de crimes. Elas também são menos vulneráveis a sucumbir ao "efeito halo", segundo o qual supomos que uma pessoa de boa aparência deve ser gentil e inteligente. Em termos gerais, Forgas descobriu, há algo na tristeza que remove o véu de nossos olhos.

tência, que algumas pessoas aplicam em seus esforços criativos. Outros estudos sugerem que a adversidade promove uma tendência ao recolhimento no mundo interior da imaginação.[10]

Seja qual for a teoria, não devemos cometer o erro de compreender a escuridão como o único ou mesmo o principal catalisador da criatividade. Afinal, muitas pessoas criativas são do tipo sanguíneo. Outros estudos também mostram que é mais provável que insights surjam quando nosso estado de espírito é bom.[11] Também sabemos que a depressão clínica – que podemos definir como um buraco negro emocional que elimina toda a luz – mata a criatividade. Como disse o professor de psiquiatria da Universidade Columbia Philip Muskin à revista *The Atlantic*: "Pessoas criativas não são criativas quando estão deprimidas."[12]

Pode ser mais útil ver a criatividade através das lentes do agridoce – do contato simultâneo com a escuridão *e* a luz. Não é que a dor necessariamente se torne arte. É que a criatividade tem o poder de olhar a dor nos olhos e decidir transformá-la em algo melhor. Como sugere a história de Cohen, a jornada para transformar a dor em beleza é um dos grandes catalisadores da expressão artística. "Ele se sentia em casa na escuridão, o modo como escrevia, o modo como trabalhava", observou Sylvie Simmons. "Mas, no final das contas, tratava-se, na verdade, de encontrar a luz."[13]

De fato, como mencionei na Introdução, estudos preliminares mostram que pessoas com pontuações altas no *Teste agridoce* tendem a ter pontuação alta na característica de absorção, que, de acordo com outros testes, prevê a criatividade. E Christina Ting Fong, professora da Escola de Negócios da Universidade de Washington, descobriu que as pessoas que experimentam emoções positivas e negativas ao mesmo tempo são melhores em fazer saltos associativos e em enxergar conexões entre conceitos aparentemente não relacionados. Em um estudo de 2006, ela exibiu aos participantes uma cena agridoce do filme *O pai da noiva*, na qual uma jovem descreve a alegria pelo casamento que se aproxima e a tristeza por deixar a infância para trás.[14] Aqueles que assistiram a essa cena tiveram um desempenho melhor em testes de criatividade do que os que viram filmes felizes, tristes ou neutros.

Um dos maiores exemplos da criatividade como movimento dinâmico entre escuridão e luz é a composição e a estreia da "Ode à Alegria", de

Beethoven, o famoso coral de encerramento da *Nona Sinfonia*, executado pela primeira vez em 7 de maio de 1824, no Teatro am Kärntnertor, em Viena. O relato sobre essa noite de estreia é também um dos mais emocionantes da história da música clássica.

Ao longo de três *décadas*, Beethoven trabalhou na adaptação musical de "Ode à Alegria", o poema de Friedrich Schiller sobre liberdade e fraternidade. Beethoven crescera durante as revoluções Americana e Francesa e era um fervoroso adepto dos valores iluministas.[15] Para ele, "Ode à Alegria" era a expressão máxima de amor e unidade; ele sentia que tinha que fazer justiça ao poema, e compôs cerca de duzentas versões antes de escolher a de que mais gostava.

Mas aqueles anos não foram bondosos com ele. Em 1795 ele escreveu ao irmão sobre sua boa sorte: "Estou bem, muito bem. Minha arte está me angariando amigos e respeito, o que mais posso querer?"[16] Mas, ao longo do tempo, ele amou mulheres sem ser correspondido, tornou-se guardião de seu sobrinho Karl – com quem tinha uma relação tempestuosa que teria culminado na tentativa de suicídio do jovem – e perdeu a audição. Em 1801, suas cartas para o irmão assumiram um tom muito mais sombrio: "Devo confessar que estou vivendo uma vida miserável. Por quase dois anos deixei de comparecer a quaisquer atividades sociais, apenas porque acho impossível dizer às pessoas: 'Estou surdo.'"[17]

Naquela noite de estreia, Beethoven ficou ao lado do maestro no palco, desorientado e desgrenhado, de costas para a plateia, gesticulando freneticamente para a orquestra. Ele esperava mostrar aos instrumentistas como tocar a música do jeito que ele a ouvia em sua mente. Um dos músicos descreveu mais tarde que ele "ficou diante do púlpito do maestro e se lançava para a frente e para trás como um homem insano. Em um instante, ele se esticava em toda a sua altura, no seguinte, se agachava. Ele se debateu com as mãos e os pés como se quisesse tocar todos os instrumentos e cantar todas as partes do coro."[18]

Quando a apresentação terminou, o salão ficou em silêncio.[19] Mas Beethoven não sabia disso, não podia ouvir. Ele permanecia de costas para a multidão, marcando o ritmo da música que tocava apenas em sua própria cabeça. Foi uma solista de 20 anos chamada Caroline Unger que delicadamente o virou para que ele pudesse ver o público, que havia se levantado, com lágrimas de arrebatamento escorrendo pelo rosto. As pessoas acenavam com o lenço, tiravam o chapéu, usando gestos físicos em vez de sons para homenagear o homem que havia expressado seus próprios anseios. O poema de Schiller "Ode à Alegria" era uma obra reconhecidamente exultante. Mas a plateia reagiu dessa maneira porque, na versão de Beethoven, a música estava entrelaçada à tristeza, que qualquer pessoa pode ouvir, ainda hoje, ecoando em suas notas triunfantes.

⁓

Isso não significa que devemos estar tristes ou ficar surdos, mesmo que uma vez a cada século essas condições produzam música sublime. Tampouco precisamos ser grandes artistas para ver nossas próprias dificuldades como objetos de transformação criativa. E se simplesmente pegarmos qualquer dor da qual não conseguimos nos livrar e a transformarmos em outra coisa? Poderíamos escrever, atuar, estudar, cozinhar, dançar, compor, improvisar, sonhar com um novo negócio, decorar a cozinha: há centenas de coisas que podemos fazer. E se as fazemos "bem" ou com excelência, isso não vem ao caso. É por isso que a arteterapia – na qual as pessoas expressam e elaboram seus problemas fazendo arte – pode ser tão eficaz, mesmo que as pessoas que a adotam não exponham suas obras nas paredes das galerias.

Não precisamos sequer criar obras de arte. De acordo com um estudo com mais de 50 mil noruegueses realizado por Koenraad Cuypers na Universidade Norueguesa de Ciência e Tecnologia, a imersão na criatividade, seja como criador *ou como consumidor*, por meio de concertos, museus de arte ou outras mídias, é associada a uma saúde melhor e maior satisfação com a vida, com menores taxas de ansiedade e depressão.[20] Outro estudo, do Dr. Semir Zeki, um neurobiólogo da Universidade de Londres, constatou que o simples ato de *ver* uma bela obra de arte aumenta a atividade nos centros de recompensa e prazer do cérebro.[21] Segundo Zeki, é muito parecido com se apaixonar. "As pessoas que choram diante dos meus quadros estão tendo a mesma experiência religiosa que tive quando os pintei", observou o artista Mark Rothko.[22]

Quando a pandemia começou, caí no hábito de ficar horas rolando a tela do Twitter, vendo notícias ruins, imersa na toxicidade da vida on-line – sobretudo de manhã, logo depois de acordar. Isso produzia um estado mental que era exatamente o oposto do que Rothko descreveu. Então decidi transformar meu vício em internet, passando a seguir perfis de arte: primeiro alguns, depois uma dezena. Imediatamente percebi que minha tela estava tomada de obras de arte e meu estado de espírito ficara mais leve. Comecei a compartilhar uma obra de arte em meus perfis nas redes sociais todas as manhãs. Essa se tornou uma prática diária preciosa: meditativa, restauradora e voltada à construção de uma comunidade. A arte vem do mundo todo e também de nosso grupo cada vez maior de almas semelhantes que apreciam juntas algo em comum.

Então vamos reformular nosso princípio: *Transforme em oferenda criativa qualquer dor de que você não consiga se livrar – ou encontre alguém que faça isso por você*. E, se você se sentir atraído por uma pessoa assim, pergunte-se por que ela seduz você. O que ela está expressando em seu nome – e para onde ela tem o poder de levar você?

⁓

Para mim, Leonard Cohen era essa pessoa. Senti um amor louco por ele e sua música desde a primeira vez que a ouvi, décadas atrás. Ele parecia a alma semelhante perfeita, personificando tudo que já senti sobre amor e vida em tom menor, os lugares aonde isso pode nos levar. As músicas dele continham a essência de algo que durante a vida inteira eu tentara tocar, embora não soubesse dizer exatamente o que era.

Então, quando o filho dele, o músico Adam Cohen, agendou um show de homenagem ao pai para o dia 6 de novembro de 2017, um ano após sua morte, com músicos famosos contratados para tocar as canções de Cohen, nossa família voou de Nova York para Montreal. Meu marido insistiu para que eu fosse e até se ofereceu para transformar o evento numa viagem de férias da família.

Eu me senti estranhamente desconectada e um pouco ridícula quando embarcamos no avião com as crianças a tiracolo. Precisei adiar uma reunião importante e, além disso, parecia extravagante e irresponsável a família voar para outro país em plena segunda-feira de manhã só para que eu pudesse assistir a um show. A sensação persistiu quando cheguei à noite à gigantesca casa de espetáculos, com uma plateia lotada de 17 mil fãs de Leonard Cohen. E, quando o show começou, o sentimento só se intensificou. Era Cohen que eu amava: o que todos aqueles outros músicos estavam fazendo ali? Entediada, desanimada, comecei a fazer o que sempre faço: escrever coisas. "Ele realmente se foi", digitei no meu telefone. "Eles não são Leonard e não deveriam tentar ser. Prefiro ir para casa e ouvi-lo sozinha, com sua própria voz. Como se ainda estivesse vivo."

Mas então um músico chamado Damien Rice subiu ao palco para tocar "Famous Blue Raincoat", que talvez seja a mais triste das muitas canções tristes de Cohen. É sobre um triângulo amoroso, e o eu lírico é um homem cuja esposa, Jane, dorme com seu melhor amigo. Depois disso, o relacionamento entre todos eles muda para sempre: Jane já não é "esposa de ninguém" e o homem se dirige ao amigo como "meu irmão, meu assassino". A canção tem a forma de uma carta, escrita – o que é significativo, como veremos – às quatro da manhã, no final de dezembro, quando a noite se transforma em dia e o outono, em inverno.

A apresentação de Rice foi inspirada. Mas, no final, ele acrescentou um floreio por conta própria – um lamento, na verdade –, um uivo musical tão nu e magnífico que fez o público ficar de pé. Ao expressar uma tristeza inominável, Rice havia infundido amor e anseio no ginásio amplo e frio (que sediaria um jogo de hóquei no gelo na noite seguinte); ele nos fez lembrar que estávamos em um estádio de hóquei, mas que era o Éden o que queríamos. E, para mim, lá estava ela de novo: aquela velha sensação de abrir o coração, a que senti no meu dormitório da faculdade de Direito tantos anos antes, a que sempre senti ao ouvir músicas tristes, o êxtase nostálgico sobre o qual escrevem os sufis. Mas dessa vez ela foi mais longe. Aqueles poucos momentos que Damien Rice levou para cantar aquelas notas específicas foram alguns dos mais profundos da minha vida. Eu me senti dominada e abraçada por uma beleza emocionante, conectada a Damien, Leonard, todo mundo.

Peguei o voo para Montreal me sentindo entediada e indiferente; voei de volta para casa como se estivesse enfeitiçada. Era uma sensação de agradável desorientação, prima da maneira como você se sente nas semanas logo após o nascimento de uma criança ou a adoção de um cachorrinho. Mas era uma prima distante. Dessa vez, vinha misturada ao pesar. No judaísmo, quando um dos pais morre, o período de luto termina após um ano. Por isso o filho de Cohen organizou o show 12 meses após a morte de seu pai. Mas, com a versão de Damien Rice de "Famous Blue Raincoat", meu luto estava apenas começando. Durante semanas descobri, para meu espanto, que não conseguia falar de Cohen sem chorar. Segurei as lágrimas ao fazer o pagamento na bilheteria do museu de arte de Montreal que exibia obras dele e de novo quando contei à nossa babá por que ficamos fora por alguns dias. No entanto, eu estava profundamente grata por meu marido ter me convencido a ir. Se tivesse ficado em casa, teria perdido uma das grandes experiências da minha vida.

Mas o que tinha acontecido, exatamente? Comecei a me fazer as mesmas perguntas que acabo de sugerir a você. O que Leonard Cohen vinha expressando, em meu nome, ao longo de todos esses anos? E para onde sua música tinha o poder de levar a mim e a multidão de 17 mil fãs que se reunira no Bell Center para homenageá-lo?

Até então, eu estava satisfeita em conhecê-lo principalmente através de suas músicas. Mas depois comecei a descobrir detalhes sobre sua história pessoal. Ele viera de uma família judia proeminente em Montreal e permanecera imerso no judaísmo por toda a vida, mesmo quando passou cinco anos num mosteiro zen budista no topo do Monte Baldy, perto de Los Angeles. Ele conhecera a mãe de seus filhos durante uma breve passagem pela cientologia e explorava a iconografia cristã em suas letras. Embora não se considerasse religioso, dissera ao rabino que tudo que escrevia era liturgia.[23] Descobri que ele bebia principalmente da Cabala, a versão mística do judaísmo que ensina que toda a criação já foi um vaso cheio de luz sagrada. Mas o vaso se despedaçou e agora os cacos da divindade estão espalhados por toda parte, em meio à dor e à feiura. Nossa tarefa é reunir esses fragmentos onde quer que os encontremos. Essa filosofia fez todo o sentido para mim na mesma hora.

"Isso fazia parte dessa tese dele, e sua vida sempre teve a ver com isso", explicou Adam Cohen em uma entrevista ao produtor musical Rick Rubin, "que é a imperfeição, a imperfeita Aleluia, a rachadura que há em tudo.

Toda a noção de que a derrota e a imperfeição eram o tecido da experiência. Então, em vez de apenas fazer uma afirmação queixosa, a verdadeira generosidade era escrever sobre isso de uma maneira que você não tinha considerado, com generosidade, com voluptuosidade, com inventividade, e então ele era capaz, em cima de tudo isso, de acrescentar uma melodia. Como o que a nicotina é em um cigarro, que é um sistema de entrega de nicotina. *Ele estava oferecendo a vocês um sistema de entrega de transcendência. Era isso que ele tentava fazer todas as vezes."*[24] [Grifo meu.]

Eu não sabia de nada disso durante os muitos anos em que amei a música de Cohen. Mas sentia isso, especialmente a parte sobre a imperfeição dar lugar à transcendência.

⁓

Tempos depois, descrevi o show de homenagem a Leonard Cohen para David Yaden, professor do Centro de Pesquisas sobre Psicodelia e Consciência da Universidade Johns Hopkins e estrela em ascensão na área. Yaden é herdeiro intelectual do grande psicólogo William James, autor da obra seminal *The Varieties of Religious Experience* (As variedades da experiência religiosa, em tradução livre), e dedicou sua carreira ao estudo do que ele chama de "experiências autotranscendentes" ou STEs (na sigla em inglês).[25]

Yaden acredita que as STEs são definidas por estados mentais transitórios envolvendo sentimentos de conexão e perda de si. Elas parecem ocorrer em um espectro de intensidade que vai da gratidão ao estado de fluxo, também conhecido como *flow*, e à atenção plena, na extremidade mais suave do espectro, até as experiências "culminantes" ou místicas, na outra extremidade. Yaden também acredita que as STEs estão entre as experiências mais importantes da vida e que mais estimulam a criatividade. E ele fica surpreso por sabermos tão pouco sobre os processos psicológicos e neurológicos que estão por trás delas.

Como acontece com a maioria das carreiras motivadas por uma pergunta candente (a pesquisa como "busca pessoal"), a jornada de Yaden começou com um acontecimento misterioso em sua própria vida, que ocorreu não em uma casa de espetáculos, mas em seu dormitório quando ele era estudante de graduação. Pouco tempo antes, ele estava no ensino médio, morando na casa dos pais. Agora estava sozinho, se perguntando o que fazer da vida. Certa noite, ele estava deitado na cama com os braços cruzados atrás da cabeça, olhando para o teto. Veio-lhe à mente uma frase: "Aconteça o que acontecer." Ele percebeu um calor no peito. No começo, pareceu azia, mas a sensação se espalhou por todo o seu corpo. Uma voz em sua mente disse: "Isto é amor."[26]

Foi como se ele tivesse uma visão de 360 graus de tudo ao seu redor, como se houvesse um tecido intrincado que se estendia até a eternidade e do qual ele fazia parte de uma maneira indefinível.

O calor em seu peito atingiu um ponto de ebulição alegre e permaneceu lá pelo que pareceram horas ou dias, embora ele ache que provavelmente tenham sido apenas alguns minutos. Ele abriu os olhos. O amor o inundava. Ele riu e chorou ao mesmo tempo. Quis ligar para familiares e amigos e dizer quanto os amava. Tudo parecia novo, seu futuro se abriu.

Mas, acima de tudo, diz ele: "Eu me perguntava que diabos tinha acontecido. E essa pergunta permanece comigo desde então."[27]

Yaden dedicou o resto de seus anos de faculdade – e agora sua carreira em psicologia, neurociência e psicofarmacologia – a responder a essa pergunta. Ele entrou em uma fase de leitura compulsiva: filosofia, religião, psicologia. Ele se inscreveu em experiências ritualísticas intensas, desde um retiro de meditação zen até a Escola de Candidatos a Oficiais do Corpo de Fuzileiros Navais dos Estados Unidos (ele foi um dos poucos candidatos a se formar no treinamento). Escreveu uma monografia sobre ritos de passagem, pois suspeitava que as experiências de transição, que envolvem a impermanência, estavam de alguma forma no centro de sua busca. E, no início de sua carreira, ele se juntou ao influente psicólogo Jonathan Haidt para explorar estados de espírito como o que ele experimentara.

Gerações anteriores de psicólogos freudianos haviam interpretado o "sentimento oceânico" – as STEs de Yaden, ou o que o autor francês Romain Rolland descrevera a Freud como "uma sensação de eternidade" ou um sentimento de "unidade com o mundo exterior como um todo" – como sinal de neurose.[28] Mas Haidt e Yaden descobriram exatamente o oposto: que tais experiências estão associadas a maior autoestima e bem-estar, comportamento pró-social, maior percepção de sentido, menores níveis de depressão, maior satisfação com a vida, menor medo da morte e boa saúde psicológica geral. Esses são "alguns dos momentos mais positivos e significativos da vida", concluíram, e, como William James havia considerado hipoteticamente um século antes, uma fonte de "nossa maior paz".[29]

Por isso, Yaden tinha muito a dizer sobre minha noite no Bell Centre. Para começo de conversa, ele me contou, as pessoas vão aos shows esperando ter exatamente esse tipo de experiência. Estamos todos em busca desses estados, quer os vejamos em termos religiosos ou não. Todos nós queremos chegar ao mundo perfeito e belo. Além disso, disse Yaden, algumas das mesmas características que predispõem as pessoas a amar músicas tristes, da "abertura à experiência" (receptividade a novas ideias e experiências estéticas) à "absorção" (propensão mental à imaginação e à fantasia), também indicam disposição à criatividade e à transcendência.

Mas também não é por acaso, disse Yaden, minha experiência "oceânica" ter acontecido em um momento agridoce, de impermanência, num show em homenagem a uma figura amada, durante uma música sobre o fim de relacionamentos, uma música que se passa no solstício de inverno, pouco antes do amanhecer.

Yaden descobriu que é precisamente durante momentos como esse – que incluem mudanças de carreira, divórcios e a transição final da morte – que temos maior probabilidade de viver experiências de sentido, comunhão e transcendência. Isso vale não apenas para as pessoas cujos entes queridos estão morrendo, mas também para quem está prestes a morrer. Um número surpreendente de pessoas, diz Yaden, "passa pelos momentos mais importantes de toda a sua vida perto do fim".[30]

Em testes psicométricos, Yaden e seus colegas pediram às pessoas que pensassem e escrevessem sobre as experiências espirituais intensas que tiveram e depois respondessem perguntas sobre elas. Isso permitiu que classificassem as experiências em vários tipos. Elas traziam uma sensação de unidade? Deus? Uma voz ou visão? Sincronicidade? Arrebatamento? Depois de classificar as experiências, os pesquisadores perguntaram o que as desencadeava. E, em uma lista muito longa, encontraram dois itens que apareceram de forma consistente como os principais gatilhos: "período de transição de vida" e "estar perto da morte". Em outras palavras: uma intensa consciência da passagem do tempo – a característica distintiva do agridoce em si.

O trabalho de Yaden explica por que a música "triste", como a de Leonard Cohen, não é realmente triste: é porque está calcada na imperfeição, mas aponta para a transcendência.

Essa pesquisa ecoa o trabalho do famoso pesquisador de criatividade da Universidade da Califórnia Dean Keith Simonton, que descobriu que a criatividade parece se mover na direção da espiritualidade depois da meia-idade, à medida que artistas atravessam a interseção entre a vida e a morte. Simonton estudou 81 peças shakespearianas e atenienses e concluiu que os temas se tornavam cada vez mais religiosos, espirituais e místicos à medida que os escritores das peças envelheciam. Ele também estudou compositores clássicos e descobriu que os musicólogos classificaram suas obras tardias como "mais profundas".[31]

O grande psicólogo humanista de meados do século XX Abraham Maslow percebeu um fenômeno semelhante em si mesmo, observando que tinha "experiências culminantes" mais frequentes e intensas quando estava enfrentando sua doença cardíaca.[32] E, em 2017, quando um grupo de pesquisadores liderados pela psicóloga Amelia Goranson, da Universidade da Carolina do Norte, pediu às pessoas que *imaginassem* como seria a sensação de morrer, elas descreveram principalmente tristeza, medo e ansiedade. Mas os estudos da mesma equipe com pacientes terminais e detentos do corredor da morte indicaram que quem estava *realmente* diante da morte tinha uma tendência maior a falar em sentido, conexão e amor. Como os pesquisadores concluíram: "Encontrar o anjo da morte pode não ser tão sombrio quanto parece."[33]

De acordo com Yaden, ainda não entendemos a razão "científica" – os mecanismos psicológicos e as vias neurobiológicas – por trás dos efeitos transformadores de momentos aparentemente dolorosos de impermanência, como a própria morte. Mas sua pesquisa ecoa intuições de inúmeras culturas que, ao longo de séculos, honraram as transições da vida como portas para o despertar espiritual e criativo. Como Estelle Frankel explora em seu excelente livro *Sacred Therapy* (Terapia sagrada, em tradução livre), é por isso que tantas sociedades celebram rituais de passagem para a maioridade (como primeiras comunhões, bar mitzvahs, etc.)

em contextos religiosos.[34] Também é por isso que tantas dessas cerimônias envolvem a morte do eu infantil e o nascimento do eu adulto. Em algumas culturas, a criança é enterrada (temporariamente!) e desenterrada como adulta. Às vezes, ela é tatuada, mutilada ou realiza algum outro feito que marca o fim da infância e o surgimento de um novo eu adulto. Outras vezes, esses rituais envolvem um espaço físico separado, seja uma cabana de iniciação ou uma grande extensão de água, uma igreja ou uma sinagoga. O objetivo desses rituais é que X deve sempre dar lugar a Y e que esse processo, que envolve tanto sacrifício quanto renascimento (a criatividade suprema), pertence ao reino da exaltação espiritual. A jornada fundamental do cristianismo – o nascimento de Jesus, o sacrifício na cruz e a ressurreição – conta a mesma história. A própria palavra *sacrifício* vem do latim *sacer-ficere*, que significa "tornar sagrado".

É por isso também que as transições de uma estação para outra (equinócios e solstícios) são tradicionalmente marcadas por cerimônias religiosas no hemisfério Norte: a Páscoa Judaica e a Páscoa Cristã no equinócio da primavera, o festival pagão de Yule e o Natal no solstício de inverno, o Festival da Lua na China e a celebração do Higan budista japonês no equinócio de outono. No judaísmo, até mesmo a transição do dia para a noite é sagrada, com os dias santos começando ao pôr do sol e dando lugar ao amanhecer: é como dizer que o início das trevas não é a tragédia que imaginamos, mas o prelúdio da luz.

No Ocidente moderno, temos tendência a pensar que as narrativas seguem uma linha reta e finita: que começos dão lugar a finais, e finais são motivo de tristeza. Como você conta sua história de vida? Começa com o nascimento, termina com a morte; começa com a alegria, termina com a tristeza. Você canta "Parabéns a você" em dó maior e compõe a marcha fúnebre em dó sustenido menor.[35] Mas essas tradições agridoces, juntamente com as recentes descobertas de Yaden, sugerem uma mentalidade diferente: nós *esperamos* que a nossa vida nos empurre por uma transformação após outra. Às vezes, essas transições serão alegres (digamos, o nascimento de um filho ou uma filha), às vezes, agridoces (acompanhar esse filho ou filha até o altar). Outras vezes, as transições chegam como cataclismos completos que destroem sua vida (insira aqui seu maior temor). Fins darão lugar a começos, assim como começos dão lugar a fins. A vida de seu antepassado terminou e a sua pôde começar. A sua chegará ao fim e a história de seu filho ou sua filha assumirá o centro do palco. Mesmo no curso da sua vida, partes suas morrerão constantemente – um emprego será perdido, um relacionamento terminará – e, se você estiver preparado, outros amores e ocupações surgirão. O que vem depois pode ou não ser "melhor" do que o que veio antes. Porém a tarefa é não apenas deixar o passado para trás, mas também transformar a dor da impermanência em criatividade e em transcendência.

Leonard Cohen, é claro, compreendia tudo isso. E Marianne Ihlen também. Após a separação, eles nunca mais se encontraram, até a hora de enfrentarem a grande passagem seguinte. Em julho de 2016, quatro meses antes da morte de Cohen por leucemia, um amigo de Marianne contou a ele que ela estava morrendo da mesma doença. Ele enviou a ela uma carta de despedida.

"Querida Marianne", dizia o texto, "estou só um pouco atrás de você, perto o suficiente para segurar sua mão. Este corpo velho desistiu, assim como o seu, e o aviso de despejo está chegando a qualquer momento. Nunca esqueci seu amor e sua beleza. Mas você sabe disso. Não preciso dizer mais nada. Que a sua viagem seja segura, velha amiga. Vejo você na estrada. Amor e gratidão. Leonard."[36]

O amigo de Marianne leu o bilhete de Leonard em voz alta para ela. Ele conta que ela sorriu e estendeu a mão.

―

Em julho de 2019, dois anos após o show em homenagem a Leonard Cohen, me vi em outra casa de espetáculos, no Centro Internacional de Conferências de Edimburgo, na Escócia. Dessa vez, era eu quem estava no palco (nunca meu lugar mais confortável). Estava apresentando uma palestra TED sobre a nostalgia, o agridoce e a transcendência. Mas não estava lá em cima sozinha. Minha querida amiga, a violinista Min Kym, dividia os holofotes comigo. E ela conhecia o assunto intimamente: toda a sua vida tinha sido um ato de transformar a dor em criatividade.

Min começou a tocar violino aos 6 anos, passando facilmente de lição a lição, aprendendo em semanas as escalas e sonatas que outros levavam anos para dominar. Aos 7 anos ela se tornou a aluna mais jovem aceita na prestigiosa Escola Purcell para Jovens Musicistas, em Londres. Aos 8, foi informada de que superaria o professor adulto naquele mesmo ano. Aos 13, estreou com a Orquestra Sinfônica de Berlim. Aos 16, o lendário Ruggiero Ricci disse que ela era a violinista mais talentosa a quem ele já havia dado aulas. Então passou a orientá-la gratuitamente, dizendo que aprendia tanto com ela quanto ela com ele e que seria errado receber pagamento por isso.

O talento vinha com as restrições conhecidas por muitas crianças prodígio: ela era paparicada, reverenciada, mas vivia em uma gaiola dourada de professores exigentes e muitas vezes dominadores, com um cronograma rígido de ensaios, tendo que atender às expectativas de todo mundo. Ela também sentia uma responsabilidade esmagadora em relação à própria família, que sofreu terrivelmente durante a Guerra da Coreia e, deixando séculos de tradição para trás, se mudou da Coreia do Sul para que Min, a filha mais nova, pudesse seguir sua educação musical em Londres.

Mesmo assim, a genialidade dela parecia uma forma de magia. E, como se isso não bastasse, quando ela completou 21 anos, outra dádiva igualmente fascinante lhe foi concedida na forma de um violino Stradivarius de 300 anos. Um comerciante de violinos o havia oferecido a ela pelo preço de 450 mil libras esterlinas. Ela soube instantaneamente que esse violino era sua alma gêmea, "o Violino".[37] Sem pensar duas vezes, ela refinanciou seu apartamento para pagá-lo.

Da noite para o dia, seu Strad, como ela chamava o instrumento, tornou-se tudo para ela: a realização de sua promessa, a chave para sua arte, mas também seu amado, seu filho, seu irmão gêmeo, seu eu. Era a completude que todos buscamos, a divindade pela qual ansiamos, o sapatinho de cristal que finalmente cabe.

"No instante em que inspirei pela primeira vez segurando meu arco, eu soube", escreve Min sobre o dia em que pegou o violino.[38]

Eu era a Cinderela, com o pé estendido e o sapato deslizando pelo dorso do pé. Ele era perfeito para mim, tão delgado, tão natural... Parecia que, 300 anos antes, Stradivari havia colocado as mãos sobre um pedaço de madeira e criado esse violino só para mim, que durante toda a vida dele, meu Strad estivera esperando por mim assim como eu estive esperando por ele. Foi amor à primeira vista, amor e tudo mais: honra, obediência, confiança, tudo.

Ocorreu-me então que era para esse momento que minha vida havia caminhado. Toda a minha vida tinha sido um ensaio: professores, frustrações, solidão, dores de alegria: tudo levara ao agora, quando eu encontraria meu violino e começaríamos.

Era um casamento até que a morte nos separasse, assim na terra como no céu. Eu estava com a vida ganha.

Violinos são criaturas delicadas, exigindo reparo e manutenção constantes. Eles precisam ser regulados de acordo com as preferências de quem os toca. O Strad de Min, em particular, havia sofrido alguns danos ao longo dos séculos. Ela passou anos ajustando a alma do instrumento, a ponte, as cordas. Foram necessários três anos de testes apenas para encontrar o arco certo. Ela gastou tudo que ganhava no aperfeiçoamento do Strad, morando em um apartamento que era um cubículo, sem carro chique, sem roupas caras. Tinha certeza de que o êxtase se encontrava no outro lado de todos esses sacrifícios.

Do ponto de vista psicodinâmico, podemos interpretar a obsessão de Min como produto da psique de uma jovem fragilizada por uma história familiar de guerra e privações e uma infância de submissão a figuras de autoridade dominadoras. Min não negaria essa interpretação. Mas também diria que essa era só uma parte da história. Tire um instante para compreender o contexto sobrenatural do Strad de Min. Só assim você poderá captar a enormidade do que aconteceu depois.

Para quem está sob seu feitiço, o violino é um símbolo da criatividade humana e da graça divina, "o único instrumento que se eleva direto aos céus", como Min costuma dizer.[39] ("Não conte para violoncelistas que eu disse isso", acrescenta ela.) O corpo do instrumento é delgado e sensual, a madeira brilha, e ele tem sua própria mitologia. Os violinos mais reverenciados de todos são os produzidos por três italianos, Stradivari, Amati e Guarneri, três séculos atrás. Acredita-se que os Strads, em especial, sejam feitos com madeira da chamada floresta musical das Dolomitas, aonde, segundo conta a lenda, Stradivari ia a cada noite de lua cheia e encostava a cabeça no tronco das árvores para ouvir o som precioso e indescritível que ele procurava. Desde então, ninguém descobriu como fazer violinos exatamente como os dele, embora inúmeros luthiers tenham tentado.

Esses violinos agora são vendidos por milhões e comprados por magnatas e oligarcas em cujas casas repousam, silenciosos, sob redomas de vidro. Há também um próspero mercado clandestino de violinos roubados e um longo rastro digital de seus antigos proprietários de coração partido. Pesquise no Google as palavras *violino roubado* em inglês e você encontrará dezenas de páginas de respostas: "Esse instrumento foi a minha voz desde que eu tinha 14 anos e estou devastado depois de perdê-lo." "Minha vida agora é dor e angústia. Tudo foi ladeira abaixo." "Meu lindo violino foi roubado!"

Foi exatamente o que aconteceu com Min. Embora ela vigiasse seu Strad 24 horas por dia, 7 dias por semana, sem jamais perdê-lo de vista, certo dia, em uma lanchonete na estação ferroviária de Euston, no centro de Londres, ela desviou o olhar por apenas um instante e seu Strad foi levado. Roubado. Levado para o submundo criminoso dos objetos de valor inestimável.

O roubo foi notícia internacional; a Scotland Yard foi designada para o caso. Após três longos anos de trabalho de investigação, a polícia acabou recuperando o violino, que havia sido entregue de um grupo criminoso a outro. Mas, enquanto isso, Min havia usado o dinheiro do seguro para comprar outro instrumento, de qualidade inferior, e o mercado de violinos estava em alta. Seu Strad agora valia milhões. Ela não tinha condições financeiras de comprá-lo de volta. O instrumento foi adquirido por um investidor, em cuja casa ainda se encontra.

Ela caiu em depressão e parou completamente de tocar. Na época do roubo, ela estava prestes a lançar um álbum importante e sair em turnê mundial. O objetivo era marcar sua posição como uma das violinistas mais talentosas do mundo. Em vez disso, ela permaneceu deitada na cama, destruída. E ficou anos assim. As únicas manchetes sobre Min Kym traziam notícias sobre seu instrumento roubado.

*Transforme em oferenda criativa qualquer dor de que você não consiga se livrar.* Durante toda a vida ela seguiu esse preceito. Sua oferenda foi sua disposição em caminhar com pedras nos sapatos até o templo do virtuosismo. Mas então, em meio à névoa da perda, uma nova história de seu passado – e de seu futuro – se materializou. Ela entendeu que o grande amor por seu Strad tinha sido real, mas outras coisas também eram: um perfeccionismo paralisante, a sensação de que ela não tinha permissão para ser humana, a percepção de que ela não tinha nada a oferecer além de seu talento musical. Ela percebeu que tinha outras oferendas criativas a fazer. Então decidiu escrever a própria história.

A princípio, pensou que seu livro, que ela intitulou *Gone* (Perdido, em tradução livre), seria sobre o roubo de seu Strad.[40] E foi. Mas ela também escreveu sobre as dificuldades de sua família durante a guerra, sua própria compulsão a obedecer, sua descida à depressão e seu retorno gradual à vida. E criou uma obra de transcendente beleza.

Min e eu não nos conhecíamos, mas, por acaso, tínhamos o mesmo editor, que me enviou o manuscrito dela alguns meses antes de ser publicado. Chegou num anexo de e-mail, sem uma bela arte de capa ou elogios impactantes de pessoas famosas. Apenas um documento do Word no meu laptop. Eu estava viajando a trabalho na época, não sei exatamente onde. Só me lembro do quarto de hotel onde fiquei acordada a noite toda, lendo, fascinada pela linguagem tão lírica quanto a própria música. Depois que terminei, junto com aquela sensação de comunhão literária, desenvolvi a fantasia de que o livro de Min se tornaria um sucesso de vendas estrondoso e pessoas de todo o mundo fariam uma vaquinha para comprar seu violino do investidor que agora o possuía. Se eu tivesse o dinheiro, teria feito um cheque na hora e enviado para ela.

Não muito tempo depois, visitei Londres em uma turnê de lançamento do meu livro, e Min e eu nos encontramos para jantar no Ivy Kensington Brasserie, um bistrô de estilo parisiense na Kensington High Street. Pessoalmente, ela não parecia nem um pouco com a figura angustiada de seu livro. Era uma companhia deliciosa, alegre e tagarela, seu cabelo escuro e brilhante balançando enquanto ela falava. Fomos as últimas a sair do restaurante naquela noite. Compartilhei minha fantasia com Min. Eu esperava que ela se animasse com a ideia. Mas não. Pelo contrário, ela disse algo que me chocou. Disse que não deveria ter seu Strad de volta.

Não é mais o mesmo violino de antes, disse, e ela também já não é mais a mesma pessoa. Ela encontrou seu Strad quando era Min, a jovem prodígio e obediente, e o violino, que resistiu a todos aqueles séculos de danos, refletia essa insegurança. Agora ela estava se transformando na Min que possuía uma nova força criativa. Ela havia conhecido o que chama de "o lado bom da perda".

"Nunca vou deixar de amá-lo", disse ela sobre o violino. "Mas estou contente simplesmente em saber onde ele está. Estou satisfeita em saber que ele está vivo. Mas o violino teve as experiências dele e eu tive as minhas."

Desde então, Min teve vários casos de amor humanos: homens que ela amou e que corresponderam ao seu sentimento. Ela está conciliando novos projetos criativos, que incluem um álbum e colaborações com outros compositores e artistas. E, depois de muitos anos sem seu próprio instrumento, ela encomendou um violino, uma réplica do Guarneri del Gesù de propriedade de seu ex-professor Ruggiero Ricci.

"No momento em que meu violino foi roubado, algo dentro de mim morreu. Imaginei por muito tempo, até recentemente, que essa coisa se recuperaria. Mas isso nunca aconteceu. Demorei a aceitar que a pessoa que eu era, aquela unidade que criei com o violino de uma forma que eu nunca consegui fazer com outra pessoa, se foi.

"Mas eu renasci. Quando uma porta se fecha, outra se abre: todos esses clichês sobre renascimento são verdadeiros. Agora há espaço para um novo eu surgir. Não é algo que eu teria escolhido. Eu teria sido feliz nessa unidade completa com meu violino pelo resto da vida. Mas quando você se recupera de uma perda, quando você se cura, quando sua alma começa a se curar do choque, uma nova parte de você cresce – e é nesse ponto que estou agora. Provavelmente nunca mais serei solista. Mas vou aceitar essa perda e criar novas formas de arte com ela."[41]

Um dia, Min e eu nos encontramos em Cremona, a cidade onde Stradivari viveu e trabalhou, que ainda hoje é o coração e a alma não oficial dos amantes do violino do mundo. No Museo del Violino, que fica na Piazza Marconi, fizemos uma visita guiada por áudio juntas, que terminou em uma sala escura de vitrines que guardavam alguns dos melhores violinos do mundo. Eles são preciosos e magníficos, mas Min ficou aflita. "Os violinos ficam pendurados em exibição como se estivessem em uma câmara de tortura", ela sussurrou, com a mão cobrindo a boca. "Sinto que estão sendo silenciados."

Corremos para fora do museu e saímos, piscando, em uma praça iluminada pelo sol. Os sinos das torres de Cremona tocavam, as pessoas passavam de bicicleta. "Vendo aqueles instrumentos agora", revelou Min, "eu me sinto como se tivesse corrido uma maratona. Estou completamente arrasada."

E então o momento passou. O sorriso fácil de Min voltou. Pensei pela décima vez naquele dia que Min é uma ótima companheira de viagem, relaxada e bem-humorada, com poucos vestígios da desolação dilacerante sobre a qual ela escreveu em seu livro. Se você a conhecesse, não faria ideia. Até eu tenho que me lembrar de que a dor ainda está lá. O que faz você perceber que o mundo está cheio de Mins.

༄

Naquela noite, naquele palco do TED, contei a história do violoncelista de Sarajevo – a mesma que abre este livro – e Min tocou o *Adágio em Sol Menor* de Albinoni. Ela tocou naquela noite com um instrumento emprestado: o Stradivarius de seu amigo, o Duque de Edimburgo, perfeitamente escolhido, generosamente oferecido para a ocasião. Ela subiu ao palco comigo e tocou o adagio de forma tão comovente que dava para sentir o público prendendo a respiração. Talvez ela não fosse mais uma solista clássica; talvez nunca mais viesse a ser. Mas ela era algo maior. Na música dela, dava para sentir a perda e o amor dela e também as perdas e os amores pelos quais você passou. Dava para sentir a dor dela e a transformação pela qual essa dor passou. E dava para sentir todas as pessoas da plateia transcendendo as próprias particularidades enquanto ouviam todas juntas, cada coração tentando não se partir e, ainda assim, perto de se abrir em dor.*

---

* Esta frase final é inspirada, como grande parte deste livro, pela poesia de Rumi.

## CAPÍTULO 4

# Como lidar com um amor perdido?

*Ainda que amantes sejam perdidos, o amor não será.*
— Dylan Thomas[1]

Uma de minhas primeiras lembranças: primeira tarde do jardim de infância, aos 4 anos. Estou sentada em uma mesa em formato de rim, colorindo, alegre. Giz de cera amarelo para um sol brilhante, verde para o gramado, entre eles um céu azul, azul. Levanto os olhos e lá está minha mãe, de pé com as outras mães no fundo da sala de aula, esperando para me levar para casa. Ela abre seu sorriso amoroso e infinitamente paciente, e me encho de alegria. Para mim, é como se ela usasse uma auréola em volta do cabelo ruivo encaracolado. Para mim, é como ser buscada na escola por um anjo e segui-lo até o Jardim do Éden.

Durante toda a minha infância, ela foi assim: me recebendo depois da escola com uma taça de sorvete de chocolate, feliz em conversar sobre a vida social do quarto ano, sempre presente com uma piada delicada ou, quando as coisas davam errado, para enxugar minhas lágrimas. Meus irmãos eram muito mais velhos; meu pai era professor de medicina e trabalhava até muito tarde. Eu os amava muito, mas minha mãe era tudo. Será que existia uma mãe melhor e mais amorosa em algum lugar da Terra? Isso teria sido impossível; todos os meus amigos diziam que eu tinha sorte de ter uma mãe como ela. Ela fazia canja de galinha e carne assada e acendia velas nas noites de sexta-feira. E raramente levantava a voz, exceto para incentivar as coisas que eu dizia e escrevia.

Ela me ensinou a ler e escrever quando eu tinha 3 anos. Logo reivindiquei o chão sob a mesa de jogos de cartas como meu "ateliê" e lá, agachada embaixo do tampo da mesa, produzi peças, histórias e revistas em papel pautado grampeado. Não sabíamos, naquela época, que esse ato de escrever nos separaria. E eu não sabia quanto minha mãe era complicada.

Ela era filha única; a mãe dela passou muito tempo doente, durante toda a infância de minha mãe, deitada na cama por vários anos, virada para a parede. Como teria sido – o que poderia ter causado a você – ver sua mãe virada de costas, dia após dia, ano após ano? Minha mãe estava convencida de que havia feito algo terrivelmente errado para deixar a própria mãe tão doente assim – e era atormentada por um desejo insaciável de ser vista.

O pai de minha mãe era rabino – amoroso, sábio e brincalhão, extremamente dedicado à filha, mas atolado em tristeza. Em 1927, aos 17 anos, ele veio do Leste Europeu para o Brooklyn, sozinho, para se casar. Apenas uma década depois, quando minha mãe tinha 5 anos, ele a chamou até o rádio para ouvir Hitler falar. "Ouça, *Mamele*" (que significa "pequena mãe", em iídiche afetuoso), disse meu avô a ela enquanto os tons cortantes e histéricos do *Führer* invadiam a cozinha estreita e mal iluminada. "Esse é um homem muito mau. Precisamos ter atenção." Logo depois, o homem mau mataria a mãe, o pai, a irmã, as tias, os tios e primos dele na Europa – todas as pessoas que ele conhecia e amava. Em público, meu avô levava uma vida interessante, dedicada à sua congregação. Em casa, o ar no apartamento de um quarto da família era pesado dos suspiros dele.

As tragédias que cercaram minha mãe tornaram-se parte dela. E mais tarde tornaram-se quase tudo dela. Ela era consumida por sentimentos de medo e desmerecimento. Mas, quando eu era criança, ela conseguiu mantê-los a distância. Agora, quando olho para o passado, vejo os sinais do que estava por vir: como ela entrava em pânico se eu me afastasse alguns passos no supermercado; como ela proibia muitas atividades normais da infância (subir em árvore, andar a cavalo) por considerá-las perigosas demais; como ela dizia que me amava tanto que, se pudesse, me envolveria em algodão. Ela dizia isso como uma expressão de amor. Eu entendia que também era uma condenação à prisão.

Desde que eu era muito nova, nós também nos colocamos em lados opostos da linha divisória da religião. Minha mãe me criou como judia ortodoxa – nada de dirigir, ver televisão ou fazer telefonemas no Shabbat; nada de McDonald's, nada de pizza de pepperoni. Mas nunca colou. Uma das minhas primeiras lembranças é de assistir a *Scooby-Doo* clandestinamente, com a TV no mudo, nas manhãs de sábado; outra é de comer bacon – bacon totalmente não kosher e totalmente delicioso – em uma viagem de esqui da escola. Isso acontecia, em parte, porque minha família era formada por muitas influências confusas: de um lado, meu amado avô, o rabino, e minha mãe, a fiel convicta; do outro lado, meu pai, implicitamente ateu, cujos deuses eram claramente a ciência e a literatura. Além disso, eu era uma cética nata. Até hoje, se você diz "X", eu automaticamente penso: "Mas e Y?" Depois de adulta, essa tendência é intelectualmente útil (embora às vezes deixe meu marido maluco). Porém, quando garota, eu não conseguia entender por que devíamos nos manter kosher em nome de um Deus que eu duvidava que fosse real.

No entanto, o verdadeiro conflito entre minha mãe e eu só começou quando entrei no ensino médio, quando as pequenas restrições da infância deram lugar a um código rígido de castidade: nada de roupas sugestivas. Nada de sair com meninos sem supervisão – nunca. Minha mãe até ficava observando quando eu ia cortar o cabelo, criticando o cabeleireiro se ele cortasse ângulos muito provocantes. Teoricamente, as regras eram de natureza religiosa e cultural. Mas sua verdadeira função era servir de âncora para manter meu navio ancorado no porto de minha mãe. Quando eu seguia o código, o navio balançava docemente em suas ondas. Quando eu me desviava dele, a violência da ventania dela nos destruía, deixando nós duas em pedacinhos.

Pelos padrões americanos da década de 1980, eu era educada, responsável e um pouco puritana demais. Mas acabava sempre quebrando as regras – usava as roupas erradas, tinha amizades erradas, ia a festas erradas – e depois vinham as acusações aterrorizadas e hostis. Ondas de raiva, dilúvios de lágrimas; dias, depois semanas, de um silêncio de pedra. Durante essas eternidades sem palavras, era como se todo o amor tivesse sido drenado da minha alma. Eu ficava com o estômago apertado; não conseguia comer. Mas o peso que eu perdia não era nada comparado à fome emocional e à culpa que carregava por deixar minha mãe tão triste.

Minhas amigas ficavam perplexas quando eu relatava esses conflitos e a profundidade das minhas reações a eles. Para elas, eu parecia, e provavelmente era, a garota mais obediente da escola, tirava as notas mais altas, não fumava nem usava drogas; o que mais minha mãe queria? *Por que você não diz que vai dormir na minha casa?*, elas sugeriam quando queríamos ficar fora até tarde da noite. Elas não conseguiam entender que minha mãe e eu éramos tão próximas que ela era capaz de ler meu rosto com mais precisão do que qualquer detector de mentiras, nem que as regras em minha casa eram diferentes das regras na casa delas, que quebrá-las não era cometer uma transgressão adolescente, mas destruir a frágil psique de minha mãe. E que bastava eu fazer a coisa certa para que minha mãe, a quem eu amava mais do que a qualquer pessoa e qualquer coisa, ficasse feliz outra vez. E eu também.

Como não suportávamos ficar separadas, após cada desentendimento traumático sempre nos reconciliávamos; a mãe protetora da minha infância sempre voltava. Nós nos abraçávamos, derramávamos algumas lágrimas; eu me rebaixava, grata, banhada em seu calor de amor e conforto. A cada reencontro, eu acreditava que a guerra ficara no passado. Mas nunca ficou. Com o tempo, aprendi a desconfiar do cessar-fogo. Comecei a me aproximar de casa depois da escola com uma dor no estômago, tornei-me perita em sondar o estado de espírito dela assim que eu entrava. Sentia que não devia fazer nada para perturbar seu equilíbrio nem desencadear sua raiva. Tornei-me mais consciente das tristezas de sua infância e de seu presente, da bocarra aberta e vazia. Comecei a sonhar em escapar – com o dia em que iria para a faculdade e ficaria livre dela.

Mas eu também ansiava por ficar. Ela ainda era minha mãe. E eu queria desesperadamente preencher o abismo dentro dela, mais do que já quis qualquer outra coisa, antes ou depois, livrá-la da dor. Eu não conseguia pensar nas lágrimas de minha mãe – que muitas vezes eram causadas por mim – sem chorar. Como filha mais nova, eu era muito importante para ela, importante demais, tão importante quanto o sol. Crescer era condená-la à escuridão. Naquela época, eu ainda acreditava que deveria haver uma saída para esse dilema, que, se de alguma forma eu fizesse tudo certo, poderia encontrar um jeito de ser eu mesma e ainda deixá-la feliz – como já havia feito uma vez, sem esforço, durante minha infância paradisíaca.

⌒

Em nossa casa, entrar em uma boa faculdade era o Santo Graal. Minha mãe temia minha partida, mas desejava ainda mais meu sucesso. Assim, em 15 de abril do último ano do ensino médio, o dia importante da decisão da faculdade, deixamos nossas diferenças de lado. Eu ainda estava dormindo quando a correspondência chegou, mas ela veio radiante trazer o envelope grande e grosso com a insígnia da Universidade de Princeton até o meu quarto. Juntas, contemplamos o precioso documento, como sessenta anos antes meu avô deve ter olhado para a passagem dele, de terceira classe, em um navio a vapor para os Estados Unidos. Ele tinha a mesma idade que eu.

Mas, no mês de setembro daquele ano, minha carta de aceitação não me lançou às multidões de uma terra nova em Ellis Island, e sim a uma paisagem iluminada de pátios góticos e gramados enclausurados. Princeton, para o bem e para o mal, era exatamente o oposto da minha casa de infância, com estudantes aristocratas de ar blasé. O campus era povoado por colegas de classe que possuíam uma graça física que eu desconhecia: quadris estreitos, membros fortes, mechas brilhantes de cabelos louros. Estávamos na década de 1980 e estudantes de diversas origens eram relativamente escassos no campus; você ainda podia sentir F. Scott Fitzgerald na atmosfera. Até o ar do outono era frio e aristocrático. Tudo e todos brilhavam.

Havia apenas uma nódoa nessa paisagem gloriosa: o telefone no meu quarto do dormitório, que me ligava inevitavelmente à minha mãe. No começo, quando ele tocava, era só incoerente: a voz dela do outro lado, vinda do planeta distante da infância. Ela queria saber se eu estava feliz na faculdade; se eu estava cumprindo as regras que, é claro, exigiam que eu guardasse a virgindade até me casar com alguém do meu mundo. Relutante, eu pesava essas regras diante dos rapazes fortes de Princeton que devoravam cheeseburgers com bacon depois dos treinos de remo. Para minha mãe, nem era preciso dizer que esses colegas eram proibidos para mim. Mas eles eram irresistíveis. Aos 17 anos, eu os enxergava como futuros presidentes, nos agraciando com esse interlúdio na vida deles antes de decidirem políticas, travarem guerras, deixarem a barriga crescer e arrumarem amantes. Eu sentia que nós desfrutávamos do melhor deles enquanto ainda usavam camisetas do Grateful Dead, beijavam docemente sob arcos iluminados pelo luar e olhavam respeitosamente na aula de história da arte para colegas de turma que conseguiam distinguir um Rembrandt de um Caravaggio.

Minha mãe sentia tudo isso; ela tinha certeza de que eu ficaria grávida, arruinaria minha reputação e morreria de aids antes da formatura. À medida que o primeiro ano de faculdade transcorria, ela sentia cada passo inevitável de minha separação dela. Ela ficava cada vez mais agoniada, do jeito que você ficaria se realmente acreditasse que sua filha concordou em ser devorada por um monstro. Se no ensino médio tínhamos seguido um padrão repetitivo de separação e reencontro, agora a mãe da minha infância havia simplesmente desaparecido. Em seu lugar havia uma mulher vingativa que telefonava diariamente com acusações de má conduta, que permanecia horas na porta do meu quarto durante as férias da faculdade, ameaçando que, se eu não "tomasse juízo", ela me tiraria de Princeton para poder ficar de olho em mim. Eu ficava aterrorizada, não tanto pela perda de um diploma da Ivy League, mas com a perspectiva de voltar a viver sob a vigilância de minha mãe.

Se, naquela época, ela fosse morta por um caminhão de 10 toneladas ou por uma doença fulminante e incurável, eu teria ficado 25% aliviada e 75% arrasada; e para isso haveria rituais fúnebres, haveria uma linguagem para a dor, uma maneira de as outras pessoas compreenderem. Mas, com a situação como estava, nunca me ocorreu ficar de luto por ela. Quem pensaria em se enlutar por uma mãe que estava palpitante, viva, e que surgia diariamente como uma Górgona do outro lado da linha do telefone?

Preferi confidenciar meus desejos vergonhosos a meus diários, enchendo cadernos e mais cadernos. Escrevia que a amava, mas também a odiava. Descrevia em detalhes dolorosos todas as coisas proibidas que eu estava fazendo na faculdade. Escrevia sobre minha percepção recente de que a mãe que eu adorava – que me adorava – não havia morrido, mas estava perdida e talvez nunca tivesse existido, para começo de conversa; que, em termos existenciais, eu não tinha mãe. Resumindo, registrei todas as coisas que não podia contar a ela na vida real porque sabia que compartilhá-las seria um matricídio emocional. E, dessa forma, consegui sobreviver ao primeiro ano.

E agora chegamos à parte da história que você pode ter dificuldade de acreditar. Depois de todos esses anos, eu mesma não consigo acreditar.

Era o último dia de aula do ano. Por algum motivo que não me lembro, precisei ficar no campus por mais alguns dias, mas enviar minhas coisas para casa. Meus pais chegaram para ajudar com minhas malas; nos cumprimentamos no meu quarto vazio e cheio de ecos do dormitório. Eu me sentia pouco à vontade, porque meus pais não pertenciam àquele lugar, o que só fazia com que eu me lembrasse que eu também não. No final do corredor morava outra caloura chamada Lexa, uma estudante de arquitetura com um guarda-roupa inteiro completamente preto e um grupo de amigos elegantes de Manhattan e de diversas capitais europeias, que ela descrevia como "legais". Levei semanas para decifrar que *legais* significava *glamourosos*. Não pude deixar de comparar minha mãe, que carregava o peso do mundo em seu rosto ansioso, com a mãe de Lexa, uma cineasta que viera buscar a filha no dia anterior vestindo uma jaqueta de couro bem cortada e um braço cheio de pulseiras de prata. Eu me odiava por notar a diferença entre elas.

Nós nos despedimos. E foi quando aconteceu. Sem ter planejado, sem ter consciência das implicações, entreguei meus diários para a minha mãe. Entreguei-os a ela! Sem parar para pensar! Pedi a ela que os levasse para casa para mim – para mantê-los em segurança, falei; para mantê-los em segurança, acreditei. A história que contei a mim mesma, naquele momento crucial, foi a de que ela ainda era o anjo da minha infância, a mãe que nunca faria nada de errado, como ler o diário de outra pessoa. Mesmo se esse alguém lhe entregasse aquele diário... para mantê-lo em segurança.

Mas é claro que, ao entregar a ela aquela pilha de cadernos, nos quais registrei a história de nosso grande amor e de seu desdobramento traumático, escolhi romper nosso relacionamento. É doloroso para qualquer pai ou mãe ouvir o que o filho ou a filha adolescente pensa de fato a seu respeito. Para minha mãe, deve ter sido insuportável. Como, aliás, ela declarou quando cheguei em casa na semana seguinte e ela ficou na porta do meu quarto, segurando meus diários e imitando uma guilhotina em seu pescoço. Senti que ela estava certa; senti que eu era mesmo, psicologicamente, a assassina de minha mãe.

⁓

A infância sempre chega ao fim; mas aquelas não eram as dores comuns da adolescência. Ao longo das décadas depois de ter dado meus diários à minha mãe, ainda conversávamos ao telefone, ainda nos víamos nos feriados, ainda dizíamos "Eu te amo", e falávamos sério. Mas ela assombrava meus sonhos, aparecendo sob diferentes disfarces, como a protagonista às vezes ameaçadora, outras vezes frágil, a quem eu estava ligada, alguém que eu amava, mas de quem ansiava escapar. Fora dos sonhos, espreitávamos uma à outra, com cordialidade mas com cautela. Muitas de nossas conversas ainda eram como disputas de esgrima que era melhor terminar rápido. Eu não confiava nela e ela não confiava em mim. Aprendi a manter distância, a estabelecer limites mais sólidos, a compreender nossa situação, não tão incomum, na qual um pai ou uma mãe diz à criança que ela pode ser ela mesma ou ser amada, mas as duas coisas, não. Na qual a criança acredita que, se ela concordar em nunca crescer, será amada para sempre. Muitas vezes, a criança é conivente com esse acordo. Até um dia não ser mais.

Levei muito tempo para me perdoar por quebrar minha parte do acordo. Demorei ainda mais para me sair bem, emocionalmente, sem uma mãe. Mas aprendi a lidar com as sequelas de ter crescido assim: minha tendência a evitar conflitos, a desconfiar da minha própria realidade, a ceder a quem tem opiniões mais fortes. Havia uma parte de mim que marchava ao seu próprio ritmo, que seguia seu próprio norte, como sou naturalmente inclinada a fazer. E havia outra parte, que vinha à tona em momentos de discórdia, que supunha que as interpretações que outras pessoas davam aos fatos deviam ser corretas e, portanto, subjugar as minhas. Já avancei muito, mas continuo trabalhando isso. Sempre vou trabalhar isso.

Mas durante muito tempo, mesmo depois que minha vida seguiu em frente e até decolou, mesmo depois que eu já tinha minha própria casa, minha própria família, a vida vibrante com a qual eu sonhava quando criança, mesmo assim eu não conseguia falar sobre minha mãe sem chorar. Não conseguia sequer dizer algo simples como "Minha mãe foi criada no Brooklyn" sem chorar. Por isso, aprendi a não falar sobre ela. Eu sentia que as lágrimas eram inaceitáveis. Não fazia sentido chorar por uma mãe que ainda estava viva, mesmo uma mãe difícil como a minha. Mas eu não conseguia aceitar o abismo entre a mãe da qual eu me lembrava, que tinha sido minha maior companheira, defensora e meu grande amor, e a que eu tinha agora. No entanto, aquela mãe da infância – se é que ela algum dia existiu – havia ido embora com os diários que entreguei a ela no último dia de aula do primeiro ano de faculdade. E, para todos os efeitos, aquela foi a última vez que a vi.

Mas ela não me tirou de Princeton. E, quando voltei ao campus, me matriculei em um curso de escrita criativa e escrevi uma história sobre uma filha que ama desesperadamente uma mãe impossível. Sobre uma jovem que anseia por experimentar a vida adulta e o amor. Eu a intitulei "O amor mais apaixonado".

A professora, uma romancista experiente de postura pouco amistosa, leu com atenção e declarou que eu estava muito próxima do material.

"Coloque-o em uma gaveta e não o tire de lá por trinta anos", me aconselhou ela.

A professora estava certa. Mas isso foi há mais de trinta anos.

Contei a você como amei e perdi minha mãe, mas não por causa das particularidades da minha história. Suas histórias de amor e perda – de amargura e doçura – são diferentes. Sei muito bem que elas podem ser muito mais traumáticas do que isso (mas espero que sejam menos). No entanto, decidi compartilhar essa história porque, quer você a considere uma pequena perda na escala dos sofrimentos do mundo, quer a considere grande, porque as mães representam o amor em si (como acabamos de descobrir com Darwin e o Dalai Lama), sei que você já perdeu amores ou ainda vai perder. E levei décadas para compreender os acontecimentos que acabei de descrever e para me curar (em grande parte) deles. Talvez eu tenha aprendido algo que possa ser útil para você.

Somos ensinados a pensar em nossas feridas psíquicas e físicas como exceções em nossa vida, desvios do que deveria ter sido, às vezes como fontes de estigma. Mas nossas histórias de perda e separação também são nossa linha de base, ao lado das histórias de quando conseguimos o emprego dos sonhos, nos apaixonamos, demos à luz crianças milagrosas. E os estados mais elevados – de arrebatamento, alegria, encantamento, amor, sentido e criatividade – emergem dessa natureza agridoce da realidade. Experimentamos esses estados não porque a vida seja perfeita, mas porque ela não é.

Do que você está separado; o que ou quem perdeu? O amor da sua vida traiu você? Seus pais se divorciaram quando você era criança, seu pai morreu, ele era cruel? Sua família rejeitou você quando descobriu sua sexualidade, você sente falta de casa ou do país onde nasceu, precisa ouvir a música desse lugar para dormir à noite? Como você poderia integrar essa amargura à sua doçura, como poderia se sentir pleno outra vez?

Para essas perguntas existe uma infinidade de respostas. Aqui estão três delas.

Um: essas perdas moldam sua psique. Elas definem os padrões de todas as suas interações. Se não as compreender e trabalhar ativamente para criar novos hábitos emocionais, você repetirá esses padrões indefinidamente. E eles vão causar estragos em seus relacionamentos sem que você saiba por quê. Há muitas maneiras de encarar essas perdas. E tratamos de algumas delas neste livro.

Dois: não importa quanto trabalho terapêutico você faça, esses podem ser seu calcanhar de aquiles pela vida inteira – pode ser o medo do abandono, o medo do sucesso, o medo do fracasso; pode ser uma insegurança muito arraigada, a sensibilidade à rejeição, uma masculinidade precária, o perfeccionismo; pode ser um pavio curto ou um nódulo duro de tristeza que você pode sentir como um nó protuberante em sua pele lisa. Mesmo que você se liberte (e você *pode* se libertar), esse canto da sereia pode chamá-lo de volta a suas formas habituais de ver, pensar e reagir. Você pode aprender a tapar os ouvidos na maioria das vezes, mas terá que aceitar que o canto estará sempre aí.

A terceira resposta é a mais difícil de entender, mas também é a que pode salvar você. O amor que você perdeu ou o amor que desejou e nunca teve: esse amor existe eternamente. Ele muda de forma, mas está sempre aí. *A tarefa é reconhecê-lo em sua nova forma.*

---

Lembre-se das origens linguísticas da palavra *anseio*: o que faz você sofrer é aquilo com que se importa. Você se magoa *porque* se importa. Portanto, a melhor resposta à dor é se importar ainda mais. O que é exatamente o oposto do que a maioria de nós quer fazer. Queremos evitar a dor: afastar a amargura não nos importando tanto assim com a doçura. Mas "abrir seu coração para a dor é abrir seu coração para a alegria", como afirma o psicólogo clínico da Universidade de Nevada Dr. Steven Hayes, em um artigo que escreveu para a publicação *Psychology Today* chamado "Da perda ao amor".[2] "Em sua dor você encontra seus valores, e em seus valores você encontra sua dor."[3]

Hayes é o fundador de uma técnica terapêutica influente chamada terapia de aceitação e compromisso.[4] A ACT, como é conhecida na sigla em inglês, ensina as pessoas a acolher os próprios pensamentos e sentimentos, inclusive os mais difíceis, a vê-los como respostas apropriadas aos desafios de estar vivo e às próprias dificuldades pessoais. Mas também nos ensina a usar nossa dor como fonte de informação sobre o que mais importa para nós e, a partir daí, agir. A ACT, em outras palavras, é um convite para investigar a amargura e se comprometer com a doçura.

"Quando se conecta com as coisas que o elevam e com as quais se importa profundamente, você acaba por se conectar com as situações em que pode se machucar e que se machucou", explica Hayes.[5] "Se o amor é importante para você, o que vai fazer com seu histórico de traições? Se a alegria de se conectar com as outras pessoas é importante para você, o que vai fazer com a dor de não ser compreendido ou de não compreender os outros?"

Hayes e seus colegas recorreram a esses insights para extrair sete habilidades para lidar com a perda.[6] Em mais de mil estudos ao longo de 35 anos, descobriram que a aquisição desse conjunto de habilidades prevê se as pessoas que enfrentam a perda vão desenvolver ansiedade, depressão, trauma, uso abusivo de substâncias ou se vão crescer.[7]

As cinco primeiras habilidades envolvem a *aceitação* da amargura. Primeiro, precisamos reconhecer que uma perda ocorreu; segundo, acolher as emoções que a acompanham. Em vez de tentar controlar a dor ou nos distrair com comida, álcool ou trabalho, devemos simplesmente sentir nossa mágoa, nossa tristeza, nosso choque, nossa raiva. Terceiro, precisamos aceitar *todos* os nossos sentimentos, pensamentos e lembranças, mesmo que sejam inesperados e aparentemente inapropriados, como liberação, riso e alívio. Quarto, devemos esperar que, às vezes, vamos sentir que não damos conta. E quinto, devemos tomar cuidado com pensamentos inúteis, como "Eu já deveria ter superado isso", "É tudo culpa minha" e "A vida é injusta".

De fato, a capacidade de aceitar emoções difíceis – não apenas observá-las, não apenas respirar quando elas aparecem, mas realmente *aceitá-las*, sem julgamento – tem sido repetidamente associada ao crescimento a longo prazo. Em um estudo de 2017 da professora da Universidade de Toronto Brett Ford, os participantes foram convidados a fazer um discurso improvisado descrevendo suas habilidades de comunicação para um entrevistador de emprego imaginário.[8] Aqueles que foram pré-selecionados como "habitualmente capazes de aceitar emoções negativas" (até mesmo pessoas que haviam passado por grande estresse há pouco tempo, como a perda do emprego ou uma traição) ficaram menos estressados. Outro estudo descobriu que pessoas que costumam aceitar emoções negativas tinham uma sensação maior de bem-estar do que seus pares, mesmo quando passavam por situações estressantes, como uma discussão com um ente querido ou o telefonema de um filho na prisão.[9]

Mas são as duas últimas das sete habilidades – conectar-se com o que importa e agir de forma comprometida – que nos fazem passar da amargura para a doçura, da perda para o amor. "Conectar-se com o que importa" é perceber que a dor da perda pode ajudá-lo a se voltar para as pessoas e os princípios que mais importam para você – para o que tem sentido na sua vida.[10] "Agir de forma comprometida" é *agir* de acordo com esses valores. "Sua perda pode ser uma oportunidade de levar o que é mais significativo para uma vida que vale a pena ser vivida", escreve Hayes. "Depois de ter identificado o que de fato está em seu coração, guie sua ação a partir disso."

Então, agora pergunte-se outra vez: *Do que você está separado; o que ou quem perdeu?* E pergunte-se também: para onde sua dor específica da separação está direcionando você? O que importa mais profundamente para você? E como você pode trazer isso à existência?

Essas habilidades, de se conectar e se comprometer, podem assumir muitas formas. O arquiteto e engenheiro Buckminster Fuller ficou tão arrasado depois que seu negócio faliu e ele perdeu a filha de 4 anos para a meningite em 1922 que quase cometeu suicídio. Mas ele pegou a crença de que a vida não valia a pena e a virou de cabeça para baixo, perguntando-se o que, afinal, faria a vida valer a pena, o que um único ser humano poderia fazer para beneficiar a humanidade. Muito, na verdade. Inventor da cúpula geodésica e de muitos outros projetos, Fuller ficou conhecido como o "Leonardo da Vinci do século XX".[11]

No caso da poeta e escritora Maya Angelou, o que ela perdeu foi a voz, junto com sua dignidade e seu amor-próprio. Mas depois se reconectou com aquela voz e se comprometeu com ela de formas novas e poderosas. Ela conta a história de seus primeiros anos em seu intenso livro de memórias *Eu sei por que o pássaro canta na gaiola*.[12] Conta como ela e o irmão foram enviados, quando eram muito pequenos, para morar com a avó no Arkansas, com uma placa presa ao peito dizendo "A quem possa interessar". Como, quando ela tinha 5 anos, tinha que recitar um poema de Páscoa no púlpito da igreja, mas se sentia grande demais, desajeitada e indigna de dizer aquelas palavras; ela ainda não havia despertado, como coloca, de seu "sonho feio e negro" e fugiu da igreja chorando e fazendo xixi nas calças. Como ela foi estuprada aos 8 anos pelo namorado da mãe e testemunhou contra ele no tribunal, e como, depois disso, ele foi chutado até a morte por uma multidão enfurecida. Como ela acreditava que qualquer outra pessoa com quem falasse poderia morrer também.

E por isso ela parou de falar com qualquer pessoa, exceto seu irmão. Por cinco longos anos.

Em meio a tudo isso, ela se refugiou na leitura. Aos 13 anos, Maya foi convidada para a casa de uma mulher chamada Bertha Flowers. A Sra. Flowers era gentil, elegante, educada; ela parecia perfeita aos olhos de Maya, mas devia ter os próprios anseios e tristezas: sorria com frequência, escreve Angelou, mas nunca ria. Ela deu a Maya um livro de poemas, pediu que ela memorizasse um e o recitasse em sua próxima visita. Mas antes leu para a menina um trecho de *Um conto de duas cidades*: "Aquele foi o melhor dos tempos, foi o pior dos tempos." A Sra. Flowers pronunciou essas palavras, mas para Maya foi como se as tivesse cantado. Ela já havia lido o livro, mas naquele momento quis examinar as páginas. "Eram as mesmas que eu tinha lido?", perguntou-se ela. "Ou havia notas, música dispostas nas páginas, como em um livro de hinos religiosos?"[13]

Ela começou a falar de novo. No início, através das palavras dos outros; depois, com as próprias. Poesia, ensaios, memórias. Em pouco tempo, ela estava falando *pelos* outros. Inclusive por uma jovem, 26 anos mais nova que ela, uma leitora voraz que crescia no Mississippi e se deparara com o livro de Angelou aos 15 anos, surpresa ao se ver naquelas páginas. "Como essa autora, Maya Angelou, pode ter as mesmas experiências de vida, os mesmos sentimentos, anseios, percepções de uma pobre garota negra do Mississippi: eu?", escreve Oprah no prefácio de *Eu sei por que um pássaro canta na gaiola*. "Eu fui aquela garota que recitava poemas de Páscoa... Eu era aquela garota que adorava ler. Eu fui aquela garota criada pela minha avó sulista, aquela garota estuprada aos 9 anos que se calou. Eu entendi por que Maya Angelou permaneceu em silêncio por anos."

Uma jovem conta a verdade sobre as próprias tristezas, e outra jovem, uma geração depois, é inspirada. *Há mais alguém como eu. Não estou sozinho com a minha história.*

E esse processo de cura não exige uma história de vida compartilhada; como escreve Oprah: "Todos podemos ficar comovidos quando o pássaro canta na gaiola."[14] Há algo no ato de falar – de cantar – a linguagem que expressa a verdade do anseio e da tristeza. Por que W. E. B. Du Bois chama as "canções tristes" cantadas pelas pessoas escravizadas do Sul dos Estados Unidos de "a mais bela expressão da experiência humana nascida deste lado dos mares"?[15] Por que Oprah viu nos escritos de Angelou não apenas um espelho refletindo sua vida, mas também, em suas próprias palavras, uma "revelação"? Ela escreve que, quando leu o livro de memórias de Angelou, ficou "arrebatada". O livro se tornou seu "talismã". Quando teve a chance de conhecer Angelou dez anos depois, foi a "Providência Divina".[16] Esses não são termos comuns de entusiasmo. Essa é a linguagem da transformação. De um eu perdido que retorna de outra forma.

Como a história de Angelou sugere, muitas pessoas respondem à perda curando nos outros as mesmas feridas que elas sofreram. Angelou fez isso por meio da escrita, mas o processo assume muitas formas. De fato, o "curador ferido", termo cunhado pelo psicólogo Carl Jung em 1951, é um dos arquétipos mais antigos da humanidade.[17] Na mitologia grega, o centauro Quíron foi ferido por uma flecha envenenada que lhe causou uma dor terrível, mas também lhe concedeu poderes curativos.[18] Nas culturas xamânicas, muitas vezes os curandeiros precisam primeiro passar por um processo de iniciação que envolve grande sofrimento. No judaísmo, os poderes do Messias derivam de seu próprio sofrimento; ele se cerca de pessoas pobres e doentes *porque* é uma delas. E, no cristianismo, Jesus é o curador ferido que cura mulheres que sangram, abraça leprosos e morre na cruz para salvar todos nós.

Nos tempos modernos, curadores feridos assumem formas mais reconhecíveis. A mãe enlutada pela filha adolescente que morreu na estrada funda a organização Mães Contra Dirigir Embriagado.[19] Uma criança de 9 anos cujo pai morre de câncer no cérebro cresce e se torna orientadora psicológica em casos de luto. O sobrevivente de um tiroteio em massa inicia uma organização pelo controle de armas.[20]

Curadores feridos também aparecem em estudos que descobriram que profissionais de saúde mental pessoalmente afetados por doenças mentais tendem a ser mais dedicados a seu trabalho.[21] Após o trauma do 11 de setembro de 2001 nos Estados Unidos, um número recorde de americanos se candidatou a carreiras como bombeiros, professores e profissionais de saúde.[22] De acordo com o jornal *The New York Times*, as inscrições na organização Ensinando pela América triplicaram nas seis semanas após o 11 de setembro, e metade dos candidatos disse que se sentiu motivada pelo desastre.[23] Um bombeiro da cidade de Nova York explicou ao *Times* que estava "'em cima do muro' quanto a se alistar" no batalhão porque era um trabalho que consumia muito tempo.[24] "Então, depois do 11 de setembro, eu só queria ajudar." A atriz Amy Ting, que quase morreu naquele dia no World Trade Center, deixou a indústria cinematográfica e ingressou no Serviço Médico da Força Aérea. "Depois do 11 de setembro, minha perspectiva de vida mudou", disse ela à revista *Airman*. "Sempre quis ajudar as pessoas, então decidi voltar a me dedicar à área médica."[25]

Outro exemplo inspirador de uma curadora ferida é a escritora e defensora pública Rene Denfeld, que escreveu sobre sua horrível infância marcada pelo abuso sexual e pela negligência.[26] A mãe de Denfeld era alcoólatra; o padrasto, um cafetão; sua casa, um ímã para pedófilos. Ela tentou denunciar o abuso, mas ninguém acreditou nela. Então fugiu para viver nas ruas de Portland, Oregon, onde se tornou presa de uma grotesca série de predadores.

Havia muitas respostas possíveis para esse tipo de vida familiar. A mãe de Denfeld, ela própria vítima de estupro e violência, atormentada pela culpa por não ter protegido os próprios filhos, cometeu suicídio. O irmão de Denfeld tentou escapar da própria história tornando-se o que Denfeld chama de "o rei da normalidade", em seu doloroso ensaio "O outro lado da perda".[27] Ele usava camisa abotoada no colarinho e protetor de bolso para as canetas, tentando afastar as manchas de sua infância. As tentativas foram em vão: ele também cometeu suicídio. "Eu só queria ser um bom menino", disse antes de partir.

Ninguém se surpreenderia se Denfeld seguisse o mesmo caminho. Mas ela se tornou investigadora-chefe de um escritório da Defensoria Pública em Portland, onde ajudou pessoas traficadas a escapar e defendeu acusados do corredor da morte.[28] Também escreveu três romances sobre personagens que sofreram seus próprios traumas. E adotou três crianças de lares temporários, crianças com um passado tão horrível quanto o dela, crianças que, como a própria Denfeld, pareciam estar além do alcance do amor. No início, essas crianças se enfureciam contra ela e a olhavam com olhos vidrados. Mas ela perseverou. Já faz mais de vinte anos que, com seu amor, ela trouxe essa família improvável à existência.

"Meus filhos me trazem alegria, redenção e um propósito", escreve ela em seu ensaio.

> Cada risada que compartilhamos, cada toque, é para mim um lembrete de que a realidade pode, de fato, mudar. A alma emerge do trauma, incandescente e perfeita. Ela sempre esteve ali, esperando para ser abraçada.
> A melhor maneira de se curar? Cure os outros.
> Não acredito que possamos escapar do nosso passado. Meu irmão e minha mãe tentaram, e não deu certo. Temos que fazer amizade com a tristeza. Temos que manter nossas perdas por perto e carregá-las como crianças amadas. Só quando aceitamos essas dores terríveis percebemos que precisamos atravessá-las para seguir em frente.[29]

A maioria das pessoas não passou por provações como Buckminster Fuller, Maya Angelou e Rene Denfeld. E, se passou, não reagiu inventando a cúpula geodésica, escrevendo livros de memórias transformadores ou amando uma família de crianças que sofreram maus-tratos. Mas muitos de nós somos curadores feridos, e as atitudes que tomamos em direção ao amor não precisam ser tão heroicas ou inventivas. Talvez adotemos um cachorro para enchê-lo de carinho. Talvez encontremos um emprego como professor, parteira ou bombeiro. Talvez simplesmente soltemos o telefone e prestemos mais atenção nos amigos e parentes.

Ou talvez, como fiz recentemente, passemos a fazer a meditação da bondade amorosa.[30]

A meditação da bondade amorosa – conhecida na língua páli como *metta* – é a prática de desejar o bem aos outros. Conforme me disse Sharon

Salzberg, uma das principais professoras da técnica nos Estados Unidos, o nome "soa falso, sentimental e meloso" para muitas pessoas. É por isso que não faz tanto sucesso no Ocidente quanto a atenção plena. Mas *metta* é uma antiga prática budista que traz muitos benefícios – do aumento de sentimentos de arrebatamento, alegria e gratidão até a diminuição de enxaquecas, dores crônicas e estresse pós-traumático. É também uma forma milenar de avançar ativamente em direção ao amor. Se você é alguém que perdeu um grande amor e que percebe que o amor é profundamente importante para si, então *metta* é – para usar a linguagem da terapia de aceitação e compromisso – uma maneira de "agir de forma comprometida" e "se conectar com o que importa".

Hoje, Salzberg é uma autoridade mundial no assunto. Ela popularizou a prática nos Estados Unidos e é a autora de onze livros presentes nas listas de mais vendidos, incluindo *A real felicidade – O poder da meditação*, além de ser cofundadora da Insight Meditation Society em Barre, Massachusetts, um dos centros de meditação mais influentes do Ocidente.

Mas ela também já foi uma criança que passou por separações dilacerantes, uma após outra. Começou com seu pai, que era "a pessoa mais importante" para ela, era quem ela mais adorava. Ele teve um colapso nervoso quando ela estava com 4 anos e abandonou a família. Sua mãe morreu quando ela tinha 9 anos. Ela então foi morar com os avós, que mal conhecia. Seu avô morreu quando ela tinha 11 anos. Seu pai voltou, para sua breve alegria, mas teve uma overdose de pílulas para dormir e passou o resto de sua curta vida em uma instituição psiquiátrica. Quando Sharon tinha 16 anos, ela já havia passado por cinco configurações familiares diferentes, e todas elas tiveram um fim abrupto, com trauma, perda ou morte.

Ela se sentia diferente, pior que os outros, envergonhada. Em casa, ninguém falava sobre o que acontecera com seu pai. Todos fingiam que as pílulas para dormir tinham sido um acidente. Na escola, os colegas lhe perguntavam "O que seu pai faz?", e ela não sabia responder. Seus colegas de classe tinham a família intacta. As pessoas que os amavam não iam embora. Ela era a única pessoa que já tinha experimentado perda e abandono; sabia que isso a marcava como alguém diferente e inferior. Nunca lhe ocorreu questionar essa conclusão. E ela talvez nunca a tivesse questionado se não tivesse se matriculado, por um feliz acaso, em uma matéria de filosofia asiática na faculdade.

Ela não estava buscando sabedoria oriental. Queria apenas uma disciplina que se encaixasse em seus horários. Mas o que aprendeu mudou sua vida e, mais tarde, a vida dos milhares de pessoas que foram suas alunas desde então. Ela aprendeu que todos enfrentam a dor da separação, que ninguém é poupado, que a verdadeira questão é como reagir a essa verdade imutável.

Ela ficou incrédula. *Você quer dizer que é assim mesmo que devemos nos sentir? Quer dizer que é normal? Quer dizer, só porque você está sofrendo, isso não significa que seja uma pessoa estranha, não significa que aqui não seja o seu lugar?*

Ela foi para a Índia aprender mais e ficou por quase quatro anos. Depois de uma infância cheia de segredos familiares, ela adorou a abertura e a transparência que encontrou por lá. Foi aluna de uma das mestras mais reverenciadas da Índia, Dipa Ma, cujo nome significa Mãe de Dipa – Dipa foi a única filha da professora a sobreviver.[31] Dipa Ma também sofreu: aos 12 anos teve um casamento arranjado, depois enfrentou anos de infertilidade e, por fim, teve três bebês em sequência, dois dos quais morreram junto com o marido. Todos se foram, exceto a pequena Dipa, cuja mãe, Dipa Ma, estava sofrendo demais para criá-la. Dipa Ma sofria de doenças cardíacas e hipertensão, então o médico lhe disse que ela morreria de coração partido. "Você precisa aprender a meditar", instruiu ele. Ela estava tão fraca que teve que rastejar para subir a escadaria de um templo próximo. Mas aprendeu depressa e conseguiu transformar sua dor em compaixão. Ela criou a pequena Dipa, se mudou para Calcutá e se tornou uma das maiores professoras da Índia.

Com Dipa Ma, Sharon Salzberg aprendeu a meditação da bondade amorosa, na qual você envia amor para si mesmo, para seus entes queridos e para todas as pessoas do mundo. Ela também ensinou a Sharon a clássica história budista do grão de mostarda.[32] Na história, uma mulher perde seu único filho. Aflita, ela cambaleia pela cidade, com o corpo do filho nos braços, procurando um médico ou sábio que possa trazê-lo de volta à vida. Finalmente, ela encontra o Buda. Ele lhe diz que seu desejo será concedido. Ela só precisa levar para ele um grão de mostarda. Mas há apenas um adendo: o grão deve vir de uma casa onde ninguém nunca morreu, onde as pessoas nunca conheceram a perda ou o sofrimento. A mãe enlutada se enche de esperança e inicia sua busca, batendo de porta em porta. Porém logo aprende a lição que Sharon aprendeu em seu curso de filosofia asiática: a perda faz parte da vida, nenhum lar está livre dela. A mulher enterra o filho e se torna uma monja iluminada.

Quando Sharon finalmente estava pronta para deixar a Índia, Dipa Ma disse a ela que, ao retornar aos Estados Unidos, seria sua vez de ensinar. E, como é difícil se livrar de velhos hábitos mentais, a reação de Sharon foi: "Quem, eu? Que valor tenho eu, o que poderia transmitir aos outros?"

"Você compreende o sofrimento", disse Dipa Ma. "É por isso que deve ensinar."

"E essa", me contou Sharon, "foi a primeira vez na minha vida que pensei que o sofrimento valia alguma coisa."[33]

Desde o conflito com minha mãe, tive dificuldade em defender minha posição contra pessoas manipuladoras ou que praticam bullying. Quando finalmente comecei a estabelecer limites adequados, descobri que a única maneira de proteger esses limites era me armando com indiferença ou raiva. Eu não gostava dessa sensação e imaginava que deveria haver um jeito melhor. Por isso, quando um amigo me falou sobre a meditação da bondade amorosa e se ofereceu para me apresentar a Sharon, fiquei alegre com a oportunidade.

Fui vê-la um dia em seu apartamento claro e espaçoso com vista para a Quinta Avenida, em Greenwich Village. Sharon tem uma voz grave e suave e uma presença calma e acolhedora. Ela ouviu em silêncio enquanto eu relatava minha história e suas consequências emocionais. Senti vergonha de admitir meu lado amargo, que parecia o oposto de tudo que ela representava. Mas ela apenas escutou, sem nenhuma surpresa, como costuma fazer. *Sim*, dizia ela com naturalidade, à maneira de quem já ouviu coisas assim muitas vezes antes. *Sim, você pode agir de um jeito melhor.*

Não me senti julgada. Senti-me nas mãos de uma maestrina.

O que não significa que eu não continuasse sendo a pessoa normalmente cética que sou. Eu estava intrigada, mas ainda me perguntava se todo esse projeto de bondade amorosa era realmente possível. Há a ideia, na tradição dessa prática, de que você pode amar todos os seres da mesma forma que uma mãe ama seu único filho. Mas não acho que eu *possa* amar pessoas aleatórias da mesma maneira infinita que amo meus filhos. Nem sei se deveria. Não é esse o objetivo, fazer seus filhos saberem que, aos seus olhos, eles contam mais? Que você daria sua vida por eles mais prontamente do que pelos outros? E quanto a pessoas sádicas e psicopatas? Eu deveria amar *essas* pessoas do jeito que amo meus filhos? Isso não parecia certo.

Mas a resposta de Sharon a essas perguntas, como tudo nela, foi muito razoável. "Você não vai convidar todo mundo para morar com você", ela disse. "Você ainda vai se proteger. Nem todo mundo vai ser seu amigo. Mas você pode desejar amor a todos."

Ela deu o exemplo de uma amiga que cortara o contato com a mãe que sofria com uma doença mental e era fisicamente violenta. Essa amiga estava estudando com o Dalai Lama na época em que sua mãe abusiva implorou para vê-la novamente. A amiga estava com medo da mãe; não *queria* vê-la. Mas se sentia culpada: "Estou passando todo esse tempo com o Dalai Lama", pensou ela, "e não quero passar tempo com minha própria mãe."

Ela pediu conselho ao Dalai Lama. Ele sugeriu que ela enviasse bondade amorosa à sua mãe... de uma distância segura. Um coração cheio de amor não exige necessariamente a presença física, disse ele. Se ela fosse a filha e você a mãe, explicou, a responsabilidade seria diferente; você teria que estar lá. Mas, como filha, o amor pode estar presente, mesmo quando vocês não estão fisicamente juntas.

Como a cética que sou, perguntei a Sharon o que isso significava de fato.

"Talvez isso faça a *filha* se sentir bem", comentei, "porque é ela que fica sentada lá, pensando em bondade amorosa. Mas a mãe dela está longe e não tem ideia de que isso está acontecendo. Tudo que ela sabe é que a filha se recusa a vê-la. Então que bem isso traz?"

"Fazer você mesma se sentir bem não é insignificante", respondeu Sharon. Isso não havia me ocorrido. "E isso também permite que a conexão cresça", acrescentou ela. "Talvez a filha escreva para a mãe e diga que tem pensado nela. Talvez diga que deseja o bem da mãe. Talvez um dia ela esteja pronta para um encontro com a mãe em um lugar público que lhe pareça seguro."

Para Sharon, o simples ato de intimamente desejar o bem às pessoas já é um caminho para transformar o modo como nos relacionamos com elas e com o mundo. Você costuma se perder em pensamentos e nem chegar a olhar a caixa do supermercado? Talvez você comece a olhar para ela e lhe perguntar como vai. Você costuma ter medo? O amor é o antídoto para o medo. O medo faz você se encolher e se conter; o amor faz você se abrir. Você costuma se concentrar em seus erros e defeitos? Talvez possa mudar a ênfase de uma situação verdadeira ("Tenho muitos defeitos e cometi muitos erros hoje") para outra situação verdadeira ("Tenho muitos defeitos, cometi muitos erros *e* também tenho valor e vou tentar de novo amanhã"). Talvez você comece a entrar mais em sintonia com essa segunda situação verdadeira.

Mas uma coisa é aceitar essas ideias intelectualmente, *querer* praticar *metta*. Outra bem diferente é praticá-la de fato. Mesmo na presença beatífica de Sharon, eu me vi fazendo todo o possível para procrastinar a *meditação em si*. Gravei nossas sessões e as transcrições são hilárias. Toda vez que estávamos prestes a começar, eu fazia mais uma pergunta teórica. Com gentileza, Sharon explicava as tradições budistas de alegria solidária, equanimidade, compaixão. Ela nunca me apressou.

Mas até mesmo para mim era impossível ficar racionalizando tudo indefinidamente. Enfim ela me ensinou o que eu realmente deveria *fazer*.

Quando Sharon estudou *metta* pela primeira vez em Mianmar, ela aprendeu as seguintes frases, que deveria repetir:

Que eu esteja livre do perigo.
Que eu esteja livre do sofrimento mental.
Que eu esteja livre do sofrimento físico.
Que eu tenha a tranquilidade do bem-estar.

A ideia é desejar esses estados primeiro para si, depois para um círculo cada vez maior de pessoas: entes queridos, conhecidos, pessoas difíceis em sua vida e, finalmente, todos os seres. (Algumas pessoas se sentem desconfortáveis começando por si mesmas. Se for o seu caso, você pode mudar a ordem até encontrar a sequência que mais lhe convém.)

No início, a prática pode parecer tratar inteiramente da doçura e nada da amargura. Mas as dualidades da vida estão no âmago de *metta*. Desejamos uns aos outros a liberdade do perigo, porque entendemos que a tranquilidade é fugaz. Desejamos amor uns aos outros, porque sabemos que o amor e a perda estão para sempre entrelaçados.

Quando Sharon começou a dar aulas, em 1985, na Nova Inglaterra, os alunos não tiveram problemas com as frases de Mianmar. Mas depois ela deu aulas em um retiro na Califórnia e os estudantes fizeram fila para reclamar que não queriam dizer palavras negativas como *perigo* e *sofrimento*. Queriam palavras positivas, palavras alto-astral. Não há nenhuma fiscalização budista para determinar quais são os termos certos a dizer. E, como Sharon é uma alma espaçosa, ela mudou as frases na Califórnia para:

Que eu esteja em segurança.
Que eu seja feliz.
Que eu seja saudável.
Que eu viva com tranquilidade.

Compreendi o ponto de vista dos californianos, mas me pareceu algo totalmente errado. Era como tentar negar a realidade. Como tentar renegar a amargura do agridoce.

Então eu disse a Sharon que preferia a versão de Mianmar. E, juntas, fechamos os olhos e dissemos as palavras mágicas.

༄

Desde então, tenho praticado *metta* sem muita regularidade. Às vezes – ok, muitas vezes –, parecem frases feitas, parece forçado. Mas, sempre que pratico por um tempo prolongado, percebo que se torna mais fácil estabelecer limites de um jeito calmo e amigável. Também fico menos propensa a me recolher de vergonha por alguma bobagem que disse 17 anos atrás e me sinto um pouco mais capaz de me dirigir a mim mesma com o cuidado que demonstraria a uma criança amada. E, principalmente, torna-se mais fácil enxergar o amor não apenas em suas formas particulares – o amor pelo *meu* marido, pelos *meus* filhos, pelos *meus* amigos –, mas também como uma essência eterna que assume formas diferentes em momentos diferentes. É mais fácil ver que o amor pode surgir – que podemos evocá-lo – das maneiras mais inesperadas.

Franz Kafka foi um dos grandes romancistas europeus do século XX. Mas há outra história, que não foi escrita *por* Kafka, mas sobre ele, com base nas memórias de uma mulher chamada Dora Diamant, que morou com ele em Berlim pouco antes de sua morte.[34]

Nessa história, Kafka vai dar uma volta no parque, onde encontra uma menininha aos prantos porque acabou de perder sua boneca favorita. Ele a ajuda a procurar a boneca, mas não consegue encontrá-la. Então diz à menina que a boneca deve ter feito uma viagem e, como ele é carteiro de bonecas, lhe levará notícias dela. No dia seguinte, ele leva para a menina uma carta, que ele havia escrito na noite anterior. "Não fique triste", diz a boneca na carta. "Saí em uma viagem para ver o mundo. Vou lhe escrever contando minhas aventuras." Depois disso, Kafka entrega à menina muitas cartas parecidas. A boneca está indo para a escola, conhecendo pessoas novas e interessantes. Sua nova vida a impede de voltar, mas ela ama a garota e sempre amará.

No último encontro, Kafka entrega uma boneca à menina, com uma carta anexada. Ele sabe que essa boneca é diferente da que foi perdida, então a carta diz: "Minhas viagens me transformaram."

A menina guarda o valioso presente pelo resto da vida. E, muitas décadas depois, ela encontra outra carta enfiada em uma fenda esquecida na boneca substituta. Essa carta diz: "Tudo que você ama, você perderá um dia. Mas, no final, o amor retornará de uma forma diferente."

∽

Esse Kafka fictício, na voz da boneca, estava ensinando a menina a tirar força da própria imaginação. Mas também estava mostrando a ela como perceber o amor em suas muitas formas, inclusive na forma que ele criou ao inventar a função de carteiro de bonecas.

Talvez essa história não seja real, talvez seja factual. Os registros não são muito claros. De qualquer forma, ela é profundamente verdadeira. O fato de que às vezes o amor retorna de uma forma diferente não significa que você não se sentirá muito mal quando ele for embora ou se nem mesmo aparecer. Também não significa que essa ausência vai acabar com a sua vida. Pode parecer impossível aceitar que *o amor pelo qual você anseia não retornará da forma como você ansiava inicialmente.* Seus pais, que se divorciaram quando você tinha 7 anos, não voltarão a ficar juntos. E, mesmo que voltassem, você não é mais a criança que era quando eles se separaram. Se você retornar ao seu país de origem, será como um forasteiro, e poderá descobrir que os pomares de limoeiros cujo perfume ainda inunda sua memória foram derrubados e transformados em estacionamentos. Você nunca mais encontrará os lugares específicos, as pessoas ou os sonhos que perdeu.

Mas pode encontrar algo diferente. Pode ter lampejos passageiros – que talvez sejam apenas lampejos mesmo, mas ainda assim muito significativos – de sua própria visão perfeita e bela do mundo perfeito e belo.

Aos 80 anos, minha mãe desenvolveu Alzheimer. Começou como a doença costuma aparecer – ela parou de comer e de pentear o cabelo, ficou confusa sobre que dia era, começou a repetir as mesmas perguntas várias e várias vezes. Mas, enquanto escrevo isso, ela ainda é basicamente a mesma pessoa. E, neste interlúdio antes de deixar o palco, há mais uma coisa: ela se esqueceu, se esqueceu *de verdade*, dos anos sombrios da minha adolescência e de todas as décadas de relacionamento difícil que se seguiram. Ela é doce e acolhedora: muito animada por estar com as pessoas, radiante ao falar ao telefone. Ela quer abraçar e ser abraçada. E quer repetir, várias e várias vezes, como fui uma boa filha, como "nunca lhe causei nenhum aborrecimento", quanto ela me ama e sempre amou.

Quando ela diz isso, respondo dizendo como ela foi uma boa mãe durante a minha infância (tomando o cuidado de incluir esse elemento modificador, *durante a minha infância*, porque acho importante dizer a verdade, acho importante sugerir à pessoa invisível que pode estar testemunhando essa conversa que estou excluindo de meu elogio os anos da adolescência e do meu despertar sexual). Quero que ela saiba que aqueles anos de infância em que ela me tratou com tanto cuidado e bondade me deram uma reserva de amor e poder que me sustentará pelo resto da vida.

Mas ela desdenha do que eu digo, com impaciência mas gentileza. "Não estou querendo elogios", diz. E é sério, não está mesmo. "Só quero que você saiba como foi uma boa filha." Ela diz isso em tom de urgência. "Só quero que você saiba." Ao longo desses últimos anos, ela repete isso todas as vezes que ligo, todas as vezes que a visito. *Não vou poder dizer isso por muito tempo, então, por favor, lembre que te amo muito. Uma boa filha, uma boa filha, você foi uma boa filha.* Acredito que ela esteja me dizendo as palavras que ansiava ouvir da própria mãe.

Certa vez, tento lhe dizer, com leveza, brincando, que ela nem sempre pensou isso, que nem sempre me considerou uma boa filha. Mas ela parece genuinamente confusa. Sua memória falha suprimiu esses anos.

Outra vez, ela me espia através de uma névoa de confusão. "Às vezes tenho medo de ter feito algo errado", diz. "Espero não ter feito nada de errado, mas se fiz, peço desculpas." E, enquanto ela fala, sinto uma sensação familiar de amor misturado com culpa, só que dessa vez a culpa vem do fato de que, embora ela esteja se desculpando por crimes antigos dos quais não consegue mais lembrar, sei que vou cometer o crime de publicar este livro, da mesma forma que, certa vez, entreguei meus diários a ela. Ela é uma pessoa reservada, outro motivo pelo qual esperei até o fim de sua vida para escrever nossa história.

Mas também sinto algo que não consigo saber direito o que é. Demora um pouco para identificar como alívio: de que minhas percepções de tanto tempo atrás eram verdadeiras, afinal de contas. Durante todos esses anos, suspeitei de que poderia ter lembranças equivocadas da minha infância, de que essa fase não devia ter sido o Éden que eu recordava. Mas ouvir minha mãe agora, não apenas suas palavras, mas a maneira infinitamente doce e amorosa com que ela as diz, com o coração tão pleno e aberto... é tudo tão familiar. Aí sei que foi tudo verdade, essa mãe de quem me lembro, que ela realmente existiu. No passado foi assim, no passado ela era assim, no passado nós fomos assim. E neste momento, antes que sua memória desapareça para sempre, somos novamente assim.

O que não quer dizer que seja perfeito. Sinceramente, foi um alívio quando a audição dela começou a falhar e ela não podia mais compreender exatamente o que eu estava dizendo para começar a fazer mil perguntas. Ainda anseio que a vida de minha mãe tivesse se desenrolado de um jeito diferente, ainda desejo que ela tivesse se amado ou que gostasse só um pouquinho de si mesma. Mas não posso mudar o passado dela. E aqui, no presente, sei que, independentemente das mágoas que causamos uma à outra, à sua maneira, ela foi uma mãe espetacular: nunca me senti indigna do jeito que ela se sentia. Muito pelo contrário. Minha mãe me dizia constantemente, desde que eu era criança, que os dias em que meus irmãos e eu nascemos foram os melhores dias da vida dela, e eu acreditei nela. Ainda acredito.

Tudo é imperfeito, tudo é lindo – tudo, inclusive o amor. E, no final, nada poderia apagar o amor de minha mãe por mim nem o meu por ela.

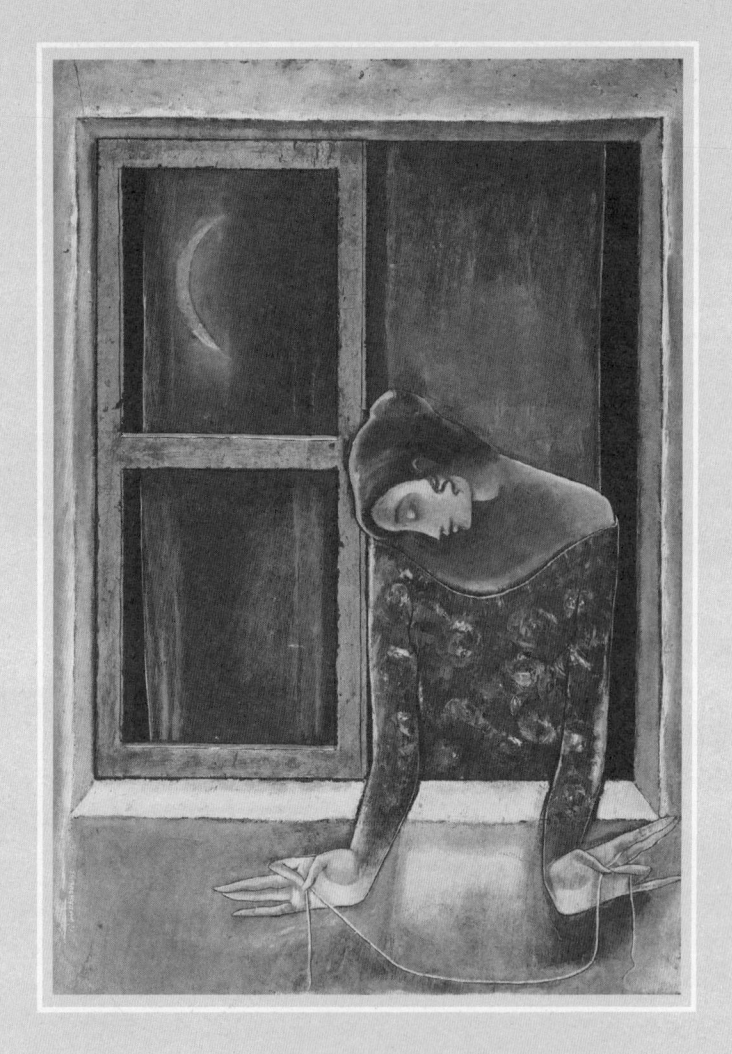

Sem título, © Safwan Dahoul (Instagram: @safwan_dahoul)

## PARTE DOIS

## VENCEDORES
## E PERDEDORES

Como podemos viver e trabalhar
de forma autêntica diante da
"tirania da positividade"?

## CAPÍTULO 5

# Como nasceu nossa cultura de sorrisos obrigatórios?

*A palavra "perdedor" é dita com tal desprezo nos dias de hoje que um homem pode querer esquecer o que as perdas da própria vida lhe ensinaram sobre bom senso.*[1]
– GARRISON KEILLOR

Agora que exploramos os tesouros ocultos da tristeza e do anseio, vamos dar um passo atrás para perguntar por que nossa sociedade tem tanto medo dessas emoções. Nos próximos dois capítulos examinaremos a cultura da positividade – sua história e suas manifestações atuais, da religião à política – e como ela se compara à cultura de outras sociedades. Reconstruiremos suas raízes até o desenvolvimento econômico dos Estados Unidos. Então veremos como a cultura da positividade forçada molda o ambiente de trabalho e como podemos superá-la. Ao longo do caminho, vamos nos basear em ideias de importantes profissionais e especialistas, incluindo o trabalho inovador de Susan David, psicóloga da Escola de Medicina de Harvard e importante especialista em gestão.

༄

Susan tinha apenas 15 anos quando seu pai de 42 anos foi diagnosticado com câncer de intestino. Todos lhe diziam: "Pense positivo. Vai ficar tudo bem."[2]

Por isso, mesmo enquanto a doença devastava o corpo de seu pai, mesmo quando ficou claro que não estava nada bem mesmo, Susan continuou agindo como se estivesse. Ela observava impassível seu pai ficar cada vez mais fraco. Até que, numa manhã de sexta-feira, em maio, antes de sair para a escola, sua mãe sussurrou que ela deveria se despedir. Susan largou a mochila e caminhou pelo corredor até o leito de morte do pai. Tinha certeza de que ele ainda podia ouvi-la, então lhe disse quanto o amava e sempre o amaria. Depois pegou sua mochila e foi para a escola. Aulas de matemática, história, biologia. Ela tomou notas, bateu papo com colegas, almoçou. Quando chegou em casa, ele tinha partido.

A família estava arrasada, não apenas emocionalmente, mas também financeiramente. Durante sua breve doença, o pai de Susan, um homem prudente e filosófico, se apegou à ideia de que, se permanecesse positivo e tivesse fé em Deus, seria curado. E mais: se ele não fosse positivo *o suficiente*, se demonstrasse falta de fé, morreria. Ele até cancelou o seguro de vida para provar essa positividade. Uma apólice que vinha pagando durante toda a vida adulta. Quando morreu, vinte semanas depois, a família se viu enterrada em dívidas.

Mas nos meses que se seguiram Susan caminhou pelo mundo sorrindo, como sabia que todos queriam que fizesse. Susan era alto-astral. Susan era forte. Acima de tudo, Susan estava *bem*. Às vezes, professores e amigos perguntavam como ela estava e o que ela sempre dizia era: tudo bem. Ela era uma pessoa fundamentalmente alegre; era a mestra do "tudo bem". Ninguém perguntou "Como você está *de verdade*?", e Susan não contou nada a ninguém, nem a si mesma. Ela só expressava seu luto através da comida. Comia compulsivamente, vomitava, comia de novo.

Ela poderia ter continuado assim indefinidamente, se não fosse por sua professora de inglês do oitavo ano, que um dia entregou cadernos em branco para a turma de Susan. Aliás, essa professora também havia perdido um dos pais quando era muito jovem.

"Escrevam. Digam a verdade sobre a vida de vocês", disse a professora à classe, fitando Susan com olhos azuis gentis e penetrantes. "Escrevam como se ninguém fosse ler."

Susan entendeu que a professora estava falando com ela. E "de repente", se recorda Susan, "fui convidada a expressar meu luto e minha dor de forma autêntica".

Ela escrevia todos os dias sobre a enormidade, a agonia de sua perda. Entregava as anotações do diário à professora, que sempre escrevia de volta, mas bem claro, a lápis, como se dissesse: *Estou escutando você, mas esta é a sua história.* A professora não negava os sentimentos de Susan nem os encorajava. Ela simplesmente os testemunhava.

Mas, para Susan, aquelas cartas de amor – é como Susan as chama: cartas de amor – foram "nada mais, nada menos que uma revolução". Uma revolução em um caderno em branco. Uma revolução que salvou sua psique; que a tornou forte, resiliente e alegre e deu forma ao trabalho de sua vida.

Mas de onde veio essa "tirania da positividade" – como Susan agora a chama?* Por que o pai dela acreditava que tinha que "lutar contra" o câncer com otimismo desmedido? E por que a filha enlutada sentia tanta pressão para sorrir?

As respostas a essas perguntas podem ser encontradas nas crenças culturais sobre o eu. No fundo, nos Estados Unidos, somos encorajados a enxergar a nós mesmos como vencedores ou perdedores e a mostrar, com nosso comportamento sanguíneo-colérico, que pertencemos ao primeiro grupo. Essas atitudes moldam inúmeros aspectos da nossa vida, muitas vezes sem percebermos.

Mas a história de Susan – da positividade forçada à revolução em seu caderno – *também* é a história de nossa cultura. É a história do que somos e do que poderíamos ser. É a história de como cada um de nós (especialmente aquelas pessoas com uma tendência agridoce) pode aprender a viver mais plenamente em uma sociedade que nega a tristeza e o anseio.

∽

---

* A expressão é de uma amiga de Susan David que faleceu de câncer, "e o que ela queria dizer com isso", declarou Susan ao *The Washington Post*, "era que, se estar em remissão fosse apenas uma questão de pensamento positivo, todas as amigas dela no grupo de apoio ao câncer de mama estariam vivas hoje".

Recentemente dei uma olhada em algumas fotos da minha adolescência. Lá estava eu, com um largo sorriso, no baile de formatura e nas festas da faculdade. No entanto, lembro-me do meu estado de espírito na época em que as fotos foram tiradas: às vezes, era mesmo tão alegre quanto minha pose sugeria, mas muitas vezes o sorriso era apenas uma fachada. E você pode pensar que adolescentes são assim. Mas uma vez tive um namorado que fora criado no Leste Europeu e que me mostrou o álbum de fotos da adolescência *dele*. Fiquei chocada ao ver que tanto ele quanto os amigos e a namorada dele do ensino médio posavam, página após página, fazendo beicinho e cara feia. Para eles, *aquilo* era legal. Foi ele quem me apresentou a Leonard Cohen.

Nos Estados Unidos, ao que parece, as pessoas sorriem mais do que em qualquer outra sociedade na Terra.[3] De acordo com um estudo do psicólogo polonês Kuba Krys, no Japão, na Índia, no Irã, na Argentina, na Coreia do Sul e nas Maldivas, sorrir é visto como algo desonesto, bobo ou as duas coisas.[4] Muitas sociedades acreditam que expressar felicidade atrai má sorte e indica egoísmo, superficialidade e uma mente desinteressante – até mesmo sinistra. No programa de rádio e podcast *Invisibilia*, ficamos sabendo que, quando o McDonald's abriu sua primeira franquia na Rússia, a classe trabalhadora local ficou confusa com a animação dos funcionários da rede. "O que é esse sorriso americano?", as pessoas perguntavam. "Nós levamos a vida a sério, porque a vida é uma luta", disse um funcionário. "Sempre tivemos um pouco de medo desse sorriso da América."[5]

Acho que eles tinham medo porque sabiam que o sorriso não era real, não poderia ser. Este é nosso grande segredo, recentemente revelado: somos menos felizes do que os cidadãos de outros países e muito menos felizes do que aparentamos. De acordo com o Instituto Nacional de Saúde Mental e o *Journal of the American Medical Association*,[6] mesmo antes de ouvirmos falar da Covid-19, mesmo antes de a nossa polarização política assumir o centro do palco, cerca de 30% das pessoas nos Estados Unidos sofriam de ansiedade e 20% de depressão grave ao longo da vida,[7] enquanto mais de 15 milhões tomaram antidepressivos por mais de cinco anos.[8]

Mas nossos rituais culturais – o 4 de Julho, a Véspera de Ano-novo, o "Parabéns a você" – celebram o nascimento e não nos ajudam a conviver com a impermanência e a tristeza. Não honramos ancestrais falecidos, como os mexicanos fazem no Dia dos Mortos. Não viramos o copo d'água à noite, como fazem os monges tibetanos para lembrar que podem estar mortos pela manhã.[9] Não anotamos nossos desejos e os expomos às intempéries, como os japoneses fazem no Monte Inari. Não tecemos imperfeições nos nossos tapetes, como fazem os navajos,[10] nem levamos nossas cerâmicas defeituosas ao forno, como a prática japonesa do *wabi sabi*.[11] Segundo um estudo das psicólogas Birgit Koopmann-Holm e Jeanne Tsai, até mesmo nossos cartões de condolências negam nosso direito de sofrer.[12] Em comparação com os cartões alemães, que apresentam desenhos em preto e branco e frases como "Em profunda tristeza" e "As palavras não aliviarão um coração pesado", nos Estados Unidos os cartões são coloridos, com afirmações alegres como "O amor continua vivo" e "As memórias trazem conforto." Cristo morre na cruz, mas nos concentramos no nascimento e na ressurreição.

Li uma vez sobre uma tribo remota que exigia que as mães abrissem mão de algo precioso todos os anos para se prepararem para a partida de seus filhos na adolescência.[13] Enquanto escrevo isto, meus meninos têm 10 e 12 anos. Se realizássemos esse ritual aqui, ao que eu renunciaria para me preparar para a adolescência dos meus filhos? Meu smartphone? Meu vestido favorito, aquele que uso em todas as minhas palestras e que não precisa ser passado? Essa não é uma questão irrelevante. Meus filhos são maravilhosos e espero ficar muito animada quando eles se tornarem jovens independentes. Mas não quero abrir mão do meu vestido nem do meu smartphone. Será que estou preparada para abrir mão dos meus meninos?

Depois de todos os anos que passei refletindo sobre essas perguntas, realmente acho que a resposta é sim. Mas toda a equanimidade que alcancei até aqui só foi obtida apesar de nossas práticas culturais, não por causa delas.

Historicamente, os Estados Unidos se consideram a terra dos recursos abundantes, a fronteira do povo que se reinventa sem limites, a nação cujas ruas foram pavimentadas com ouro (ou assim sonharam os imigrantes que se aventuraram indo para lá).

No entanto, os Estados Unidos enterraram suas histórias amargas sob a doçura dessa visão. Nossa história alternativa inclui a Declaração de Independência, um documento escrito sob pena de traição e cuja maioria dos signatários perdeu "sua vida, seus entes queridos e suas fortunas na guerra", como Barbara Ehrenreich conta em seu livro *Sorria: como a promoção incansável do pensamento positivo enfraqueceu a América*.[14] Essa história inclui o extermínio da vida e das culturas dos povos indígenas da América. Está encharcada do sangue e do choro da escravidão, nossa grande tragédia e pecado nacional: oceanos de lágrimas cujas ondas ainda lavam nossas costas. Essa história alternativa estende-se pela Guerra Civil, que produziu uma escala de morte que os Estados Unidos jamais viram antes nem depois. De acordo com o historiador de Harvard Drew Gilpin Faust, a taxa de mortalidade foi seis vezes maior que a da Segunda Guerra Mundial, o que equivaleria a cerca de 6 milhões de mortos em termos de população atual.[15] Acrescente a esses horrores as multidões de imigrantes fugindo da fome e do genocídio, cruzando os mares para estabelecer domicílio no país, muitas vezes com um pacto velado de nunca falar sobre o passado.

E as gerações levam tudo isso adiante, para a própria psique, para a própria família, para o corpo político. Se os avanços recentes no campo da epigenética estão certos (como veremos no Capítulo 9), algumas pessoas também podem ter transmitido essas experiências por meio da expressão de seu DNA, a memória celular de traumas do passado confusamente codificados em bebês nascidos nos Estados Unidos e criados para otimismo e alegria.[16]

Nossa tirania da positividade deriva, em parte, de raízes históricas ignoradas. A cultura dominante estabelecida nos Estados Unidos por colonizadores brancos que chegaram à Nova Inglaterra refletia os princípios do calvinismo, uma religião na qual o céu existia, mas apenas para aqueles já predestinados a ele. O inferno era um lugar aterrorizante, cujas descrições abundantes davam a muitas crianças pesadelos crônicos. A doutrina da predestinação significava que não havia muito que você pudesse fazer para escapar de seu posto no céu ou no inferno.[17] Mas o que você *podia* fazer era mostrar, pela virtude de seu trabalho incessante, que estava destinado ao primeiro. Para fazer isso, você tinha que arar a terra, limpar a cozinha e nunca buscar o prazer pelo prazer. Não havia lugar para tristeza *ou* alegria – havia apenas a necessidade de mostrar que você era um dos vencedores, com uma passagem só de ida para o céu.

O calvinismo pareceu afrouxar seu domínio sobre a cultura americana durante o século XIX, a era da expansão comercial.[18] Em vez de uma terra vazia que os primeiros colonizadores viam como "um deserto hediondo e desolado, cheio de feras e homens selvagens", como disse um dos primeiros colonizadores chamado William Bradford,[19] os americanos olharam pela janela e começaram a ver estradas e ferrovias. "Por que devemos vasculhar os ossos secos do passado?" perguntou Ralph Waldo Emerson em 1849. "Hoje o sol também brilha. Há mais lã e linho no campo. Há novas terras, novos homens, novas ideias."[20]

Mas o calvinismo foi substituído pela nova religião nacional dos negócios, na qual você estava predestinado não ao céu ou ao inferno, mas ao sucesso ou ao fracasso terrenos. Isso, como a escritora Maria Fish afirma em uma resenha do fascinante livro de Scott Sandage *Born Losers: A History of Failure in America* (Perdedores natos: uma história do fracasso nos Estados Unidos, em tradução livre), levou a uma "reconfiguração da doutrina da predestinação", com o sucesso sendo visto como o Santo Graal e o magnata como sumo-sacerdote, modelo principal e dominante.[21] "Ser um homem" significava cada vez mais ser um homem de negócios. Os agricultores "devem estar amplamente envolvidos em negociações de compra ou venda", advertia o periódico *North American Review* em 1820, e "familiarizados com muitas transações comerciais".[22] Um homem que não fizesse isso seria "um grande perdedor".

Essa palavra – *perdedor* – já fazia parte da língua inglesa há centenas de anos, mas agora carregava um novo significado. No século XVI, significava simplesmente "aquele que sofre perdas". Mas nos Estados Unidos do século XIX, de acordo com Sandage, o "perdedor" adquiriu um odor asqueroso. Tornou-se algo que *você era* e os outros não eram. Passou a significar, de acordo com o Dicionário Virtual de Etimologia, uma "pessoa azarada, que geralmente não consegue vencer". Os infortúnios de outra pessoa *deveriam* suscitar compaixão – como vimos no Capítulo 1, o próprio significado da palavra *compaixão* é "sofrer *com*" alguém. Mas o termo *perdedor* agora evocava não empatia, mas desprezo. A perda se tornou uma condição a ser evitada pelo cultivo incansável da mentalidade e dos comportamentos de um vencedor.

Um dos problemas em associar o valor interior à prosperidade exterior era a natureza instável do sucesso comercial. Mesmo se tivesse a sorte de encontrar o Santo Graal da Prosperidade, você seria capaz de preservá-lo? Aquele foi o século de um capitalismo marcado por expansões e crises. Cada expansão econômica gerou uma nova safra de homens de negócios bem-sucedidos que foram arruinados da noite para o dia durante os pânicos de 1819, 1837, 1857 e 1873. Muitos se desesperaram; alguns cometeram suicídio. E, em meio a tudo isso, uma questão começou a se tornar culturalmente preocupante. Quando a pessoa falia, de quem era a culpa? Do sistema econômico? De uma decisão equivocada nos negócios? Má sorte? *Ou a perda e a tristeza podiam ser atribuídas a alguma falha misteriosa na alma de cada homem de negócios falido?*

O fracasso era cada vez mais atribuído a essas falhas da alma. Alguns "fracassavam por motivos fora do controle do poder humano", observou um legislador em 1822, mas "esta última categoria deve ser comparativamente pequena".[23] O "perdedor" se tornou, nas palavras de Sandage, um "bicho-papão nacional".[24] Emerson registrou, em seu diário de 1842, o dito popular "Quem não deve fracassar não fracassa. No homem, há sempre um motivo para prosperar ou não. Em sua situação financeira, também."[25] Da mesma forma, "fracassos que surgem apenas de infortúnios inevitáveis não são tão numerosos quanto geralmente se supõe", declarou um conferencista de Boston em 1846. "Na maioria dos casos, a insolvência é causada por erros que se originam no caráter pessoal."[26]

Se a resposta para a questão de quem era vencedor ou perdedor era encontrada "no homem", a consequência lógica era que começaríamos a buscar as características que prediziam riqueza e vitória. Tentaríamos adquirir o estado emocional positivo e vigoroso de um vencedor.

Então entra em cena o Movimento Novo Pensamento, que inicialmente se concentrava no poder da mente de curar doenças, mas, no fim do século, se volta cada vez mais para a geração de sucesso mundano.[27] O movimento substituiu os princípios calvinistas dos Peregrinos pela crença em uma divindade clemente e um universo de bondade no qual as pessoas poderiam se curar e prosperar ao adotarem uma rígida mentalidade positiva. Até mesmo o grande psicólogo William James, que tinha o ceticismo de um cientista e considerava o movimento "de um otimismo lunático", apontou nele um "equilíbrio mental" e afirmou, em seu livro fundamental de 1902 *The Varieties of Religious Experience,* que, devido ao Novo Pensamento, "a alegria foi restaurada em inúmeros lares".[28]

James também observou que o movimento bania a tristeza: "Ouve-se falar no 'Evangelho do Relaxamento'", escreveu, "no 'Movimento Não Se Preocupe', de pessoas que repetem para si mesmas 'Juventude, saúde, vigor' quando se vestem de manhã, como um lema do dia. As reclamações sobre o clima estão proibidas em muitos lares e mais e mais pessoas estão reconhecendo que não é bom falar de sensações desagradáveis ou dar muito valor às inconveniências e aflições cotidianas da vida."

As crianças também eram treinadas na alegria obrigatória. Em 1908, a organização que se tornaria o Movimento Escoteiro treinava seus protegidos para "olhar o lado bom da vida. Fazer alegremente as tarefas que surgirem em seu caminho".[29] As crianças eram aconselhadas a disfarçar a tristeza: "Você deve se forçar a sorrir imediatamente e depois assobiar uma música, e então ficará bem. Um escoteiro anda sorrindo e assobiando. Isso o anima e anima outras pessoas, especialmente em momentos de perigo, pois ele continua sempre firme."[30]

Mas essas atitudes se aplicavam mais urgentemente à busca da riqueza. Em 1910, um anúncio de um curso de autoajuda por correspondência mostrava um "perdedor" de ombros encurvados e o texto perguntava: "Você é um desajustado?"[31] Outros anúncios mostravam os vencedores: "O homem arrojado compra roupas Kuppenheimer."[32] Na década de 1930, livros de autoajuda como *Pense e enriqueça,* de Napoleon Hill, se tornaram grandes sucessos, chegando a vender milhões de cópias.[33] Em seu megassucesso *O poder do pensamento positivo,* Norman Vincent Peale orientou as pessoas que o liam: "Sempre que um pensamento negativo sobre suas capacidades pessoais vier à mente, expresse deliberadamente um pensamento positivo que o neutralize."[34]

Essas noções persistiram mesmo durante a quebra da bolsa em 1929 e a Grande Depressão.[35] Em 1933, o desemprego era de 24,9%. Quase 20 mil empresas faliram e 4.004 bancos fecharam. E, mesmo assim, a ideia de que o fracasso estava "no homem" se mantinha firme. Uma manchete de 1929: NA RUA, PERDEDOR ESCOLHE O SUICÍDIO.[36] Uma matéria de 1937 sobre um suicídio por monóxido de carbono: "Reilly deixou um bilhete dizendo que ele tinha sido 'um fracasso na vida.'" Um psiquiatra, lembrando seus pacientes de classe média da época: "Todo mundo de certa forma se culpava pela própria delinquência, falta de talento ou má sorte. Havia a aceitação da ideia de que a culpa era sua, uma espécie de vergonha por seu fracasso pessoal."

Em 1955, a palavra *perdedor* já havia se tornado onipresente na gíria adolescente, na cultura pop e nos estudos acadêmicos.[37] Os perdedores logo se tornaram personagens de quadrinhos como Charlie Brown, anti-heróis como Willy Loman e artistas como Woody Allen. Sociólogos e jornalistas, de David Riesman a William Whyte Jr., escreveram livros campeões de vendas sobre eles. Músicos cantavam sobre eles em canções de sucesso, de "Here's to the Losers", de Frank Sinatra, a "I'm a Loser", dos Beatles, chegando, mais recentemente, à versão contundente de Beck: "I'm a loser baby, so why don't you kill me?" – "Sou um perdedor, querida. Então por que você não me mata?" Charles Schulz disse uma vez que seus personagens de *Peanuts* representavam diferentes aspectos de si mesmo.[38] O filosófico Lino, a mal-humorada Lucy, o despreocupado Snoopy... e o melancólico Charlie Brown, que era o centro de tudo, o ponto central da tirinha, mas aquele com o qual nunca poderíamos admitir parecer. "Eu não sabia quantos Charlie Browns havia no mundo", disse Schulz. "Pensei que eu fosse o único."[39]

Hoje, a divisão da sociedade em vencedores e perdedores é mais gritante do que nunca. Como o jornalista Neal Gabler escreveu na revista *Salon* em 2017: "Os Estados Unidos estão profundamente divididos entre aquelas pessoas que são consideradas (e se consideram) vencedoras e aquelas que são consideradas por elas perdedoras. Perdedores são párias culturais. O equivalente, nos Estados Unidos, aos intocáveis da Índia. Você tem que ser um vencedor para merecer respeito – inclusive de si mesmo."[40] Sem nunca mencionar a palavra *calvinismo*, o "evangelho da prosperidade" sustenta que a riqueza é concedida por Deus aos dignos e retirada dos indignos.[41] Esse "evangelho" foi endossado por 17% dos cristãos consultados pela revista *Time* em 2006, enquanto 61% concordaram que Deus quer que as pessoas sejam prósperas.[42] Porém, de acordo com o mecanismo de pesquisa Ngram, do Google Livros, o uso do termo "perdedor" disparou desde a década de 1960.[43] A reverência pelos vencedores e o desprezo pelos perdedores moldavam claramente a visão de mundo do ex-presidente Donald Trump: ele descreveu o herói de guerra John McCain como um perdedor por ter sido prisioneiro de guerra no Vietnã.[44] Muitas pessoas nos dois extremos da polarização política ficaram enojadas com essa declaração, mas Trump estava instintivamente recorrendo a uma crença do nosso próprio legado cultural.

Como esses exemplos sugerem, esse legado se reflete na maioria das áreas da vida pública, da religião à política. No capítulo seguinte veremos como ele também afeta o ambiente de trabalho e como podemos superar os códigos de positividade forçada. Mas esse legado também é endêmico nos campi das universidades, que formam as pessoas que compõem esse ambiente de trabalho. Mesmo antes da pandemia, os casos de ansiedade e depressão dispararam em muitas universidades,[45] bem como a pressão para parecer feliz e vitorioso, de acordo com pesquisadores da Universidade Dartmouth e da União Americana pelas Liberdades Civis, no Sul da Califórnia.[46] Recentemente, diferentes meios de comunicação, da PhillyMag.com à ESPN.com, relataram casos de estudantes universitários que pareciam felizes e bem-sucedidos, mas estavam numa luta interior. Na Universidade da Pensilvânia, uma aluna chamada Madison Holleran se suicidou logo depois de postar uma foto alegre no Instagram.[47] Outra aluna da mesma instituição chegou perto do suicídio porque, como contou à revista *New York*, "estava muito sobrecarregada pela pressão para manter as aparências".[48]

Quando li essas histórias, elas ressoaram em mim por algo que ouvi pela primeira vez há muito tempo. Lembrei-me de como, quando eu estudava em Princeton, a vida de todo mundo me parecia perfeita. As pessoas não tinham uma mãe transtornada que as interrogava pelo telefone todas as noites, não estavam de luto por um passado perdido ou ansiando por um futuro ligeiramente imaginado. Elas já haviam chegado aonde deveriam estar. E parecia que tinham estado ali desde sempre. É claro, eu sabia que havia exceções. Na época, estavam começando as passeatas contra a violência sexual nos campi universitários e eu tinha ouvido as histórias de colegas de turma. Minha colega de quarto crescera em uma reserva indígena, e eu sabia quanto era difícil para ela se encaixar em Princeton. Outras tristezas socialmente aceitáveis às vezes também se tornavam visíveis – rompimentos dolorosos, divórcio dos pais.

Ainda assim, eu me perguntava o que realmente havia sob as superfícies glamourosas de Princeton. Como a maioria dos meus colegas realmente se sentia? Quais eram suas perdas cotidianas, do tipo que não sentimos ter permissão para lamentar – aquelas que os psicólogos agora chamam de "lutos não reconhecidos"?[49] Eram um assunto pouco discutido. Será que sequer existiam?

Decidi descobrir. Eu não poderia voltar no tempo, mas poderia conversar com a geração atual de estudantes. Levando em consideração a incrível liberdade que um caderno de escritora confere, pensei: *E se eu simplesmente perguntasse como é a vida deles?*

⁓

É uma manhã clara e fresca de fevereiro, quase três décadas depois do dia em que me formei, e estou de volta ao campus: torres imponentes e bicicletas de sete velocidades encostadas em arcos cobertos de hera. Só que, dessa vez, em vez de chegar espremida no banco de trás do sedã dos meus pais, lotado de malas e de um equipamento de som, eu mesma dirigia com uma bolsa de viagem pequena no porta-malas. Em vez do dormitório apertado no Lourie-Love Hall, de onde eu falava com minha mãe todas as noites, me hospedei no Peacock Inn, a poucos quarteirões do campus. Eu me senti muito afortunada por ter sido aluna ali, mas muito, muito mais afortunada por ser ex-aluna.

Durante esse meio-tempo, me casei com Ken, dei à luz dois filhos e conquistei a carreira de escritora com a qual eu sonhava. A vida tem seus desafios, mas realmente acordo grata todas as manhãs. Ken, que normalmente não é do tipo esotérico, sugere que eu envie uma mensagem para meu eu do passado, de quando eu era caloura na universidade. "Diga a ela que deu tudo certo", diz ele. "Diga a ela que agora você tem sua própria família; diga a ela que você é uma escritora com livros publicados." Concordo com a cabeça, gostando da ideia.

Desde que me formei, Princeton parece ter mudado em certos aspectos, mas não em outros. A comunidade que circunda o campus ainda é composta por butiques sofisticadas concentradas nas proximidades da Palmer Square, sem nada do desleixo de uma típica cidade universitária. Há mais alunos de todas as cores e nacionalidades agora, mais restaurantes indianos e de sushi. No campus, a arquitetura gótica do século XIX é pontuada por edifícios novos e reluzentes de ciência, tecnologia, engenharia e matemática, construídos em vidro e aço. Mas Charlie Brown ainda se sentiria deslocado aqui.

Tenho uma reunião na Prospect Avenue, uma sequência de mansões milionárias onde ficam os "clubes-restaurantes", conhecida no dialeto de Princeton como "A Rua". Esses clubes, onde a maioria dos alunos do terceiro e do quarto ano fazem suas refeições e suas festas, dominam a vida no campus. Estou indo para o Cannon Club para encontrar Luke, um calouro de Princeton que foi meu estagiário durante o ensino médio, e alguns de seus amigos.

A sede do Cannon tem uma fachada em estilo neogótico e um canhão, que dá nome ao lugar, no gramado da frente. Lá dentro há lambris de madeira escura, pinturas a óleo de cavalheiros há muito falecidos e o aroma de cerveja rançosa. O Cannon é conhecido como o clube dos atletas pé no chão. Luke, que é atencioso e inteligente e está vestido com calças de sarja bem passadas e um suéter com gola em V, me leva para um salão no andar de cima, equipado com uma mesa de reuniões e alguns sofás. Um grupo de atletas, grandes, corpulentos e vestidos com camisas de times, descansa à mesa, com os pés para o alto. Luke diz a eles que reservou a sala. Os atletas se levantam, amistosos, e perguntam se nos importaríamos se eles ficassem na varanda externa. Tudo bem, diz Luke, e eles saem para fumar charutos.

Luke me apresenta seus amigos: Paige, Heather e Nick. Com exceção de Paige, que é uma corredora de cross-country, todos se identificam como NARPs, sigla em inglês que significa "pessoa comum não atlética". Traduzindo: alguém que "tem habilidade social razoável, mesmo sem ser atleta". Nick é aluno de história da arte e vem do sul da Flórida. Ele usa óculos estilosos e várias pulseiras de cordão. Sinto um tremor familiar de apreensão quando nos sentamos – uma pitada de ansiedade social, porém é mais uma preocupação do tipo: *E se eu dirigi até Princeton por nada?* Talvez os estudantes não se abram. Talvez considerem minhas perguntas estranhas. Afinal de contas, o objetivo do exercício é falar sobre coisas que você normalmente não diz em voz alta. Ou talvez a vida íntima deles realmente seja tão brilhante quanto a aparência de meus colegas de turma sempre sugeria.

Mas, depois de mais ou menos dois minutos de conversa, o que acontece é o oposto. Não só não consideram meu projeto estranho, não só são introspectivos e cooperativos, como também passam a nomear e desconstruir exatamente o que eu vinha me perguntando durante meus anos em Princeton. Eles chamam isso de "perfeição sem esforço": a pressão para parecer um vencedor sem precisar tentar.[50] E ela se manifesta de muitas maneiras.

Em termos acadêmicos, diz Nick, "tem que parecer que você foi quem menos estudou. Você é o menos preparado e o mais bem-sucedido. Você está sempre falando sobre quanta coisa tem para fazer, mas há uma expectativa de que ninguém veja você fazendo nada".

Socialmente, a perfeição sem esforço significa um encanto natural que faz com que você seja aceito nos clubes-restaurantes mais exclusivos, bastando chegar e – aparentemente – ser você mesmo. "Você deve beber muito e ser muito divertido", explica Nick, "mas não o suficiente para fazer papel de bobo. Você deve ser capaz de manter uma conversa envolvente e brincar sobre várias coisas diferentes; pode ter uma ou outra esquisitice, mas não muitas. Tem que ser único, mas também se encaixar no molde. Ser incrivelmente sociável, mas conseguir se sair muito bem em todas as matérias. Deve ser capaz de ter uma conversa intelectual, mas também de virar uma latinha de cerveja de uma vez. É como se houvesse um algoritmo. Seja por natureza ou pela criação, eu coincidentemente me encaixo no algoritmo", conclui Nick, que foi recentemente aceito no Ivy, o clube mais influente de Princeton. Seu tom é pragmático, jornalístico, ele não está se gabando nem se desculpando.

A perfeição sem esforço também tem a ver com mascarar quaisquer sinais de perda, fracasso ou melancolia. "Há sempre uma preocupação com a sua reputação", explica Heather, "uma preocupação com a forma como você será visto." Se, como Nick, você tem brigado com seu pai, vai tentar "ao máximo não deixar isso transparecer. Por exemplo, não vou deixar meu rosto me trair, mostrar que há algo errado. Eu tentaria continuar fazendo tudo normalmente". Se, como no caso de Luke, você não entrar no clube que era sua primeira opção, não deixe ninguém ver que ficou magoado com isso. "Aqui há muito sofrimento em torno dos clubes", diz Paige. "Você sabe quem entrou e quem não entrou. Acho que as pessoas não são sinceras sobre quanto sofrem com isso. Pessoas que foram rejeitadas não falam a respeito. Ainda não é algo discutido abertamente. Hoje de manhã, divulgaram os resultados de quantas pessoas entraram em cada clube. Só mencionaram os números, mas não as implicações emocionais."

Esses códigos sociais seriam difíceis para muitos estudantes – por isso muitos adolescentes e jovens adultos experimentam níveis elevados de estresse, melancolia e anseio.[51] Mas, mesmo que você esteja em meio a uma situação concreta de sofrimento, os protocolos do silêncio reinam. Anna Braverman, terapeuta do Serviço de Orientação e Psicologia de Princeton, cujo consultório visitei logo depois, diz que muitos estudantes que a consultam estão vivendo um luto literal ou figurado.[52]

"Algumas pessoas não têm pais que as apoiem", diz ela. "Ou têm pais com graves questões. E nunca param de se perguntar como teria sido se tivessem crescido com pais que as apoiassem nem de desejar que um dia a família possa resolver suas questões e ser uma família normal. Na época das férias, dizem 'Ah, você deve estar muito feliz de ir para casa', e elas têm que dizer: 'Sim, estou muito feliz.' Elas não estão. Estão sofrendo o luto do que poderia ter sido. Estão pensando: 'Não seria incrível se eu pudesse passar férias perfeitas com minha família?' Pode ser um sentimento de tristeza tão intenso quanto o luto."

Mas o código social é manter essas coisas escondidas. "Espera-se que você diga sempre que está tudo ótimo", diz Braverman.

O fato de tantos estudantes terem dificuldades desse tipo aumenta a ironia de seus confidentes de escolha – os terapeutas do campus – serem obrigados a manter segredo. "Aqueles que, como eu e meus colegas, recebem estudantes no divã o dia todo", disse a antiga vice-reitora Tara Christie Kinsey ao Princeton Perspective Project em uma entrevista de rádio, "nos reunimos e conversamos sobre como esses alunos que sofrem com ansiedade e dificuldades imaginam que são os únicos a passar pelo que estão passando. E todos dizemos: se você estivesse no divã dez minutos antes, teria ouvido exatamente a mesma coisa."[53]

O termo *perfeição sem esforço* foi cunhado não em Princeton, mas na Universidade Duke em 2003, e a princípio se referia a um tipo de pressão reservado especificamente às jovens mulheres: ser inteligente, bonita, magra e popular sem demonstrar o esforço para ser tudo isso.[54] Mas o conceito logo se expandiu e os estudantes de outras universidades criaram seus próprios termos. Na Universidade da Pensilvânia é "Cara de Penn", referência aos rostos sorridentes e confiantes que os estudantes exibem, independentemente de seus sentimentos reais. Stanford chama de "Síndrome do Pato", referindo-se à capacidade dos patos de deslizar suavemente por um lago enquanto patinham loucamente sob a superfície.[55] Essas normas são tão fortes que os estudantes criaram um grupo privado no Facebook chamado "Lugares da Universidade Stanford onde chorei". A página inicial faz uma piada, dizendo que se trata de "uma homenagem ao lugar mais feliz do mundo", como Stanford é conhecida. O grupo tinha 2.500 membros a última vez que conferi. A página "Lugares da Universidade Stanford onde sorri" tinha apenas quarenta, antes de ser apagada por completo.

Não por acaso, a expressão *perfeição sem esforço* se originou nas universidades de elite do país, onde jovens vitoriosos tentam manter suas conquistas. Também não é por acaso que tenha surgido em uma época de cada vez mais casos de ansiedade, depressão e suicídio nos campi. Porque esse fenômeno não tem tanto a ver com perfeição, mas com vitória. Trata-se de ser *o tipo de pessoa que vence*, de voar alto a ponto de escapar do lado amargo da vida. De não ser um perdedor. "Perfeição sem esforço" pode ser uma expressão da moda na maioria das universidades, mas tem origem na mesma pressão cultural à qual nos curvamos desde o início dos Estados Unidos. Junte isso às novas realidades de desigualdade e conflitos sociais crescentes e você terá uma pressão cada vez maior para se sentir um vencedor em uma sociedade que produz relativamente poucos deles.

Enquanto estou conversando com Anna Braverman, a terapeuta de Princeton, eu me pergunto se ela percebe que está falando com o meu eu do passado. Será que ela percebe que fui uma dessas alunas que desejavam poder ir para casa para um "feriado perfeito", uma das que não acreditaria que o colega sentado no divã dez minutos antes tinha dificuldades semelhantes? Será que ela sabe que, mesmo que eu tivesse conhecimento disso, não teria me sentido melhor, que apenas pensaria que havia algo de errado com aquela pessoa também, algum problema "no homem"?

E o que acontece com esses jovens – com todos nós – à medida que alcançam a idade adulta, entram no mercado de trabalho, constroem a própria família e vão além? Como podemos passar a ver nossas tristezas e nossos anseios não como indicadores de uma indignidade secreta, mas como características de nossa humanidade? Como podemos perceber que acolher nosso perdedor e nosso vencedor interiores (o amargo e o doce) é a chave para transcender ambos, a chave para o sentido, a criatividade e a alegria?

Susan David, a psicóloga e especialista em gestão que você conheceu no início deste capítulo, dedicou sua carreira a responder a essas perguntas.

## CAPÍTULO 6

# Como transcender a positividade obrigatória no ambiente de trabalho e ir além?

*Eu estava prestes a adquirir um exemplar de*
O poder do pensamento positivo *e então pensei:*
*"Para que diabos serve isso?"*[1]
– RONNIE SHAKES

Atualmente, Susan David ensina clientes, inclusive das Nações Unidas, do Google e da Ernst & Young, sobre "agilidade emocional", que ela define como um processo de "sustentar emoções e pensamentos difíceis com leveza, encarando-os com coragem e compaixão, e depois superá-los para iniciar a mudança em sua vida".[2] Mas, quando observa nossa cultura global de trabalho hoje, ela vê muitas pessoas presas na fase em que ela mesma se encontrava logo depois de perder o pai aos 15 anos, quando ainda sorria em público e vomitava sorvete em particular. Ela vê uma "tirania da positividade" segundo a qual você nunca deve chorar no trabalho, mas se não puder evitar, pelo amor de Deus, faça isso em silêncio e no banheiro.

Para Susan, esse é um grande problema. Não apenas porque é bem melhor enxergar a vida claramente, com todo o seu aspecto agridoce. Mas também porque, se não nos permitimos emoções difíceis, como tristeza e anseio, tais sentimentos nos enfraquecerão a cada passo. "Pesquisas sobre repressão emocional mostram que, quando as emoções são postas de lado ou ignoradas, elas se tornam mais fortes", explica Susan em sua famosa palestra TED.[3] "Os psicólogos chamam isso de amplificação. Como aquele delicioso bolo de chocolate na geladeira: quanto mais você tenta ignorá-lo, mais ele controla você. Você pode até pensar que está no controle das emoções indesejadas quando as ignora, mas, na verdade, são elas que controlam você. A dor interior sempre encontra um jeito de sair. Sempre. E quem paga o preço? Nós. Nossos filhos, colegas, comunidades."

Ela reforça que não é "contra a felicidade", que *gosta* de ser feliz. Susan e eu somos amigas próximas e posso garantir que é verdade. Ela é naturalmente alto-astral, calorosa e afetuosa, ri com facilidade e tem um sorriso com covinhas. Costuma iniciar os e-mails dizendo "Oi, linda", e isso é como receber um abraço verbal. Susan está sempre de braços abertos para a vida e o amor, disposta a tudo. Acho que é por ser tão alegre que as pessoas recebem sua mensagem tão bem. Elas desabafam com ela sobre todas as coisas que gostariam de não sentir. "Não quero sofrer", dizem. Ou: "Não quero fracassar."

"Eu entendo", Susan responde. "Mas vocês têm objetivos de gente morta. Somente gente morta nunca se estressa, nunca sofre, nunca vive a decepção de um fracasso."

Susan dedicou a vida ao trabalho de ajudar os outros a aceitar e integrar a tristeza, o anseio e outras emoções "difíceis" que experimentam. E ela não está sozinha. Na própria cultura empresarial que escreveu a história de vencedores e perdedores do nosso país, uma nova narrativa se esforça para nascer. O psicólogo organizacional Peter Frost, em um influente artigo chamado "Por que a compaixão é importante!", observou que o sofrimento está no cerne da maioria das religiões, mas não pode ser expresso no trabalho. "Se, como dizem que Buda falou, o sofrimento é opcional, mas também uma parte inevitável da condição humana, então precisamos considerá-lo um aspecto significativo da vida corporativa", escreveu ele. "Nossas teorias precisam refletir isso de alguma forma."[4] Motivado por esse apelo, um grupo de psicólogos organizacionais, liderado por Frost e pela psicóloga organizacional Jane Dutton, da Universidade de Michigan, fundou um consórcio dedicado a inspirar "uma nova visão das organizações como locais para a expressão da compaixão". Eles chamaram a iniciativa de CompassionLab, que hoje é administrada pela acadêmica da Universidade de Michigan Monica Worline, que escreveu com Dutton um importante livro sobre compaixão no trabalho.[5]

Em um projeto fascinante de dois membros do CompassionLab, os professores de administração Jason Kanov e Laura Madden analisaram as transcrições das entrevistas que Kanov havia realizado com trabalhadores para um estudo anterior sobre desconexão social. Eles descobriram duas coisas: a primeira, que as entrevistas estavam cheias de histórias de dor e sofrimento no trabalho – ataques de pânico, problemas de relacionamento, sentimentos de desvalorização. A segunda, que as pessoas entrevistadas raramente usaram palavras como *dor* ou *sofrimento* para contar suas histórias. Elas estavam ansiosas, mas diziam que estavam *com raiva*; estavam tristes, mas diziam que estavam *frustradas*. "Há um sofrimento mundano e banal que impregna o ambiente de trabalho", explicou Kanov. "Mas não nos sentimos autorizados a reconhecer que sofremos. Suportamos muito mais do que devemos e podemos porque minimizamos o que isso na verdade nos causa."[6]

De acordo com ele, certos tipos de sofrimento são mais socialmente aceitos no ambiente de trabalho do que outros. "Se o sofrimento de uma pessoa é provocado por algo sério e amplamente visto como doloroso (como a morte de um familiar próximo ou uma calamidade que não pode controlar), é mais provável que ela reconheça e expresse sua dor no trabalho. Já o sofrimento crônico e o sofrimento cotidiano – provocados por dificuldades de relacionamento, problemas financeiros, doenças que não representam risco de vida, estresse no trabalho, política corporativa, má gestão, etc. – em geral são muito reprimidos e considerados algo que não deve ser discutido no trabalho. E esse é o tipo de sofrimento que cresce cada vez mais."

Fora do CompassionLab, essa abertura da paisagem emocional está ganhando aceitação no mundo da liderança corporativa. Conceitos como "trazer todo o seu ser para o trabalho" e "a dádiva do fracasso" (título do ótimo livro de Jessica Lahey) se tornaram conhecidos. A *Harvard Business Review* publica regularmente artigos sobre as virtudes da liderança compassiva. Acadêmicos da área de gestão começaram até a destacar as vantagens únicas dos líderes melancólicos.

Os pesquisadores sabem há muito tempo que as emoções que os líderes revelam influenciam nossa percepção de quanto poder eles detêm. Líderes que se comportam com raiva em situações desafiadoras geralmente são considerados mais poderosos do que os que reagem com tristeza. De fato, quando fui procurar exemplos de figuras célebres de tipo agridoce, foi fácil encontrar pessoas criativas, mas não líderes empresariais. Suspeito que isso tenha acontecido não porque os gestores melancólicos estejam em falta, mas porque eles não se identificam publicamente como tal. No entanto, um estudo de 2009 dos professores de administração Juan Madera e D. Brent Smith concluiu que demonstrar tristeza em vez de raiva às vezes traz resultados melhores para os líderes, inclusive representando relacionamentos mais fortes com os subordinados e uma percepção mais aguçada de sua eficiência.[7]

Tanja Schwarzmüller, pesquisadora da Universidade Técnica de Munique, se perguntou o que poderia explicar esses resultados. Psicólogos organizacionais há muito estudavam os vários tipos de poder exercidos pelos líderes: alguns detêm o poder "hierárquico" (que inclui a percepção de que podem e vão conceder recompensas e punir os transgressores), enquanto outros têm mais poder "pessoal" (que inclui a capacidade de inspirar outras pessoas a se identificarem e simpatizarem com eles). Os pesquisadores também mostraram que pessoas zangadas são geralmente consideradas agressivas e confiantes, enquanto os tipos melancólicos são vistos como mais tímidos e menos seguros, mas também como mais calorosos, acolhedores e agradáveis.

Com base nisso, Schwarzmüller e sua equipe levantaram a hipótese de que a diferença entre líderes zangados e tristes não é a quantidade relativa de poder que possuem, e sim o *tipo* de poder que exercem.[8] Para testar isso, a equipe desenvolveu uma série de estudos nos quais os participantes assistiam a vídeos de atores vestidos como líderes empresariais fazendo um discurso sobre os resultados financeiros fracos da empresa naquele ano. Os atores "zangados" franziam a testa, falavam alto, estreitavam os olhos e cerravam os punhos. Os líderes "tristes" mantinham os braços soltos ao lado do corpo, falando em tom lento e lúgubre. Os pesquisadores descobriram que os líderes zangados eram percebidos como pessoas que tinham a capacidade de recompensar ou punir os subordinados. Em outras palavras, tinham mais poder "hierárquico" do que os líderes tristes. Mas os líderes melancólicos tinham tendência a exercer mais o poder pessoal. Eles inspiravam mais lealdade entre seus hipotéticos subordinados, que eram menos propensos a querer sabotá-los e mais propensos a "se sentirem aceitos e valorizados".[9]

Embora o estudo tenha sido realizado com atores e não com líderes e subordinados reais, ele levanta várias questões, revelando o tipo particular de poder que os líderes melancólicos podem exercer de forma autêntica. Em algumas situações – por exemplo, uma emergência em que uma organização enfrenta uma ameaça externa –, demonstrações de raiva podem ser mais eficazes. Mas em outros casos, como o *recall* de um produto, prejudicando clientes da empresa, um toque agridoce talvez seja mais adequado. (Aliás, o estudo de 2009 de Madera e Smith examinou essa situação e descobriu que raiva misturada com tristeza às vezes é melhor.) "Se os subordinados cometem erros em um projeto importante", Schwarzmüller explicou à revista digital *Ozy Media*, "talvez seja interessante considerar dizer: 'Estou triste por isso ter acontecido' em vez de 'Estou com raiva por isso ter acontecido.'"[10] O poder pessoal "motiva as pessoas a trabalharem para você em busca de objetivos em comum e porque gostam de você".

Muitas vezes somos ensinados a nos concentrar em nossos pontos fortes, não nos pontos fracos. Mas não devemos confundir um temperamento agridoce ou um estado emocional "negativo", como tristeza, com fraqueza. Aliás, alguns de nossos líderes mais autoconscientes lidam com suas tristezas, suas limitações e seu temperamento de peito aberto e aprendem a integrá-los em um eu mais pleno.

Tim Chang, por exemplo, é um investidor em capitais de risco que ajudou a criar algumas das startups mais bem-sucedidas do Vale do Silício. Ao longo dos anos, Tim observou que as pessoas constroem empresas e equipes que refletem não apenas seus valores e pontos fortes, mas também o que ele chama de "feridas essenciais".[11] A grandeza, me disse ele, muitas vezes nasce quando desenvolvemos um superpoder que se adapta ao golpe que quase nos matou. Mas o desejo das pessoas de se transformarem de "perdedoras" em "vencedoras" também pode prejudicá-las. "No Vale do Silício há muita compensação exagerada", explicou ele. "Talvez esse seja o verdadeiro motor da inovação humana. Somos mais apaixonados por aquilo que nos é mais negado e isso se manifesta nas empresas e equipes que criamos. Se você sofreu bullying, tentará, durante a vida toda, provar aos colegas ou familiares que no passado intimidaram você que eles estavam errados. Se você tem uma insegurança profunda, pode ser que contrate muitas pessoas que só dizem 'sim'."[12]

Tim decidiu se submeter a uma autoinvestigação por meio de coaching, terapia e avaliações brutalmente honestas de 360 de seus colegas. Os resultados foram esclarecedores. Conforme me contou, ele era "fruto de pais tigres, de uma família em que a cartilha era a validação externa: tire boas notas e o mundo cuidará de você. Você está sempre buscando aprovação. Você extrai seu valor pessoal conquistando a pontuação máxima nos sistemas de pontuação definidos por outras pessoas". Ao longo da infância e da juventude, ele sabia que os pais o amavam, mas eles não lhe diziam isso diretamente e "não davam abraços à toa". Eles queriam prepará-lo para um mundo difícil. Mesmo depois que se formou na Escola de Negócios de Stanford e se tornou um investidor de capitais de risco, ele era encarado com ceticismo: *Você nem sabe cuidar do próprio talão de cheques, como pode administrar o dinheiro de outras pessoas?* "Eu me lembro do dia em que entrei na lista da *Forbes* Midas", diz Tim. "Finalmente, meus pais pensaram: *Talvez esse garoto saiba o que está fazendo*."

Tim é uma alma gentil, criativa e sensível, um tipo agridoce. (Alcançou pontuação de 6,5 de 10 no teste.) Ele era o garoto que ficava deitado na grama depois da aula, olhando para as nuvens e refletindo sobre o sentido da vida. Queria ser ator ou músico profissional, mas esse caminho estava fora de questão em sua família. Durante a maior parte do tempo, no início de sua carreira, ele se sentia um impostor no mundo dos negócios.

Associe esse temperamento à educação de Tim e você terá alguém que está explodindo de criatividade e compaixão e que é "extremamente bom em estabelecer conexões rápidas por meio de colaboração e da expressão livre de ideias", alguém com muito poder "pessoal". Mas você também tem um líder ávido por aprovação e amor, que evita conflitos, busca a harmonia a qualquer custo e não se sente compreendido. Os empresários adoravam trabalhar com Tim não apenas porque ele era brilhante, mas também porque era empático e motivado a ajudar. Mas ele percebeu que não estava gravitando na direção dos empreendedores cujos negócios eram os mais promissores, e sim dos que estavam tão desesperados por ajuda ou apaixonados por sua criatividade que lhe davam o reconhecimento que ele tanto desejava.

Somente depois de compreender esses padrões, ele pôde ser mais autêntico e ter mais discernimento em relação aos seus investimentos – aceitando sua própria natureza, integrando seus mundos e dando a si mesmo o tempo e a abertura necessários para os projetos criativos que ainda ama. No início da carreira, Tim acreditava que precisava buscar negócios nas áreas que *os outros* consideravam setores "em alta". Agora ele começou a explorar investimentos em setores pelos quais *ele* é pessoalmente apaixonado, especialmente em áreas criativas como jogos, entretenimento, música e *biohacking* pessoal – uma mistura de biologia com recursos tecnológicos para você desenvolver seu corpo e sua mente. Também começou a unir seus interesses criativos com seu trabalho. Ele contou que sua banda, Coverflow, se tornou presença constante nas festas de encerramento das conferências no Vale do Silício, e essa é uma maneira única de se conectar com os principais empreendedores e startups. "Precisei fazer tudo errado, tentando sempre fazer as coisas que eram 'certas' aos olhos das outras pessoas", ele me confidenciou, "para conseguir alcançar um pouco mais de paz sendo eu mesmo."

Lara Nuer, cofundadora de uma empresa chamada Learning as Leadership, é outra líder que enfrentou a própria história pessoal e emoções difíceis, incorporando-as a um eu mais rico. Assim como Tim, Lara se considerava uma líder atenciosa e empática, o tipo de líder que ela desejava muito ser. Mas, depois de alguns anos de gestão, ela percebeu que tinha um problema. Quando precisava apresentar avaliações negativas a seus funcionários, ela procrastinava, muitas vezes dizendo a si mesma que precisava de mais tempo para coletar mais informações. Às vezes ela nunca conseguia dar o feedback. Porém, um dia a verdade vinha à tona – como sempre acontece. Lara acabava agindo com indiferença em relação ao funcionário com baixo desempenho ou alimentava uma raiva silenciosa. Para a equipe, esses comportamentos pareciam surgir do nada. As pessoas sentiam que já não sabiam como agir com a chefe e começaram a desconfiar dela. Portanto, havia uma Lara, que queria o melhor para as pessoas e uma cultura de trabalho solidária. E lá estava uma outra Lara, criando a realidade oposta.

Acontece que a organização de Lara ensina técnicas para resolver exatamente esse tipo de problema, ajudando equipes e pessoas a resolverem seus "comportamentos limitantes" e suas "disfunções profundas". Ela se submeteu ao processo de sua própria empresa, começando por examinar sua primeira infância. Sua família havia se mudado de Paris para Montreal quando ela só tinha 4 anos, e ela era a novata na escola. Tudo que desejava era ser querida e aceita. Mas ela tinha cabelos crespos e pés chatos que exigiam que usasse sapatos esquisitos que iam até os tornozelos. Na hierarquia da escola primária, ela era uma cidadã de segunda classe.

Estamos todos familiarizados com a ideia de que as experiências da infância moldam nossa vida adulta. Mas nem sempre temos a consciência de *como* exatamente isso acontece. Lara sabia havia muito tempo que suas dolorosas experiências escolares a tornaram uma líder mais empática. Mas ela demorou muito mais tempo para perceber e integrar as maneiras como essas mesmas experiências a tornavam indelicada. O único caminho a seguir era confrontar todo o seu eu, inclusive a parte que ainda se sentia "inferior". Ela percebeu que havia anos contava a si mesma a história de que era uma pessoa "legal" demais para dizer verdades duras. Mas ela não era apenas legal: também tinha medo. Medo de ser odiada pelas pessoas a quem criticava; medo de ser a garota esquisita outra vez.

"No momento de fazer uma avaliação, quando só digo coisas boas", ela me contou, "sinto que sou amada e aceita. Essa é uma sensação real que tenho. Não significa que você *de fato* goste mais de mim, mas é o que eu percebo. Ao tentar ser amada, eu estava criando uma separação ainda maior."[13]

Lara teve que aprender que ser uma líder gentil significava ser sincera – não apenas com seus funcionários, mas consigo mesma. E mais, ela teve que aprender que não era uma "perdedora" nem agora nem quando tinha cabelos crespos e usava botas ortopédicas.

Os periódicos de negócios estão repletos de conselhos sobre a melhor forma de dar feedback aos funcionários, e é compreensível que a maioria deles se concentre no estado de espírito de quem *recebe* a avaliação: por respeito a eles, devemos ser diretos e devemos fazer críticas construtivas. Mas a história de Lara nos lembra que, como em todas as interações, a agilidade emocional precisa estar presente *em ambos* os lados. Todos nós temos histórias pessoais e gatilhos emocionais que podem dominar nossas reações durante conversas difíceis. Quanto mais aceitamos nossa própria constituição, mais chances temos de gerenciá-la. A pessoa que faz a avaliação não pode estar atenta ao equilíbrio de quem a recebe sem antes alcançar o equilíbrio em si mesma.

⌇

Talvez você esteja pensando que abordagens assim podem funcionar muito bem em ambientes de trabalho relativamente tranquilos, mas não na cultura mais bruta de uma plataforma de petróleo em alto-mar, por exemplo. Nesse caso, gostaria de apresentar você a Rick Fox, que por muitos anos foi o carismático líder de uma plataforma de petróleo da Shell no Golfo do México. Essa plataforma, cuja história passamos a conhecer num fascinante bloco do programa de rádio *Invisibilia*, tinha uma cultura machista em que *nunca* se falava sobre as tristezas de cada um.[14] Além disso, ninguém fazia perguntas quando não entendia alguma coisa. Ninguém poderia demonstrar nenhum tipo de fraqueza, ponto final.

Tive a oportunidade de conversar com Rick por telefone um dia. A primeira coisa que me impressionou foi sua voz grave e hipnótica. Ele parecia a combinação entre um cantor country e um profeta. Mas era tão durão e fechado quanto o restante do pessoal da plataforma. Quando completou 40 anos, enfrentou dois enormes desafios: primeiro, a equipe dele estava prestes a se mudar para uma plataforma muito maior, em águas muito mais profundas, e ele não sabia como mantê-la em segurança. E segundo, seu filho adolescente, Roger, tinha parado de falar com ele. Pai e filho viviam em pé de guerra, e Rick não sabia por quê.

Ele então deu um "grande salto". Contratou uma consultora chamada

Claire Nuer, que por acaso era mãe de Lara Nuer e cofundadora da empresa de que ela agora é uma das líderes. Rick contou a Nuer seus problemas com cronogramas de perfuração e números de barris de petróleo produzidos por dia. Mas ela lhe disse que esquecesse tudo isso e encarasse o verdadeiro problema: o medo. O trabalho dele era assustador, gerenciar tantas pessoas era assustador e mantê-las em segurança era mais assustador ainda. Quanto mais cedo ele admitisse isso, mais facilmente resolveria os problemas de gestão.

Rick se inscreveu em um programa prolongado com Nuer. E levou com ele outras pessoas: seu chefe, sua equipe e até o filho. Nuer encorajou os homens a conversarem entre si, em sessões intensivas que duravam das nove da manhã às onze da noite, durante nove dias seguidos. Eles se abriram sobre as dores que enfrentaram na infância, os problemas no casamento e os filhos doentes. Às vezes choravam. Alguns resistiram ao processo. Outros se ressentiram. Mas muitos ficaram aliviados.

Rick percebeu que quanto mais projetava uma falsa visão de si mesmo como um líder e pai sabe-tudo e onipotente, mais sua equipe e seu filho perdiam a fé em si mesmos. Por não serem oniscientes e imunes à fraqueza como ele parecia ser, eles concluíam que eram "perdedores" comparados a Rick, o "vencedor". Rick percebeu quanto havia investido nessa falsa imagem de si mesmo como um líder perfeito, imune à dor. Mas, na verdade, estava apenas transferindo a própria dor para os homens de sua equipe e para sua família.

Rick nunca conhecera o próprio pai e fora criado apenas pela mãe, que enfrentou muitas dificuldades. Mas ele nunca falava sobre sua criação e esse código de silêncio estoico havia chegado de forma velada à sua relação com o filho. Roger, que passara a infância se comparando ao pai aparentemente invulnerável, sentia vergonha de tudo, das suas inseguranças mais profundas até as lacunas de conhecimento mais básicas. "Eu me lembro da primeira vez que ouvi o termo *chave Phillips*", disse ele ao *Invisibilia*. O pai dissera "Vá buscar uma chave Phillips para mim na loja. E nem pensei em dizer: 'Ei, pai... Não sei do que você está falando.' Então fui até a loja procurar algo que eu não fazia ideia do que era e me senti perdido porque, sabe, eu não queria ser vulnerável".

Com o tempo, a normalização de suas tristezas funcionou. Os caras da plataforma começaram a desenvolver conexões genuínas uns com os outros. Passaram a se sentir mais confortáveis em admitir os próprios problemas no trabalho. Começaram a trocar ideias. Acabaram alcançando níveis de produtividade altíssimos e uma incrível diminuição de 84% no número de acidentes. A história deles foi tão surpreendente que se tornou o tema de um conhecido estudo de caso conduzido pelas professoras Robin Ely, da Escola de Negócios de Harvard, e Debra Meyerson, de Stanford.[15]

Para Rick, algo igualmente milagroso aconteceu em casa.[16] Pai e filho restabeleceram o relacionamento. Ele e Roger são amigos próximos agora, e Rick disse ao *Invisibilia* que, graças a Deus, Roger, que agora é psiquiatra, não precisou esperar até os 40 para dizer como se sentia de verdade. "Meu filho é um ser humano lindo", disse ele. "E eu não me canso de estar com ele."

---

Obviamente, uma coisa é chegar a essas revelações discretamente e outra é falar sobre elas em público, com colegas, chefes e supervisores diretos. Para algumas pessoas, o processo pelo qual Rick Fox passou seria horrível. Como uma introvertida confessa, sou instintivamente cautelosa com esse tipo de coisa. Aliás, um estudo de 2018 chamado "Quando falar a verdade dói", de outro membro do CompassionLab, a psicóloga organizacional Kerry Gibson, da Babson College, constatou que gerentes que revelam seus problemas para subordinados podem perder prestígio e minar sua influência.[17] Em outras palavras, ao desafiarmos a tirania da positividade, devemos estar atentos a nossos papéis, nossas preferências pessoais e à cultura da nossa organização.

Mas será que existe alguma maneira de criar uma cultura de trabalho que *implicitamente* transcenda a tirania da positividade? Será que conseguiríamos infundir na cultura do trabalho a ideia de que a tristeza humana é inevitável e destacar o valor de reagir com compaixão?

Em 2011, um grupo de acadêmicos do CompassionLab publicou um estudo sobre uma organização notável: a unidade de cobrança de um hospital comunitário em um bairro pobre de Jackson, Michigan.[18] Os funcionários desse departamento tinham a triste tarefa de cobrar contas atrasadas de pessoas doentes. É difícil imaginar um trabalho menos inspirador. A rotatividade de pessoal é endêmica nesse setor. Mas essa unidade, conhecida como Midwest Billing, criou uma cultura na qual se supunha que os problemas pessoais eram um aspecto normal da vida de todos os funcionários. Longe de levar à desvalorização de um membro da equipe, a expressão desses problemas era uma oportunidade para colegas demonstrarem compaixão uns pelos outros. Os membros da equipe cuidavam uns dos outros quando a mãe de alguém morria, quando passavam por um divórcio ou eram vítimas de violência doméstica. Mesmo que alguém tivesse um simples resfriado, os funcionários do Midwest Billing ajudavam uns aos outros. Como um membro da equipe descreveu: "Se você viesse trabalhar neste lugar e não fosse tão compassivo quanto os outros, logo veria como isso faz bem às pessoas. Dá para ver como as pessoas ficam entusiasmadas em fazer algo pelas outras, e acho que isso se torna uma regra se já não fosse. E, se você praticar o suficiente, isso se torna a regra." Outro funcionário lembra:

> Minha mãe faleceu de forma totalmente inesperada. Sempre morei com ela. Sempre. Foi simplesmente o pior momento de toda a minha vida. Lembro-me de dizer ao meu tio: "Preciso voltar ao trabalho porque tenho que esquecer tudo que está acontecendo. Mas também preciso voltar ao trabalho porque estou cercado de mulheres que me acolhem." Ainda hoje é muito difícil para mim olhar para Latisha, porque me lembro do olhar em seu rosto quando voltei [depois que minha mãe morreu]. Eu não esperava a compaixão, a solidariedade e o amor, o amor real, que recebi de minhas colegas de trabalho. Você não espera isso.

Compartilhar problemas acabou sendo muito bom não apenas para a saúde mental, mas também para os negócios.[19] Durante os cinco anos anteriores ao estudo, a Midwest Billing recebeu pagamentos duas vezes mais rápido do que antes, superando os padrões do setor. A taxa de rotatividade na unidade foi de apenas 2%, em comparação com uma média de 25% em todo o Sistema de Saúde Midwest e com uma taxa ainda mais alta em todo o setor de faturamento médico.

Para Susan David, a lição desses estudos é clara: "As empresas muitas vezes tentam ser seguras, inovadoras, colaborativas e inclusivas. Mas a segurança anda de mãos dadas com o medo; a inovação, de mãos dadas com o fracasso; a colaboração, de mãos dadas com o conflito; e a inclusão, de mãos dadas com a diferença. Os resultados desses negócios *dependem* de uma abertura para o agridoce. Aliás, da normalização do agridoce."[20]

Mas, mesmo que você não tenha a sorte de trabalhar em uma cultura como a da Midwest Billing, existem outras maneiras mais discretas de transcender a tirania da positividade e abraçar sua vida emocional como um todo: tristezas, anseios e tudo mais. Em 1986, o psicólogo social da Universidade do Texas James Pennebaker publicou uma série de estudos que marcariam não apenas o trabalho de Susan David, mas também a história de vida dela.[21] Pennebaker se casou logo após a formatura da faculdade. Mas, quando ele e a esposa começaram a brigar, ele passou a beber e fumar, ficou deprimido, se retraiu do mundo. Até que um dia escreveu algumas coisas. Não um artigo ou um tratado. Ele escreveu apenas o que estava em seu coração, como Susan tinha feito em seu caderno de redação. E percebeu que quanto mais escrevia, melhor se sentia. Ele se abriu para a esposa e para o trabalho outra vez. Sua depressão desapareceu.[22]

Pennebaker decidiu estudar esse fenômeno e não parou pelos quarenta anos seguintes. Seus resultados foram nada menos que surpreendentes. Em um estudo, ele separou os participantes em dois grupos. Um grupo escreveu sobre suas dificuldades durante vinte minutos por dia, ao longo de três dias. Essas pessoas escreveram sobre abuso sexual, separações, abandono dos pais, doença, morte. O outro grupo escreveu sobre coisas cotidianas, como os sapatos que estavam usando.

Pennebaker descobriu que os participantes que escreviam sobre seus problemas eram visivelmente mais calmos e felizes do que os que descreviam seus tênis.[23] Mesmo meses depois, eles ainda estavam fisicamente mais saudáveis, com pressão arterial mais baixa e menos consultas médicas, tinham relacionamentos melhores e mais sucesso no trabalho.

Em outro estudo, Pennebaker trabalhou com um grupo de engenheiros seniores desanimados que haviam sido demitidos quatro meses antes de uma empresa de computadores de Dallas. A maioria tinha mais de 50 anos e havia trabalhado na empresa durante toda a vida adulta. Nenhum tinha encontrado um novo emprego.

Mais uma vez, Pennebaker dividiu os homens em dois grupos.

Um grupo escreveu sobre seus sentimentos de raiva, humilhação e medo do futuro; o outro descreveu tópicos neutros. E, mais uma vez, os resultados foram quase incríveis demais para serem verdade. Em poucos meses, os homens que escreveram sobre suas preocupações tinham uma probabilidade *três vezes* maior de encontrar um emprego do que os do grupo de controle.[24]

Fiquei impressionada com o trabalho de Pennebaker desde o momento em que ouvi falar dele, provavelmente porque reflete muito de perto minha própria experiência. Aqueles diários que mantive na adolescência destruíram meu relacionamento com minha mãe. Mas também me salvaram. Eles eram o lugar onde eu compreendia a mim mesma – não apenas quem eu era, mas também quem eu esperava ser e quem acabei me tornando.

Durante toda a faculdade e o início da idade adulta, mantive meus diários em uma mochila vermelha esfarrapada trancada com um cadeado de combinação. Nessa fase da vida, você se muda muito, de um dormitório ou apartamento compartilhado para outro. Aonde quer que eu fosse, arrastava aquela mochila comigo. Até que um dia, durante uma das mudanças, eu a perdi. Ficou no armário de algum apartamento. Talvez porque eu seja esquecida por natureza. Ou talvez porque os diários já tivessem feito seu trabalho e eu não os quisesse mais.

Quando Pennebaker começou sua pesquisa, ele provavelmente não estava pensando no calvinismo e nas sequelas culturais de nos enxergarmos como pessoas vencedoras felizes ou perdedoras abjetas. Mas seu trabalho implicitamente rejeita essa perspectiva. A "escrita expressiva" nos encoraja a ver nossas infelicidades não como defeitos que nos tornam inadequados para o sucesso mundano (ou para o céu no outro mundo), mas como sementes de nosso crescimento. Pennebaker descobriu que os escritores que prosperaram depois de abrir o coração no papel costumavam usar frases como "eu descobri que", "me ocorreu que", "agora percebo que" e "eu entendo que". Eles não passaram a *gostar* das próprias tristezas, mas aprenderam a viver com consciência.[25]

Se a ideia de escrita expressiva intriga você, eu gostaria de sugerir um novo ritual diário: encontre um caderno em branco. Abra-o. E escreva alguma coisa. Inspire-se no que você tem de amargo ou doce.

Se estiver tendo um ótimo dia e não sentir vontade de sondar suas profundezas, escreva algo que o eleve. Sobre a minha mesa de trabalho, deixo um post-it que diz: "É urgente viver encantado." Vem de um poema do autor português Valter Hugo Mãe e me lembra de me concentrar no que existe de mais maravilhoso.

Se estiver tendo um dia terrível, escreva sobre isso também. Escreva exatamente qual é o problema, como você se sente em relação a ele e por quê. Escreva por que se sente decepcionado ou traído, do que tem medo. Se sentir vontade de escrever possíveis soluções para o seu problema, tudo bem. Mas não é necessário. Também não é necessário ser um grande texto literário. Tudo que você tem a fazer é escrever.

Exatamente como Susan David aprendeu a fazer quando tinha 15 anos e perdeu o pai. E como ela ensina as pessoas a fazerem hoje.

~

É outubro, e Susan e eu viemos a Lisboa para participar da conferência House of Beautiful Business, cofundada por um pensador e sonhador alemão-americano radicado em Portugal chamado Tim Leberecht, autor de *Romantize seus negócios*. A conferência é dedicada à ideia de que, na era das máquinas e dos algoritmos inteligentes, "ser humano é o grande diferencial". O evento acontece em uma mansão do século XIX cujos cômodos receberam novos nomes para a semana, incluindo a Câmara das Emoções Profundas, o Estúdio de Investigação e o Escritório da Humanidade Exponencial. Susan está aqui para realizar a oficina que é sua marca registrada.

A conferência, cuja agenda inclui eventos como Doze Brindes a Madonna, uma Marcha Fúnebre e uma Festa Silenciosa, começa no sábado à noite com um encontro chamado "Desejos Maiores, Tons Menores: Uma noite sobre melancolia, tristeza e luto como os maiores tabus e forças surpreendentemente produtivas nos negócios". O encontro se inicia com uma apresentação de fado, a música portuguesa do anseio.

Como sempre faço palestras sobre os talentos inexplorados dos introvertidos no ambiente de trabalho, já participei de um zilhão de conferências de negócios, mas nunca tinha visto uma abertura que tratasse da melancolia, da tristeza e do luto. E Lisboa é o local ideal para uma conferência sobre o papel da doce tristeza na inventividade humana. As ruas de paralelepípedos são lindas e o ar é salgado por causa do mar e, imagino, pelos séculos de lágrimas das mulheres ansiando pela volta dos maridos náufragos. A imagem de uma mulher olhando com nostalgia para o oceano está no coração do fado, que é a expressão musical da *saudade*, aquela palavra única da língua portuguesa que significa (como vimos no Capítulo 2) uma nostalgia íntima e melancólica com um toque de alegria e doçura. A *saudade* define a cidade e é o nome de inúmeros cafés, confeitarias e bares musicais. É a chave para a alma portuguesa.

Tim é alto, elegante e simpático. Ele diz que seu estado-padrão é de "tristeza confortável".[26] "Com que frequência você fica feliz? Com que frequência fica triste?", é a pergunta retórica que ele faz. "A maioria de nós fica triste com muito mais frequência."

Nos Estados Unidos, esse tipo de conversa se enquadraria na categoria confessional. Mas na Europa, diz Tim, "essa visão das coisas é cultivada. Os filmes de Truffaut, de Antonioni. Estive em Los Angeles há pouco tempo ouvindo Bach na via expressa. Foi estranho ouvir Bach em Los Angeles".

O encontro sobre melancolia começa com Tim distribuindo "biscoitos da tristeza". Eles parecem biscoitos da sorte comuns, mas de um lado trazem a inscrição "House of Beautiful Business" e, do outro, apresentam uma frase triste.

"Aqueles que permitem que seus olhos se ajustem podem ver na escuridão", diz meu biscoito.

∽

Susan já realizou sua oficina muitas vezes, com inúmeras pessoas que declararam que aquele foi um dos momentos mais valiosos que já viveram. O que acontece nas sessões é totalmente confidencial, mas já participei de muitas delas para conseguir descrever seu teor sem revelar os segredos de ninguém.

Imagine uma dessas reuniões, de gigantes da tecnologia em uma conferência chique no Vale do Silício: lá está Susan, de pé no centro da sala, com sua blusa de seda roxa e batom combinando. Contando sua história e nos pedindo para pensar sobre a nossa própria vida. Conduzindo-nos por vários exercícios, a maioria deles centrados em... um post-it amarelo.

Cada um de nós recebe seu post-it, no qual deve escrever uma afirmação do tipo "Eu sou...", com base em alguma memória ou alguma concepção limitante sobre si mesmo:

"Eu sou uma fraude", escreve alguém.

"Eu sou egoísta."

"Eu sou carente."

Susan nos aconselha a escolher algo que nos sintamos à vontade para compartilhar com alguma outra pessoa na sala. Mas ela também nos convida a ir fundo: "Você não está dizendo que há algo errado com você. Nem que tem uma patologia. Você está dizendo que é um ser humano. Bem-vindo à humanidade."

Ela nos pede para pegar nossos post-its e colá-los no peito. "Quero convidá-los a refletir como grupo sobre qual é a sensação de trazer essa dificuldade no peito", explica ela. "Isso não é algo que normalmente fazemos. Normalmente usamos nossa armadura: nossas joias, nossos sapatos e paletós. Qual é a sensação?"

As pessoas gritam suas respostas. Berram apressadas, como se não pudessem esperar:

"É desconfortável", dizem.

"É emocionante."

"Me sinto exposto."

"Pesado."

E então, uma resposta de que sempre vou me lembrar:

"Real. É uma sensação de realidade. Eu poderia falar sobre isso com mais facilidade do que sobre todas as outras coisas das quais falei nesta conferência."

Susan nos pede para tirar os sapatos e posicioná-los alinhados diante da nossa cadeira, colocando nosso post-it bem ao lado deles. Em seguida nos levantamos e nos sentamos no lugar de outra pessoa. Devemos ler o post-it dessa pessoa e considerar as dificuldades pelas quais passa o ser humano que calça aqueles sapatos: "As reuniões às quais ele vai e em que sente a necessidade de se armar", diz Susan. "As conversas que não tem com seus entes queridos. Você tem um par de sapatos na sua frente e uma anotação dizendo algo que a pessoa pode não compartilhar nem com quem lhe é mais próximo."

"Vire o papel", instrui. "E agora escreva para essa pessoa algo que você gostaria que ela soubesse."

A sala fica em silêncio enquanto trocamos de lugar, olhamos para os sapatos uns dos outros, lemos as anotações rabiscadas em uma caligrafia desconhecida.

"Estou abandonado", diz o papel.

"Estou sempre ansiosa."

"Sou muito comedido e controlado."

"O que você sente quando lê essas anotações?", pergunta Susan.

"A mensagem que li me dá vontade de chorar", diz alguém.

"Não estou sozinho", diz outro. "Todo mundo está enfrentando dificuldades."

Nessa oficina em particular, a maioria das pessoas na sala eram homens prósperos com títulos impressionantes. Confie em mim quando digo que, se você visse esses homens entrando em uma reunião de conselho, não pensaria que eles se sentem abandonados, ansiosos, contidos ou sozinhos.

Susan nos pede para pensar em uma pessoa na nossa vida que nos encoraja ou nos fortalece. Pode ser um amigo, um pai, um parceiro; pode ser alguém que não está mais vivo. "Mas se essa pessoa pudesse lhe dar conselhos sobre o que está no seu post-it", pergunta, "ela ainda seria capaz de amar você? O que ela diria?"

Eu busco em minha memória. Minha mente se acende com a lembrança de um velho amigo que notou minha tendência de supor, em qualquer situação de conflito, que a outra pessoa deve estar certa e eu devo estar errada.

"Só porque alguém faz uma afirmação contra você não significa que seja verdade", me disse esse amigo. Então, como se estivesse prevendo essa mesma oficina da qual eu participava anos depois, ele sugeriu que eu levasse sempre comigo um adesivo amarelo dizendo EU DEVO ESTAR CERTA, PORRA!

Toda vez que penso no conselho dele, dou risada. Às vezes, acho até que ele tinha razão.

⁓

Perto do fim de minha estada em Lisboa, Susan e eu vamos juntas a outra atividade da House of Beautiful Business: um tour pela cidade centrado na vida de seu poeta mais famoso (e infinitamente agridoce), Fernando Pessoa. Poetas são um *assunto muito importante* por lá. As lojas de suvenires empilham coleções de poesia ao lado da caixa registradora, como em outras capitais você encontraria mapas e chaveiros. As principais praças têm estátuas de mármore não de heróis militares ou chefes de Estado, mas de poetas reverenciados. E o mais célebre de todos é Pessoa, que observou, à semelhança de Buda e do seu grão de mostarda, que "há barcos para muitos portos, mas nenhum para a vida não doer".[27]

Estou em meio à escrita deste livro, então me parece essencial que eu faça esse passeio. É uma das razões pelas quais vim para a conferência.

Susan não está particularmente interessada em Pessoa, mas concordou em me acompanhar. Precisamos encontrar o grupo em um endereço distante em Lisboa, mas nosso GPS não funciona direito e estamos tão animadas conversando que nos distraímos. Quando chegamos, estamos meia hora atrasadas e o tour já partiu sem nós. Nesse meio-tempo, começou a chover forte e nenhuma de nós tinha guarda-chuva. Mas estava quente e os organizadores nos entregam um mapa mostrando a rota. *Vocês vão alcançá-los em um instante*, dizem. *É só procurar o grupo de guarda-chuvas laranja! Vocês podem entrar embaixo de algum.*

Susan e eu caminhamos em meio à tempestade, entrando num beco aqui, atravessando uma avenida ali, mas o prometido grupo de guarda--chuvas não se materializa. Paramos para estudar o mapa, mas a chuva o reduz instantaneamente a uma pasta. Susan começa a rir e, uma fração de segundo depois, também vejo como a situação é hilária e logo estamos gargalhando em uma esquina, debaixo de chuva. Decidimos nos refugiar no famoso café A Brasileira, onde os icônicos poetas de Portugal se reuniam há quase um século. Tetos altos cobertos com pinturas a óleo. Balcão de mármore. Piso de azulejos pretos e brancos. E logo à porta uma estátua do próprio Pessoa, sentado à mesa de um café com chapéu-coco e gravata-borboleta. Os transeuntes fazem fila para tirar uma foto com ele, mesmo na chuva.

Bebemos chocolate fumegante sob um ombrelone ao ar livre, ao lado da estátua. Ainda fico esticando o pescoço, esperando a aparição milagrosa do grupo desaparecido. *Se ao menos tivéssemos saído mais cedo para o passeio*, penso; se não tivéssemos nos perdido, e mesmo (confesso) se eu tivesse ido sozinha, sem a companhia insanamente agradável de Susan David para me distrair, eu teria feito o passeio. Penso: *Voei até Lisboa e estou perdendo uma das experiências que vim buscar*. E demoro quase até o fim da tarde, que já tinha acabado, aliás, para perceber que posso ter perdido Pessoa, mas, durante aquela tarde de conversa profunda, Susan e eu passamos a ser "amigas para a vida toda".

Susan é o tipo de amiga que tem a bolsa perfeita para levar no avião, que se transforma em acessório elegante – e ainda conta onde você pode encontrar uma igual. Ela é do tipo com quem você poderia compartilhar as gafes sociais e transgressões morais mais embaraçosas, e ela apenas daria um sorriso irônico e acolhedor e levantaria sua taça de vinho para um brinde. Susan é do tipo que perambula bem-humorada com você por uma cidade debaixo de chuva para procurar um grupo de passeio turístico que talvez-quem-sabe ofereça alguns insights sobre a vida de um poeta desassossegado que viveu um século atrás. Posso ter perdido o passeio, mas encontrei algo – alguém – muito mais espetacular.

෴

Então, agora que você praticamente participou de um dos seminários de Susan, vamos acrescentar a isso o ritual de escrita expressiva sobre o qual falamos, aproveitando as ideias que acabamos de ter com o trabalho dela. Você poderia tentar escrever uma afirmação do tipo "Eu sou..." com base em uma memória ou uma concepção limitante sobre si mesmo? *Não consigo me concentrar e sou um mau funcionário. Tenho medo de me defender. Eu fofoco demais e magoo as pessoas.* Faça as perguntas que Susan lhe faria se ela estivesse aí com você.

As pessoas que amam você ainda o amariam se soubessem o que acabou de escrever? Você ainda se amaria? Você *ainda* se ama?

Espero que a resposta para essas perguntas seja sim. Mas se você não tiver certeza, ou se a resposta, por enquanto, for não, lembre-se do conselho de Susan: *Você não está dizendo que há algo errado com você. Nem que tem uma patologia. Você está dizendo que é um ser humano. Bem-vindo à humanidade.*

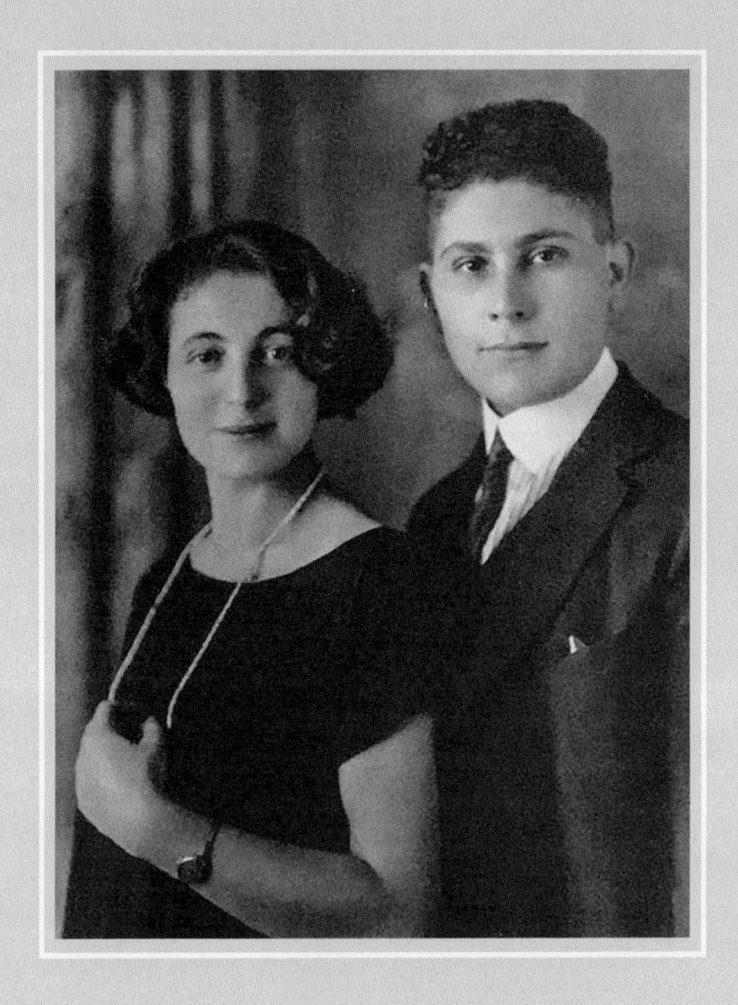

Meus avós paternos, fotógrafo desconhecido

## PARTE TRÊS

# MORTALIDADE, IMPERMANÊNCIA E LUTO

∽

Como viver sabendo que nós e todas as pessoas que amamos vamos morrer?

# CAPÍTULO 7

# Deveríamos tentar viver para sempre?

*Um dia, quando os descendentes da humanidade se espalharem de estrela em estrela, eles não contarão às crianças a história da Terra Antiga até que elas tenham idade suficiente para tolerá-la; e, quando elas descobrirem, chorarão ao saber que algo como a Morte um dia existiu.*[1]
– Eliezer Yudkowsky, em *Harry Potter e os métodos de racionalidade*

Meu irmão, que era radiologista abdominal no hospital Mount Sinai, em Nova York, morreu de complicações da Covid-19 em abril de 2020. Nos dias que se seguiram, eu me senti um poço de náusea – tanto literal quanto existencial. O que é esse enjoo que vem quando uma pessoa se vai, mesmo que, como no caso do meu irmão, ela não faça parte do seu cotidiano há muito tempo?

Não era a solidão da viúva do meu irmão, olhando para o lado vazio da cama, os livros não lidos na mesa de cabeceira do marido, sem ter ninguém com quem conversar ou se aconchegar nessa noite, na seguinte ou na seguinte. Não era a tristeza por sentir falta do humor irônico dele e da disposição que ele tinha de ir a três supermercados diferentes para encontrar as bananas certas para levar para nossa mãe idosa. Não foi também o som do meu pai, normalmente inabalável, soluçando ao telefone quando lhe dei a notícia. (Ele também morreria de Covid antes do fim do ano.)

Essa náusea está relacionada a esses aspectos do luto, mas sua verdadeira fonte, acredito, é a percepção que fez meu filho chorar no último dia de aula do terceiro ano do fundamental: o que já foi nunca voltará a ser. Nunca mais esse professor, nunca mais essa configuração particular de colegas de classe, nunca mais aprender a fazer contas de divisão pela primeira vez (mesmo que você não se importe muito com matemática).

Meu irmão tinha 62 anos quando morreu. Ele conheceu seu amor, Paula, sete anos antes. Eles eram loucos um pelo outro desde o início e se casaram alguns meses antes da pandemia. Foi seu primeiro casamento. No casamento, ele observou que alguns dos brindes tinham o tema "Antes tarde do que nunca", mas que a mensagem real era "VALEU A ESPERA".

Nos dias após sua morte, seus colegas no hospital me contaram histórias sobre ele. Que era famoso por levar um aparelho de ultrassom portátil para o quarto de algum paciente no meio da noite para verificar um diagnóstico difícil. Que ele não se importava com a hora: "O paciente era sua única preocupação." Que havia ganhado recentemente o prêmio de Professor de Destaque e outro de Professor do Ano, a maior honraria de seu departamento. Ele era uma pessoa modesta. Não fiquei surpresa por ele nunca ter mencionado essas conquistas, mas teria gostado de lhe dar os parabéns.

Meu irmão era 11 anos mais velho que eu. Ele me ensinou a andar de bicicleta e inventou uma brincadeira em que, se eu quebrasse essa ou aquela regra absurda, teria que ir para a "Escola Direita". Ainda consigo vê-lo falando ao telefone na cozinha da família, fingindo conversar com os professores que dirigiam a tal escola imaginária. Nos dias após sua morte, todas essas lembranças encheram minha mente às cinco da manhã. Tudo aconteceu há tantos anos. O que já foi nunca mais voltará a ser.

Você pode se acostumar com a ideia de que tudo passa. Pode ler os filósofos estoicos, que nos ensinam a aceitar a morte como algo inevitável, pode seguir os conselhos deles para praticar "memento mori" (lembrar a morte como forma de apreciar a vida), pode meditar sobre a impermanência. Eu faço essas coisas regularmente. Elas preparam você até certo ponto. Mas a terrível beleza da transitoriedade é muito maior do que nós. Em nossos melhores momentos, especialmente na presença do sublime na música, na arte e na natureza, compreendemos a trágica grandiosidade de tudo isso. O resto do tempo, nós simplesmente temos que vivê-lo.

A pergunta é: Como? Como viver algo tão impensável?

Nos capítulos seguintes vamos explorar respostas aparentemente contrastantes para uma das questões mais urgentes da vida.

~

É agosto de 2017. No hotel e centro de convenções San Diego Town and Country, onde acontece a segunda conferência anual do RAADfest, "o Woodstock do prolongamento radical da vida", está prestes a começar.[2] Os adeptos dessa causa têm vários nomes: ativistas antimorte, defensores do prolongamento da vida, transumanistas, entusiastas da superlongevidade. Vou chamá-los de "imortalistas".* "Ocupe seu lugar na revolução contra o envelhecimento e a morte", anuncia a página inicial do RAADfest. "Os palestrantes são cientistas de renome mundial, líderes do pensamento inovador e visionários do prolongamento radical da vida. Essas pessoas são as estrelas, os verdadeiros super-heróis do nosso tempo."

O imortalismo é um movimento crescente de pessoas que acreditam que podemos e devemos viver para sempre. Mesmo as pessoas na casa dos 50 anos hoje têm a possibilidade de ter muitos anos extras de vida saudável se alcançarmos a "velocidade de escape da longevidade",[3] diz o tecnólogo Aubrey de Grey, um líder imortalista carismático e excêntrico cuja barba de Matusalém chega quase até o umbigo.** Depois disso, poderemos acrescentar mais 200 ou 300 anos à vida. E, enfim, quem sabe não tenhamos mais que morrer. Em vez de lidar com as doenças específicas da terceira idade, como o Alzheimer, diz ele, o próprio processo de envelhecimento em si é o inimigo.

Eu vim para o RAADfest para entender melhor a jornada humana para desafiar a morte. O que ela nos diz sobre perguntas agridoces como estas: Como viver sabendo que vamos morrer? Quando as pessoas desejam

---

* Alguns se afastaram desse termo nos últimos anos, pois o movimento está focado apenas na morte por causas "naturais" e não, digamos, por ser atingido por um tsunami ou atropelado por um ônibus. "Defensor do prolongamento da vida" pode ser um termo mais preciso, mas é muito complicado para os propósitos deste livro.
** Aliás, quando este livro foi para impressão, De Grey estava enfrentando acusações de assédio sexual, o que ele nega.

a imortalidade, o que elas realmente buscam? O que querem é realmente a vida eterna ou é outra coisa? Será que a morte dá sentido à vida, como dizem os filósofos; e, em caso afirmativo, o que significaria viver sem morrer?[4] Estou ansiosa para investigar essas questões entre as pessoas que pensaram nelas ao longo de muitos anos.

Ainda no aeroporto de San Diego, quando envio uma mensagem de texto para minha amiga Dra. Raffaella de Rosa, diretora do departamento de filosofia da Universidade Rutgers, em Newark, ela está cética sobre a conferência. "Sou totalmente a favor de não sofrer na velhice", responde Raffaella, que tem cabelos louros curtos e espetados e se veste com a sensualidade de uma mulher que abraça a vida com todo o prazer. "Estamos todos indo para lá e é assustador! Mas desafiar a morte é inacreditável! Heidegger diz que a morte molda nossa vida! A morte nos dá um senso de urgência. Você acha que essas pessoas realmente acreditam no que estão pregando?"

Logo depois, ela manda mais uma mensagem: "Gostaria de estar aí com você e ouvir os argumentos."

Mas uma das primeiras coisas que noto, ao chegar ao RAADfest, é que esses tais argumentos não existem. As pessoas aqui são impacientes com a dúvida. É uma energia mais do tipo: "Graças a Deus estamos todos juntos aqui, com pessoas que pensam da mesma forma e sabem que a morte é uma coisa idiota." "A morte dá tanto sentido à vida", escreveu alguém certa vez na página do Facebook da Associação Transumanista de Stanford, "quanto ter seu estômago arrancado dá sentido a ter um estômago."

Em vez de refletir sobre questões filosóficas, explicam os participantes do RAADfest, devemos nos comprometer com a tecnologia do século XXI e uma vida saudável. Na máquina de café, alguém brinca que um fumante nesta conferência teria que se afastar uns 2 quilômetros para poder dar umas tragadas. De repente, fico envergonhada pelo biscoito que estou comendo com meu café com leite. Penso no meu problema de saúde autoimune extremamente administrável, um tópico que surge com frequência no RAADfest por causa da conexão do sistema imunológico com a longevidade, e sinto uma pontada de culpa. Será que meu amor excessivo por chocolate de alguma forma causou meu problema de saúde? Foi o estresse da minha turnê do livro *O poder dos quietos*? E quanto à minha escolha de assuntos para escrever livros? Como você pode ver neste que está lendo agora, não tenho tendência ao otimismo. Mas tópicos como anseio e pungência, alegria e tristeza não funcionariam aqui. Quem precisa do agridoce? A fragilidade da vida não deve ser valorizada nem é misteriosamente bela. É um problema a ser resolvido com nossa força de espírito e os avanços impressionantes da tecnologia.

Quando entro no salão de baile do hotel onde devemos nos reunir pelos próximos três dias, a música tema do filme *Fama*, de 1980, berra nos alto-falantes:

Vou viver para sempre
Vou aprender a voar (alto)


O RAADfest tem uma reputação controversa na comunidade de prolongamento da vida. Disseram-me que eu poderia esperar encontrar uma variedade de cientistas inovadores, investidores, entusiastas de cristais, charlatães e idosos desesperados por mais alguns anos. O público é majoritariamente masculino, em sua maioria branco, com um punhado de hippies em fase de envelhecimento e tipos magrinhos com estilo de modelo. É fácil identificar os cientistas: alguns um pouco desajeitados, outros decididamente bem-vestidos em calças de brim e camisas Oxford para os homens, blusas elegantes para as mulheres.

Pergunto ao casal idoso sentado à minha esquerda o que os trouxe aqui. "Estamos apenas tentando continuar vivos", dizem. Eles souberam sobre a conferência pela revista *Life Extension*. "E você?", a mulher me pergunta. "Você trabalha na área de prolongamento da vida?" Quando digo que não, que sou escritora, eles perdem o interesse.

Uma banda chamada Living Proof, "prova viva" – três guitarristas de meia-idade e um tecladista idoso –, sobe ao palco para tocar uma música sobre imortalidade. "Saindo das cinzas, estamos destinados a continuar vivos!", cantam eles, aplaudidos de pé.

"Eles se saíram muito bem desta vez", diz uma mulher sentada atrás de mim para sua vizinha de assento do jeito que você falaria sobre uma banda querida da sua cidade natal. Eles todos claramente se conhecem de outros eventos desse tipo. Parecem felizes por estarem juntos novamente, refletindo o humor animado e otimista do público. Mas então eu pergunto ao cavalheiro de 70 e poucos anos à minha direita, um professor de inglês aposentado, o que o traz ao RAADfest.

"Medo", responde ele, sombrio.

O programa começa para valer. Teremos apresentações de pessoas como o criobiólogo e biogerontologista Dr. Greg Fahy, que usa o hormônio do crescimento humano para regenerar o timo, um elemento-chave do nosso sistema imunológico; um geneticista da Escola de Medicina de Harvard chamado Dr. Sukhdeep Singh Dhadwar, que está tentando trazer de volta o mamute enquanto também procura os genes que causam a doença de Alzheimer; e o Dr. Mike West, um renomado polímata que foi um dos primeiros cientistas a isolar células-tronco embrionárias humanas e cuja empresa de biotecnologia visa a curar doenças degenerativas relacionadas à idade.

Mas primeiro, Bernadeane, uma mulher com apenas um nome, sobe ao palco. Ela e seu ex-namorado, James Strole, são os cofundadores da People Unlimited, a empresa com sede no Arizona que produz e patrocina as edições do RAADfest. Bernie, como é chamada, usa um longo vestido preto, uma boina preta, um corte de cabelo chanel branco-platinado e batom vermelho. Ela tem 80 anos e, mesmo pelos padrões de uma mulher jovem, você a descreveria como chique, possivelmente até mesmo como um arraso. (No dia seguinte, ela vai aparecer no palco com botas de cano curto e uma minissaia, ostentando um espaço considerável entre as coxas.)

Bernie conta que nasceu em 1937: "Mas somente em 1960, aos 23 anos, ouvi um indivíduo falar no rádio que o corpo físico não precisava morrer. E desde então sou ativista contra o envelhecimento e a morte. Por isso não estou me preparando para a morte. Estou preparada para viver como nunca antes. Acho que a morte não está com nada. E acho que ninguém deveria morrer. Eu sou grata por ter a eternidade. Tenho a sensação em meu corpo de que não preciso morrer. Não me envergonho disso. Saio da morte como se estivesse saindo da prisão."

Bernie é, em parte, palestrante motivacional e, em parte, agente provocadora. "Não é o fim da sua vida quando você entra na menopausa", declara, "é apenas o começo, acredite! Temos que reivindicar nossos direitos de viver livres da morte. Estou muito animada, porque não vejo fim para nós. Temos que sentir isso. Temos que criar isso. Aproveito a vida como nunca. É maravilhoso quando você chega a um lugar... Estou no meu 81º ano agora", a plateia aplaude, "e é ótimo saber que não é o meu fim. Eu não acho que os 80 anos estejam me derrubando. Estou me elevando em meio a tudo isso! Vejo algo para os seres humanos que nunca vimos antes!"

Sempre supus que meus 80 anos podem ser bem sombrios – isso se eu sequer chegar lá. Mas, ao ouvir Bernie dizer aquilo, penso que isso talvez seja apenas uma história que contamos a nós mesmos. A história errada.

"Um novo mundo está surgindo!", grita Bernie. "Eu não vou parar! Não pare! Continue vivo!"

"Sim!", gritam os membros da plateia. "Urru!", "Isso aí, Bernie!", "Viva a revolução!"

Quem são essas pessoas? São charlatães? São gênios visionários? Estão em negação? São o resultado inevitável de nossa cultura de vencedores e perdedores, determinados a "vencer" a batalha contra a mortalidade? Eles realmente esperam sanar ou retardar a morte indefinidamente? Será uma seita? Pelo menos um site especializado em seitas acompanhou o trabalho de James e Bernie, documentando as quantias que cobram por seus seminários. Mas Bernie e James dizem que estão ganhando a vida vendendo a vida, e o que há de errado nisso?

Com certeza, alguns dos cientistas presentes parecem encarar com muita seriedade sua missão de despertar as pessoas daquilo que De Grey, o tecnólogo com barba de Matusalém, chama de "transe pró-envelhecimento". "As pessoas gostariam de fingir que algo que não querem que aconteça – a morte – não acontecerá", diz ele, "e que podem seguir em frente com sua vida extremamente curta. Elas precisam despertar e ser menos covardes. Elas preferem dizer que 'é uma benção disfarçada' e que estão em paz com o envelhecimento. O problema é que, quando a pessoa tem a expectativa de que algo horrível vai acontecer com ela em um futuro distante, ela tem que fazer uma escolha: ou passar a vida preocupada com isso, ou encontrar uma maneira de parar de pensar nisso e levar a vida do melhor jeito possível. E se, de fato, não há nada a ser feito, então faz todo o sentido se enganar pensando que a morte é uma bênção disfarçada e não se estressar com isso."

Estou impressionada com esse ponto de vista. Sempre pensei que não tivesse medo da morte – tenho uma reação muito mais intensa diante da perspectiva de sofrer o luto do que diante de minha própria mortalidade. Mas recentemente passei por uma suspeita de câncer de mama. Acabou não sendo nada, mas, enquanto aguardava os resultados, fiquei muito mais amedrontada do que esperava.

Então talvez o que diferencie os imortalistas do resto de nós não seja apenas seu tecno-otimismo: talvez seja também sua disposição em olhar a morte cara a cara. A maioria de nós lida com a mortalidade fingindo ser algo que não vai nos acontecer. Mas os imortalistas não podem e não querem fazer isso. Eles consideram a impermanência a grande ferida do mundo e fazem tudo ao seu alcance para curá-la. "Um dia, quando os descendentes da humanidade se espalharem de estrela em estrela", escreve o autor e teórico da inteligência artificial Eliezer Yudkowsky em uma obra de *fanfiction* sobre Harry Potter, "eles não contarão às crianças a história da Terra Antiga até que elas tenham idade suficiente para tolerá-la; e, quando elas descobrirem, chorarão ao saber que algo como a Morte um dia existiu." A ternura dessa passagem, envolta em bravatas de ficção científica, me sensibiliza toda vez que a leio.*

Aliás, muitos cientistas do RAADfest abrem sua fala com imagens comoventes de alguém chorando sobre o corpo de um ente querido e descrevem a própria dor por mães, pais e filhos perdidos. Fazem apelos fervorosos pelo "resgate de nossos idosos", uma frase que transformaram em grito de guerra. Descrevem momentos decisivos, quando ficaram frente a frente com a dor em si – e com o êxtase de tentar curá-la. Para Mike West, o polímata que isolou as células-tronco humanas pela primeira vez, o despertar veio aos 27 anos, enquanto comia um hambúrguer em frente a um cemitério, em sua cidade natal em Michigan. "De repente, foi como a experiência do Buda: de repente, despertei. Vi ali os túmulos de todos os meus amigos e pessoas que eu amava, com o ano e a data em que morreram.

---

* É por isso que a repeti na epígrafe deste capítulo!

Foi como se eu visse o sol nascer naquele dia. Eu disse: 'Isso não vai acontecer.' Eu não sabia como poderíamos conseguir uma coisa dessas, mas decidi dedicar o resto da minha vida a tentar resolver esse problema realmente significativo da mortalidade humana."[5]

⌒

O primeiro imortalista que conheci, muitos meses antes do RAADfest, tem sua própria história. Keith Comito é programador, matemático, pioneiro em tecnologia e presidente da Fundação pela Defesa do Prolongamento da Expectativa de Vida. Ele tem um rosto fino e simpático e olhos castanhos enrugados. No dia em que nos encontramos, em seu café favorito no Greenwich Village, ele veste uma camiseta estampada com uma tabela periódica de personagens da Marvel. Ele me espera com seu chá verde na mão: deixou de tomar café na época da faculdade, explica ele, quando achava que fazia mal para a saúde. Ficar acordado até as três da manhã para concluir seus muitos projetos também é ruim para a longevidade, Keith reconhece, com um sorriso marcado por covinhas, mas há muitas coisas que quer realizar enquanto ainda está vivo: especialmente a longevidade, que, para ele, é o Santo Graal.

Por trás das ações de Keith há uma homenagem consciente à *Epopeia de Gilgamesh*,[6] a primeira grande obra literária do mundo, sobre um rei que anseia pela imortalidade. Keith dá pulinhos na cadeira ao contar a famosa história: o rei que saiu numa busca, encontrou a flor da imortalidade e tentou trazê-la de volta ao seu povo, mas adormeceu no caminho de casa e assim permitiu que uma cobra a comesse. "A imortalidade é o verdadeiro objetivo da jornada de todos os heróis", afirma. *Star Wars* e *Odisseia* são apenas versões sublimadas do desejo ancestral de viver para sempre. Ele se vê como um protagonista desse tipo, mas sem a parte da sublimação.

Keith é uma daquelas pessoas que são totalmente elas mesmas, sem artifícios ou atitudes afetadas. "Estou até arrepiado!" exclama enquanto fala sobre a busca do rei.[7] Durante as duas horas que passamos juntos, ele vai se referir mais três vezes aos arrepios que sente com a ideia de imortalidade. Ele diz que continuaria inspirado a trabalhar em prol da longevidade extrema mesmo que soubesse que ele, pessoalmente, iria morrer. É "a sensação de enfim poder fazer algo que verdadeiramente tem significado e traz a cura para a humanidade" que o energiza. "Como é emocionante estar vivo agora, numa época em que talvez possamos concluir a jornada do primeiro herói, como é emocionante pensar que seremos nós a trazer a flor de volta! As pessoas estão em busca de um significado para a própria vida? Esse é o primeiro significado que já existiu, desde que as primeiras histórias foram escritas na pedra!" Keith gesticula expansivamente, sua mão esbarrando de tempos em tempos no meu laptop. Ele faz uma pausa para se desculpar sinceramente por isso. Acho que na época do colégio ele devia ser um nerd, mas ao mesmo tempo alguém muito querido por seu entusiasmo incontrolável. *"Seremos nós a trazer a flor de volta!"*

Porém, quando você olha *Gilgamesh* e outras obras literárias sobre imortalidade mais de perto (das *Viagens de Gulliver* à lenda do *Holandês Voador*, o tema sempre capturou a imaginação dos autores), os contadores de histórias em geral estão nos alertando: não é apenas impossível viver para sempre (a cobra comerá a flor), mas também imprudente. Ocuparíamos muito espaço. Depois de algumas centenas de anos, ficaríamos entediados. A vida perderia o sentido.

Pergunto a Keith o que ele acha dessas objeções. Ao contrário dos participantes do RAADfest, ele tem um gosto por argumentos filosóficos e os rebate com um experimento mental.

"Você quer morrer amanhã?" ele me pergunta, e minha resposta óbvia é que não. "E no dia seguinte?", ele pergunta. "Ainda não? Então, que tal daqui a dois dias? Três dias?"

A resposta é sempre não. Acaba que é impossível imaginar o dia em que eu diria: "Sim. Hoje é o dia em que eu escolheria nunca mais ver minha família, hoje é o dia em que eu declararia que aceito nunca mais ver outro pôr do sol, nunca mais beber um espresso martini, nunca mais ter momentos sublimes aleatórios com amigos de longa data cantando aquela música do Journey que ouvíamos quando tínhamos 16 anos, nunca mais ver manhãs ensolaradas pela janela de um café."

Se a barganha fosse continuar vivo, mas ficar cada vez mais doente, então, é claro, muitos de nós diriam que está na hora de ir. Mas não é por isso que os imortalistas estão lutando. Eles querem uma vida livre não apenas da morte, mas também da doença e da decrepitude. Eles querem curar todos nós.

Como os imortalistas que conheci no RAADfest, Keith sabe por que não consegue fazer como o resto de nós e reprimir seus pensamentos sobre a morte. Seus pais biológicos se conheceram em um hospital psiquiátrico; eles enfrentaram o vício em drogas e doenças mentais. Desde o dia em que nasceu, Keith viveu com pais que o acolheram num lar temporário e depois o adotaram para valer – e que ele agora descreve como seus "verdadeiros pais em todos os sentidos". Mas seus pais biológicos e adotivos travaram uma amarga batalha pela sua guarda. Seus pais adotivos venceram, mas seus pais biológicos acabaram falecendo quando Keith estava no ensino fundamental – sua mãe, de fome, e seu pai, num suicídio por overdose. Keith ficou arrasado, mas não sabia o que fazer com sua dor. Nem tinha certeza se deveria senti-la: ele tinha a sorte de ter uma boa vida com uma família amorosa, não tinha? Mas sabia que havia entrado em um mundo no qual seus amigos não poderiam segui-lo: o mundo onde a morte é real.

"Em *O Senhor dos Anéis*", explica ele, "há um anel mágico. Quando os personagens o colocam, eles passam para uma dimensão de sombra, onde os soldados dos vilões podem vê-los. Eles atravessam para esse outro plano da realidade. Foi o que aconteceu comigo e com a morte. Quando você é uma criança comum, não pensa na morte. Você acha que seus pais são imortais e, portanto, que você também é. Seus pais protegem você. Mas quando sabe, desde criança, que os seres que geraram você estão mortos, essa proteção desaparece. Há uma linha direta entre você e a morte."

Ele inventou todos os tipos de maneiras de lidar com essa situação. No início, queria ser padre. (Embora agora se considere agnóstico, ele é "muito suscetível à atração religiosa" e ainda é capaz de contemplar um crucifixo por horas a fio.) Depois, tornou-se um autodidata, aprendendo tudo que podia sobre empoderamento pessoal, ciência e condicionamento físico. Ele começou a praticar yoga, artes marciais, ginástica, a se envolver com biotecnologia. "Mas à medida que envelheço", diz ele, olhando para seus braços magros, "o Pai Tempo vai tirar isso de mim. Então, por que não gastar todo o meu tempo trabalhando pelo prolongamento da vida? Se você tem muitos interesses e um deles é prolongar a vida saudável, talvez queira se dedicar a isso em primeiro lugar."

∽

A objeção mais comum ao projeto imortalista é a de que ele não passa de um delírio – por mais avançada que seja a nossa tecnologia, a cobra sempre comerá a flor de Gilgamesh. (Pessoalmente, duvido que nos curemos da morte, embora esteja otimista de que um dia poderemos "prologar a vida saudável" para além das fantasias mais extravagantes de nossos avós.)

Mas a maior preocupação é que os humanos não deveriam ser deuses. Se vivêssemos para sempre, alguns se perguntam, será que ainda seríamos humanos? Se nossa capacidade de amar e criar laços nasce de nosso impulso de cuidar de bebês chorosos, como vimos no Capítulo 1, o que aconteceria se perdêssemos a nossa vulnerabilidade? Ainda poderíamos amar e ser amados? Se, como disse Platão, não podemos compreender a realidade sem contemplar a morte, o que aconteceria se a contornássemos por completo? E, além disso, há as preocupações práticas. Se derrotássemos a morte antes de encontrar outros planetas habitáveis, haveria espaço para todo mundo? Será que isso inauguraria uma nova era de escassez e conflito?

Alguns imortalistas têm respostas prontas para essas críticas. Eles não apenas vão nos curar da morte, mas vão eliminar da condição humana a perda, substituindo-a pelo amor. Se pudermos resolver a questão da mortalidade, ponderam, poderemos descobrir como curar a depressão, acabar com a pobreza, acabar com as guerras. "Acho que é absolutamente verdade", afirmou um dos cientistas do RAADfest, "que, quando resolvermos um dos problemas centrais enfrentados pela humanidade [ou seja, a morte], de alguma forma estaremos empoderados para ter uma chance maior de resolver os outros. Especialmente porque esse problema da mortalidade nos limita desde os primórdios da civilização. Se pudermos fazer isso, poderemos fazer qualquer coisa."[8]

Parte dessa visão utópica – pelo menos a parte que tem a ver com a paz mundial – vem de uma área da psicologia social chamada teoria de gestão do terror. De acordo com essa teoria, o medo da morte incentiva o tribalismo e nos leva a querer nos associar a uma identidade grupal que sobreviveria após a nossa morte. Vários estudos mostraram que, quando sentimos que a nossa vida está ameaçada, nos tornamos nacionalistas fanáticos, hostis a pessoas de fora, tendenciosos contra grupos externos. Em um experimento, participantes que foram lembrados de que um dia morrerão se mostraram mais propensos do que o grupo de controle a dar quantidades excessivas de molho apimentado a seus oponentes políticos![9] Em outro estudo, estudantes politicamente conservadores que foram instruídos a pensar no que acontecerá com seu corpo quando eles morrerem se mostraram mais propensos do que um grupo de controle a defender ataques militares extremos contra nações estrangeiras ameaçadoras.[10] Portanto, se a imortalidade nos libertar do medo da morte, segundo esse raciocínio, seremos mais harmoniosos, menos nacionalistas e mais abertos a pessoas de fora.

Os fundadores da People Unlimited adotam essa visão explicitamente. Conforme explica o site da organização: "Há uma mensagem vital a transmitir – a imortalidade, em vez de ser um elemento desumanizante como as histórias de vampiros de Hollywood sugerem, na verdade traz à tona o melhor de nossa humanidade. Ela acaba não apenas com a morte, mas também com a separação entre as pessoas. Ao neutralizar nosso medo inerente da morte, a imortalidade nos torna capazes de abrir o coração para as pessoas como nunca antes. A toxicidade da vida contemporânea é uma séria ameaça à nossa saúde, e talvez a maior parte dela venha justamente das outras pessoas. Essa paixão livre da morte criaria um nível totalmente novo de proximidade, no qual as pessoas seriam elevadas, e não menosprezadas, umas pelas outras."[11]

É uma ideia legal, mas é improvável que seja tão simples assim resolver a questão da toxicidade e dos conflitos humanos. Na verdade, nosso verdadeiro desafio – como esta discussão sugere – pode não ser a morte (ou não apenas a morte), mas sim as tristezas e os anseios que enfrentamos por estarmos vivos. Acreditamos ansiar pela vida eterna, mas talvez nosso real anseio seja pelo amor perfeito e incondicional, por um mundo em que os leões realmente se deitem com cordeiros, um mundo livre da fome, de inundações, campos de concentração e gulags, um mundo em que cresçamos para amar uns aos outros da mesma maneira exuberante e desamparada como um dia amamos nossos pais, um mundo em que sejamos adorados para sempre como um bebê precioso, um mundo construído sobre uma lógica totalmente diferente da nossa, em que uma vida não precise consumir outras vidas para sobreviver. Mesmo que nossos membros fossem metálicos e indestrutíveis, que nossa alma fosse colocada em um disco rígido no céu, que colonizássemos uma galáxia de planetas hospitaleiros tão gloriosos quanto a Terra – ainda assim enfrentaríamos a decepção e o sofrimento, o conflito e a separação. E essas são condições que uma existência imortal não poderia remediar.

Talvez seja por isso que o grande prêmio tanto no budismo quanto no hinduísmo seja não a imortalidade, mas a libertação do renascimento. Talvez por isso, no cristianismo, o sonho não seja sanar a morte, mas entrar no céu. Ansiamos, como Llewellyn Vaughan-Lee (o professor sufi que você conheceu no Capítulo 2) e outros místicos poderiam dizer, por nos unir novamente à própria fonte do amor. Ansiamos pelo mundo perfeito e belo, pelo "lugar além do arco-íris", pelo "lugar de onde veio toda a beleza" de C. S. Lewis.[12] E esse anseio pelo Éden, como disse o amigo de Lewis, J. R. R. Tolkien, é "toda a nossa natureza em sua melhor expressão, menos corrompida, mais gentil e mais humana".[13] Talvez os imortalistas, em sua jornada pela vida eterna e por "acabar com a separação entre as pessoas", também anseiem por essas coisas e só estejam tentando chegar lá por meio de uma linguagem diferente.

Mas acho que eles também estão apontando em uma direção diferente. É claro que eu adoraria viver o suficiente para conhecer meus tataranetos e, se não puder, espero que meus filhos vivam para conhecer os deles. No entanto, também espero que isso não faça com que neguem a natureza agridoce da condição humana. Os participantes do RAADfest acreditam que vencer a morte revelará o caminho para a paz e a harmonia. Eu acredito exatamente no contrário: que a tristeza, o anseio e talvez até a própria mortalidade sejam uma força unificadora, um caminho para o amor – e que nossa maior e mais difícil tarefa é aprender a trilhar esse caminho.

## CAPÍTULO 8

# Deveríamos tentar "superar" a dor e a impermanência?

*... e, quando chegar a hora de deixar ir,
deixar ir.*[1]
– Mary Oliver, "Nos bosques de Blackwater"

Assim como meu irmão, o poeta budista japonês Issa se casou tardiamente, em 1814, aos 51 anos. Ele teve uma vida difícil. A mãe morreu quando ele tinha 2 anos. Segundo ele, a madrasta o açoitava cem vezes por dia. Mais tarde, Issa cuidou do pai, que sofreu de febre tifoide, até que ele também faleceu. A esposa de Issa deu à luz dois filhos, os dois morreram depois de um mês. Mas então o casal teve uma filha, uma filha saudável, linda, chamada Sato. Felicidade, finalmente! Mas Sato contraiu varíola e morreu antes de seu segundo aniversário.

Issa foi um dos "Quatro Grandes" mestres de haicai do Japão. O poeta, de coração partido, escreveu sobre sua incapacidade de aceitar a impermanência: "Reconheço que a água nunca pode retornar à sua fonte, nem as flores caídas a seus galhos, mas mesmo assim os laços de afeto são difíceis de romper."[2] Ele considerou o assunto novamente neste poema:

É verdade
este mundo de orvalho
é um mundo de orvalho.
Mas mesmo assim...[3]

É um poema curioso: tão sutil que você mal percebe a profundidade da queixa que contém. Parece ser sobre a ideia budista essencial de que nossa vida é tão efêmera quanto uma gota de orvalho. A resposta budista (e hindu e jainista) à questão de como viver sabendo que vamos morrer é praticar o desapego: devemos amar, mas não devemos nos apegar a nossos desejos (no caso de Issa, pela vida da filha) nem a nossas aversões (aqui, a morte dela devido à varíola). Nossa dificuldade em aceitar a impermanência está no âmago do sofrimento humano. Por essa razão, muitos dos grandes mestres contemplativos lembravam-se constantemente da morte, apagando a fogueira na hora de dormir, por exemplo, sem manter as brasas acesas para a manhã. Quem sabe se eles estariam vivos até o dia seguinte?

Mas há uma grande diferença entre consciência e aceitação. É por isso que "este mundo de orvalho/é um mundo de orvalho" não é o núcleo do poema de Issa. Seu verdadeiro núcleo, que pulsa, são as três palavras finais despretensiosas: "Mas mesmo assim."

Mas mesmo assim, diz Issa, sentirei saudade da minha filha para sempre. Mas, mesmo assim, nunca mais serei pleno outra vez. Mas, mesmo assim, não consigo aceitar, não vou aceitar, *você me ouve sussurrando que não aceito* os termos brutais de vida e morte neste lindo planeta. Mas mesmo assim, mas mesmo assim, mas mesmo assim.

∽

Como viver sabendo que nós e todas as pessoas que amamos vamos morrer? Issa oferece a própria resposta agridoce. Creio que o que ele está nos dizendo é: você não tem que *aceitar* a impermanência. Basta estar *ciente* de sua existência e sentir sua pontada.

Porque é ela, afinal, que conecta todos nós.

Pense no estado de espírito de Issa ao escrever. Será que acredita que ele, e somente ele, tem problemas com o desapego? Não, ele sabe que todos nós nos sentimos assim. Ele está escrevendo para todos os seus companheiros humanos que dizem: *Entendi isso das gotas de orvalho, e não me importo, quero minha filha de volta.* Em primeiro lugar, por que ele se deu ao trabalho de escrever haicais e por que ainda os lemos 200 anos depois? Porque sabemos exatamente como Issa se sente, e *ele sabe que nós saberemos*. E nós sabemos que as pessoas que vão ler os poemas dele daqui a 200 anos também saberão (a menos que os imortalistas tenham sucesso em seu projeto). Ao transformar sua experiência em poesia, Issa nos convida a compartilhar a dor da mortalidade, o anseio comum de ser humano; ele nos conduz ao amor que sempre senti ser a fonte invisível da força de todas aquelas músicas tristes com que, inexplicavelmente, enchemos nossas listas de reprodução. Este é o paradoxo supremo: transcendemos a dor apenas quando percebemos que estamos conectados a todos os outros seres humanos que não conseguem transcender a dor porque sempre dirão, porque sempre diremos: mas mesmo assim, mas mesmo assim.

Você viveu registrando em silêncio sua própria queixa contra a mortalidade e sente profundamente a dor da separação? Talvez você guarde essas ponderações para si mesmo e fique um pouco constrangido em relação a elas: apesar das aventuras dos imortalistas, elas vão muito contra a nossa programação cultural. Temos certas frases que usamos para situações cotidianas – *Supere isso*, *Bola pra frente* – e damos a elas um brilho mais gentil quando se trata de luto – *Deixe ir*, dizemos, uma frase cujo uso aumentou astronomicamente nos últimos vinte anos, de acordo com o Ngram Viewer, do Google Livros. E não me entenda mal: é um preceito sábio, uma ideia libertadora. Tenho o poema de Mary Oliver (o da epígrafe deste capítulo) colado sobre minha escrivaninha. Nos últimos anos, me tornei muito boa em deixar ir.

Mas, na cultura contemporânea, a frase implica uma certa aceitação forçada. Já tivemos, no Ocidente, uma tradição chamada *ars moriendi* – a arte de morrer.[4] Esses guias sobre a morte, muitas vezes no formato de panfletos impressos, eram tão populares que uma das versões, escrita em latim em 1415, teve mais de cem edições em toda a Europa. Mas, na década de 1930, o leito de morte se transferiu do quarto na casa da família, onde as pessoas morriam de parto, gripe e câncer, para os hospitais, onde morriam sem ser vistas. Assim teve início um conluio que dura quase um século e sob o qual ainda vivemos: fingir que a morte é algo que acontece apenas com os outros.

A morte se tornou "vergonhosa e proibida", escreveu Philippe Ariès em

*História da morte no Ocidente*.[5] "Você sente a falta de uma única pessoa e o mundo inteiro fica vazio. Mas já não tem o direito de dizer isso em voz alta." As pessoas em luto começaram a carregar nos ombros o "dever ético de se distrair",[6] observou o antropólogo Geoffrey Gorer em sua obra *Death, Grief, and Mourning* (Morte, dor e luto, em tradução livre), e um "imperativo de não fazer nada que possa diminuir a distração dos outros". Elas devem "tratar o luto como entregar-se à morbidez", e o resto de nós devemos "admirar socialmente pessoas em luto que escondem sua dor tão completamente que ninguém imaginaria que algo aconteceu".

Neste capítulo eu gostaria de propor uma visão diferente. Espero mostrar a você como viver em um estado agridoce, com uma intensa consciência da fragilidade da vida e da dor da separação, é uma força subestimada e um caminho inesperado para a sabedoria, a alegria e, principalmente, a comunhão.

⌒

Quando nossos filhos tinham 6 e 8 anos, alugamos uma casa de campo durante dez dias no verão. Os meninos nadaram, brincaram ao ar livre, tomaram sorvete. E também se apaixonaram por dois burrinhos chamados Lucky e Norman, que viviam em um campo cercado ao lado. Todos os dias eles levavam maçãs e cenouras para os burrinhos. No início, os animais eram muito tímidos para aceitar os presentes. Mas, depois de alguns dias, eles já atravessavam o campo correndo ao ver os garotos, que observavam, fascinados, enquanto os burros trituravam os presentes, transformando-os em um caldo que lhes escorria pela boca.

Foi um doce amor de verão. Mas, como todos os amores desse tipo, tinha que acabar. Duas noites antes de partirmos, nossos meninos geralmente felizes começaram a chorar na hora de dormir, tristes por terem que deixar os burrinhos para trás. Dissemos a eles que Lucky e Norman ficariam bem sem nós, que outras famílias também os alimentariam. Dissemos que talvez pudéssemos voltar à mesma casa no verão seguinte; talvez eles voltassem a ver Lucky e Norman.

Mas a única coisa que os consolou foi quando dissemos que a dor da despedida é parte da vida, que todo mundo sente isso e que eles ainda se sentiriam assim outras vezes. Esse papo poderia ser encarado como um lembrete deprimente, mas teve o efeito oposto. Quando as crianças (especialmente as que crescem em relativo conforto) sofrem uma perda, elas choram – em parte porque, sem querer, ensinamos a elas uma ilusão: que as coisas devem ser plenas, que a vida real é quando está tudo bem, que decepções, doenças e moscas no piquenique são desvios da estrada principal. Em "Primavera e outono", o poeta Gerard Manley Hopkins escreve a uma jovem que está triste porque as folhas das árvores estão caindo no bosque chamado Goldengrove:

Margaret, você sofre
porque Goldengrove perde as folhas?

Ele não diz a ela para parar de chorar, não diz que o inverno também é lindo (embora seja). Ele diz a ela a verdade sobre a mortalidade:

É o flagelo ao qual o homem está destinado,
É por Margaret que você sofre.[7]

Isso significa não que as crianças não devam voltar para suas brincadeiras, sua inocência e sua alegria, mas que a informação sobre a transitoriedade chega às crianças, assim como aos adultos, como um alívio, como o fim de uma manipulação. A tristeza que veem no horizonte glorioso é real, e elas não são as únicas que a percebem.
*Mas mesmo assim*: para as crianças e também para os adultos, essas três palavras unem todos que já viveram.

∽

A perspectiva presente nessas três palavras faz mais do que nos conectar de uma forma inefável. De acordo com a Dra. Laura Carstensen – a influente professora de psicologia que dirige o Laboratório de Desenvolvimento da Expectativa de Vida e o Centro de Longevidade, ambos em

Stanford –, ela também tem o poder de nos ajudar a viver no presente, perdoar com mais facilidade, amar mais profundamente e viver com mais gratidão e contentamento, e com menos estresse e raiva.[8]

Carstensen está na casa dos 60 anos, tem cabelos curtos grisalhos, óculos de armação de tartaruga e uma postura que consegue ser ao mesmo tempo modesta e dominante. Em 2012 ela fez uma famosa palestra TED chamada "Pessoas mais velhas são mais felizes", descrevendo suas descobertas surpreendentes sobre como as pessoas mais velhas tendem a possuir esses atributos que acabei de descrever. É claro, a intuição popular sempre afirmou que a idade confere sabedoria. Mas Carstensen derrubou gerações e gerações de suposições sobre *a razão* por que as coisas são assim. Como Atul Gawande descreve em seu perspicaz livro *Mortais*, Carstensen descobriu que o segredo não é a idade em si, nem a experiência que vem com ela, mas sim a consciência da impermanência.[9] É a consciência de que o tempo é limitado. É essa noção de "mas mesmo assim".

Em um estudo, Carstensen e seus colegas acompanharam um grupo formado por pessoas entre 18 e 94 anos ao longo de dez anos. Usando o método de "amostragem de experiências", ela fez com que os participantes relatassem seu estado emocional em horários aleatórios do dia e da noite. Ela descobriu que as pessoas mais velhas relataram menos estresse, raiva, preocupação e angústia do que as jovens ou de meia-idade. Também descobriu o que ela e seus colegas chamaram de "efeito da positividade" à medida que envelhecemos. Enquanto os adultos mais jovens tendem a ter um "viés de negatividade" que os predispõe a se concentrarem em dados desagradáveis ou ameaçadores, Carstensen descobriu que as pessoas mais velhas são mais propensas a perceber e recordar os dados positivos. Elas se concentram em rostos sorridentes e tendem a ignorar cara feia e expressões de raiva.[10]

No início, outros cientistas sociais enxergaram nessas descobertas o "paradoxo do envelhecimento". Afinal, por mais sábio que você seja, não é divertido habitar um corpo cada vez mais fraco e encher sua agenda de enterros à medida que seus amigos e familiares morrem. Então por que as pessoas mais velhas seriam mais felizes? Será que elas tinham se tornado melhores em permanecer inabaláveis e sorrir com naturalidade diante de uma realidade deprimente? Será que o grupo que Carstensen estudou era de uma geração culturalmente condicionada a demonstrar autocontrole? Porém os mesmos dados acabaram se aplicando a membros de todas as gerações, fosse a dos veteranos da Segunda Guerra Mundial, fosse a do pós-guerra: quanto mais envelheciam, mais calmos e satisfeitos eles se tornavam.

Carstensen teve um palpite sobre o que realmente estava acontecendo. Ela achava que a verdadeira resposta era o estado de pungência, que as pessoas idosas experimentam com muito mais frequência do que as jovens (e que, como sabemos, está no âmago do agridoce). A pungência, conforme ela me disse, é o sentimento mais rico que os humanos vivenciam. Ele dá sentido à vida e surge quando você se sente feliz e triste ao mesmo tempo. É o estado em que você entra quando chora lágrimas de alegria, que costumam surgir em momentos preciosos *imbuídos de seu iminente fim*. Quando choramos com aquela criança querida que brinca em uma poça de chuva, não ficamos simplesmente felizes: "Também contemplamos, mesmo que não de forma explícita, que esse momento da vida vai acabar, que os momentos bons passam, assim como os ruins, que todos nós vamos morrer no final. Acho que ficar confortável com isso é um processo de adaptação. É maturidade emocional."[11]

Todos podemos entrar nesse estado, mas isso acontece com mais frequência com os mais velhos, supôs Carstensen, porque seus dias estão contados. Os jovens se iludem achando que a música nunca vai parar de tocar. Por isso, para eles, explorar faz mais sentido do que saborear: conhecer pessoas novas em vez de dedicar tempo às mais próximas e queridas; aprender novas habilidades e assimilar muitas informações em vez de refletir sobre o significado de tudo isso; concentrar-se no futuro em vez de permanecer no presente. Para os jovens, a pungência pode ser comovente, mas talvez pareça irrelevante para o viver diário.

Todas essas atividades da juventude são maravilhosas, é claro, em um sentido expansivo e construtivo. Mas quando você sabe, realmente sabe, que não viverá muito mais tempo, sua perspectiva se torna mais estreita e mais profunda. Você começa a se concentrar no que mais importa, para de se preocupar tanto com ambição, prestígio e progresso. Você quer que o tempo que lhe resta esteja repleto de amor e sentido. Você pensa sobre tudo que já conquistou, saboreia o simples ato de estar vivo.

Quando Carstensen coloca a questão dessa forma, o contentamento das pessoas idosas faz todo o sentido – como sempre fez para sábios e filósofos, que inventaram todas as formas possíveis (como manter um crânio na escrivaninha) para nos lembrarmos da morte.

Ainda assim, aqui, na sociedade ocidental do século XXI, cientistas colegas de Carstensen ficaram inicialmente céticos em relação às ideias dela. Mas ela conseguia ver o que outros pesquisadores não conseguiam. Não porque fosse mística ou uma monja; mas porque, aos 21 anos, ela própria esteve perto da morte.

Depois de um terrível acidente de carro, ela ficou internada na ala ortopédica, onde dividiu o quarto com pacientes octogenárias, uma após a outra, que haviam quebrado o quadril. E durante aquelas semanas sombrias em que ficou entre a vida e a morte, ela começou a perceber que começava a desenvolver as mesmas prioridades que suas colegas de quarto mais velhas. Como elas, seu foco social se estreitou e sua avidez por sentido se aprofundou. Ela se viu ansiando por estar com as pessoas que mais amava.

Enquanto se recuperava, passou os quatro meses seguintes no hospital, entediada e imóvel, como em uma daquelas cenas de desenho animado em que o paciente fica deitado de barriga para cima com uma perna pendurada, presa ao teto. Seu pai a visitava todos os dias e sugeriu que ela fizesse algum curso na Universidade de Rochester, onde era professor. Ele disse a ela para escolher qualquer área, que ele iria às aulas por ela e as gravaria. Laura escolheu psicologia. Naquela época, ela não tinha nenhum interesse particular no processo de envelhecimento. Mas depois, ao longo de sua carreira, quando leu que as pessoas mais velhas têm círculos sociais menores, que é improvável que apareçam em centros de idosos para almoçar ou participar de programas sociais que seriam considerados bons para elas, aquilo fez total sentido para ela. Ela se lembrou de como se sentiu no hospital. Por que gastar tempo fazendo novos amigos quando seus dias estão contados? Não seria melhor buscar sentido nos momentos e relacionamentos que você já tem?

Na época, como conta Gawande, a teoria predominante era de que, à medida que nos aproximamos do fim da vida, começamos a nos envolver menos com as coisas. Mas Carstensen suspeitava que isso fosse um equívoco. Podemos não querer conversar com pessoas aleatórias em um centro para idosos, mas isso não significa que queremos parar de nos conectar. Pelo contrário, ela pensou: ao nos aproximarmos do fim, renunciamos à expansão em favor da comunhão e do sentido.

Após esse primeiro estudo de uma década com pessoas de 18 a 94 anos, Carstensen conduziu pesquisas cada vez mais inovadoras, testando sua hipótese de que é a consciência da impermanência, e não a idade em si, que nos leva a fazer as escolhas de vida de uma pessoa mais velha e mais sábia. Ela continuou constatando que os mais velhos tendem a valorizar o tempo com amigos próximos e familiares, e não se dão ao trabalho de conhecer pessoas novas. Mas, quando lhes pediu que imaginassem que o progresso médico lhes daria mais vinte anos de vida, ela descobriu que, nesse caso, eles faziam as mesmas escolhas que os jovens. Por outro lado, jovens que estavam em estado terminal sofrendo com a aids faziam as mesmas escolhas dos octogenários e também de jovens perfeitamente saudáveis que eram preparados para a impermanência, digamos, imaginando que estavam prestes a se mudar para longe de seus entes queridos.

Carstensen encontrou esses padrões até mesmo entre pessoas saudáveis que enfrentavam conflitos sociais. Moradores de Hong Kong jovens e fortes que estavam preocupados com o domínio chinês em 1997, e mais tarde com a epidemia de SARS, fizeram as mesmas escolhas sociais que as pessoas mais velhas. Mas quando a vida pareceu se estabilizar, depois da transição política e quando a ameaça da SARS diminuiu, esses jovens começaram a agir "como eles mesmos" outra vez. Repetidamente, os estudos de Carstensen mostraram que a variável importante não é há quantos anos você nasceu, mas quantos anos bons você sente que ainda lhe restam.[12]

Tudo isso é uma ótima notícia se você tem 80 anos. Mas também tem implicações enormes para o restante de nós. Se Carstensen estiver certa quanto ao fato de que a sabedoria vem não apenas da experiência, mas também de nos prepararmos para a "fragilidade da vida", como ela diz, devem existir muitas maneiras de alcançar esse estado. Afinal, não podemos (e provavelmente não queremos) ficar 30 ou 50 anos mais velhos – mas sempre podemos mudar nossa perspectiva.

Se você é uma pessoa naturalmente agridoce, tem a vantagem de já estar mais inclinado a sentir a força da impermanência. Outra maneira de chegar lá é simplesmente esperar a chegada da meia-idade, que parece trazer alguns dos benefícios psicológicos do envelhecimento sem as desvantagens de um corpo em decadência. Carstensen desenvolveu um breve teste para avaliar duas categorias: a amplitude da nossa noção de possibilidade e nossa consciência de que vamos morrer um dia.[13]

Quando fiz o teste, aos 50 anos, descobri que respondi ao primeiro conjunto de perguntas (que mede sua expectativa de um futuro cheio de promessas) como uma jovem, e ao segundo conjunto (que mede sua sensação de que o tempo está acabando) como uma octogenária. Assim como uma jovem de 21 anos, minha vida ainda é repleta de planos, ideias e entusiasmo. Mas também tenho uma consciência aguda (que há quinze anos me faltava) de que o tempo é limitado. Isso não me causa ansiedade, pelo menos ainda não, mas faz com que eu sinta que devo assimilar tudo enquanto ainda sou capaz. Carstensen me disse que o meu resultado é típico de pessoas na meia-idade.

Mas, mesmo que você tenha 22 anos ou não tenha um temperamento agridoce, Carstensen acredita que existem outras maneiras de acessar a sabedoria das pessoas idosas. Ela nos aconselha – surpresa! – a ouvir música agridoce, em tom menor (você pode encontrar uma playlist, que criei especialmente para este livro, em www.susancain.net).

Ela também recomenda meditar sobre a morte. Observe a impermanência na natureza – o esplendor do outono, o filhote de pardal caído na entrada de sua casa. Passe tempo com pessoas mais velhas da sua família e pergunte se você pode gravar as histórias de vida delas. É difícil acreditar que elas não poderão contá-las para sempre. Perceba que um dia essas histórias existirão apenas em formato digital.

Também podemos seguir as tradições religiosas nas quais fomos criados: a Quarta-feira de Cinzas no cristianismo, por exemplo; o Yom Kipur no judaísmo; as meditações sobre a impermanência no budismo.[14] Todas elas nos lembram da mortalidade. Em *A imitação de Cristo*, um influente livro devocional cristão, o estudioso medieval Tomás de Kempis encoraja os cristãos a viver como se pudessem morrer a qualquer momento.

É algo semelhante à sabedoria de filósofos estoicos, que nos aconselhavam a lembrar da morte exatamente nos momentos em que nos sentimos mais invencíveis.

Segundo Ryan Holiday, um importante pesquisador do estoicismo, quando os romanos triunfavam, o comandante vitorioso era colocado em um lugar de honra, onde as multidões de admiradores poderiam vê-lo melhor. Mas, para que não se entregasse totalmente à glória, ele era acompanhado por um ajudante que sussurrava em seu ouvido: "Lembre-se, você é mortal."[15] Marco Aurélio também escreveu em suas *Meditações*: "Você poderia abandonar a vida neste instante. Deixe que isso determine tudo que você faz, diz e pensa." Sêneca sugeria que todas as noites disséssemos a nós mesmos "Talvez você não acorde amanhã" e que recebêssemos todas as manhãs com o lembrete "Talvez você não durma de novo". Todas essas práticas servem para nos ajudar a tratar a vida e uns aos outros como as dádivas preciosas que somos.

Como mencionei, já experimentei essas práticas e sei como elas podem ser úteis. Quando dou um beijo de boa-noite em meus filhos, às vezes lembro que eles podem não estar mais aqui amanhã – ou eu mesma posso não estar. Talvez isso lhe pareça meio mórbido, mas esses pensamentos me fazem largar meu celular imediatamente ou, melhor ainda, deixá-lo em outro cômodo.

Porém às vezes o "memento mori" aparece inesperadamente. Meu pai me apresentou a música do grande compositor belga Jacques Brel quando eu era adolescente. Nós dois adorávamos a genialidade e o páthos das canções dele. O amor por Brel, e pela música em geral, foi um dos muitos presentes que meu pai me deu. Durante as semanas em que ele ficou internado no hospital com Covid e eu esperava notícias dele, comecei a ouvir Brel outra vez. Fazia décadas desde a última vez que eu tinha escutado aquelas canções, e agora, adulta e na meia-idade, percebi que o grande tema que perpassava todas elas era a passagem do tempo. Acho que isso poderia ter me deixado triste, mas não – eu me senti amada: Brel havia previsto esse momento; meu pai sabia que esse momento se aproximava quando me mostrou essas músicas tantos anos atrás; e agora eu também sabia. Jacques Brel, meu pai, eu. E você.

Refletindo sobre o trabalho de Carstensen, comecei a vê-la como uma figura religiosa disfarçada de cientista. Ela ri quando lhe conto isso, mas reconhece que gosta muito de uma célebre história rabínica. É assim:

> Um rabino caminha com um garotinho por uma trilha e eles se deparam com um pássaro morto. O menino pergunta por que o pássaro teve que morrer.
> – Todas as coisas vivas morrem – explica o rabino.
> – Você vai morrer? – pergunta o menino.
> – Sim – responde o rabino.
> – E eu?
> – Sim.
> O menino parece angustiado.
> – Por quê? – pergunta ele em tom de urgência.
> – Porque é isso que torna a vida preciosa.

Pergunto a Carstensen por que ela gosta tanto dessa história. Ela responde com a voz embargada pela emoção: "Porque os dados da minha pesquisa dizem a mesma coisa."

Enquanto o trabalho de Carstensen se concentra no modo como reagimos à nossa própria mortalidade, ainda resta a questão de como responder ao luto. Não por acaso, o poema de Issa é sobre a morte de uma filha – para muitas pessoas, a maior provação entre todos os tipos de sofrimento.

Issa estava lutando com o ideal de desapego, que parece completamente contrário à postura ocidental em relação ao luto. Freud, por exemplo, aconselhou não o desapego preventivo, mas o rompimento do apego após a morte: a retirada gradual do investimento na pessoa que um dia amamos, o doloroso e trabalhoso processo de romper os laços afetivos. Ele chamou isso de "trabalho de luto".

Uma visão mais atualizada do luto, defendida por estudiosos ocidentais contemporâneos como o professor de psicologia clínica George Bonanno, da Universidade Columbia, autor de um influente livro chamado *The Other Side of Sadness* (O outro lado da tristeza, em tradução livre),[16] tem como foco não o processo de "deixar ir", mas nossa resiliência natural. Quando perdemos nossos entes queridos, diz Bonanno, podemos cair de joelhos, podemos amaldiçoar os céus. Mas nós, seres humanos, estamos preparados para suportar essa dor, pois enfrentamos perdas assim desde que o mundo é mundo. Algumas pessoas sofrem de luto crônico – ou de uma angústia moderada – por um tempo prolongado. Mas muitos de nós somos mais resilientes do que imaginamos.

Partimos do princípio de que a trajetória padrão após o luto é um longo período de agonia seguido por uma recuperação dolorosamente lenta, mas a realidade, conforme afirma Bonanno, é mais complexa. Podemos rir de uma piada no dia seguinte à morte de nossa filha, podemos soluçar pensando nela 50 anos depois.

Logo depois de um luto, é comum viver emoções intensas de felicidade e tristeza alternadamente. Como a autora Chimamanda Ngozi Adichie descreveu na *The New Yorker*, logo após a morte de seu pai: "Outra revelação: quanto o riso faz parte do luto. O riso está firmemente entrelaçado em nosso repertório familiar, e agora estamos rindo, lembrando de meu pai. Mas em algum lugar no fundo do riso há uma névoa de descrença. O riso se dissipa gradualmente."[17]

"A experiência dominante é de tristeza", explica Bonanno em um podcast com o Dr. David Van Nuys, "e também há algumas outras emoções. Há raiva, às vezes desprezo ou vergonha, quando as pessoas têm memórias e experiências difíceis... Então, em vez desse estado elaborado e constante de meses de profunda tristeza, na verdade o luto é muito mais uma espécie de estado de oscilação, e essa tristeza é pontuada, às vezes, por estados positivos e sorrisos, por risadas e conexão com as outras pessoas." Para muita gente, explica Bonanno, esses "períodos de tristeza gradualmente se tornam menos intensos".[18]

Isso significa que nem mesmo a pessoa mais resiliente do mundo consegue superar a perda por completo. "Ela pode não resolver a perda", diz ele. "Pode não deixar a dor totalmente de lado. Mas é capaz de seguir vivendo." Somos programados para viver ao mesmo tempo o amor e a perda, a amargura e a doçura.

A ênfase oriental no desapego apresenta uma visão diferente do luto, sem negar a dor – até mesmo o Dalai Lama sofreu quando sua mãe morreu – e certamente sem negar o amor. "O desapego não se contrapõe ao amor, como as pessoas costumam pensar", diz o líder espiritual hindu Sri Sri Ravi Shankar. "É uma forma superior de amor."[19] O desapego nos aconselha a amar de maneira desapegada.

Vejo muita sabedoria nessa visão... e ainda assim me pergunto se isso pode se aplicar, se deve se aplicar, a um pai em luto, a Issa. Ou será que o princípio do desapego é varrido pelo tsunami de desolação que recai sobre uma mãe ou um pai nessa situação?

Decidi realizar uma pesquisa informal, começando com Sri Sri, a quem tive a sorte de entrevistar em um fórum da Universidade Yale. Ele respondeu sem hesitar: "Sim, ainda se aplica." Um pai vai ficar de luto, é claro. Mas "você sofre pela morte ou doença de alguém apenas porque a pessoa é sua. Mesmo o amor esmagador que você sente por um filho existe em uma versão apegada ou não apegada. Amar um filho pelo que ele é, é uma coisa. Amar um filho porque ele é seu, é outra. Amor sem apego é o seu amor por seu filho pelo que ele é. Amar seu filho porque ele é seu é amor com apego".

Obviamente, ele reconhece, um pai precisa de um tempo para se ajustar à sua nova realidade. "Você pode crescer a partir disso", diz ele. "Para uma mãe, isso pode não ser possível imediatamente."[20]

Em seguida fui visitar um colega chamado Stephen Haff. Como sou mãe de dois meninos, fui aconselhada por Sri Sri, em um eco da tradição de bondade amorosa que aprendi com Sharon Salzberg, a afrouxar os laços de apego expandindo o escopo do meu amor materno. "Você deve amar muitas outras crianças como se fossem seus filhos", disse ele, "da mesma forma que você ama seus filhos. Quando você expande seu apego, o desapego acontece. Uma sabedoria maior entra em sua vida."

Acontece que Stephen vive exatamente a vida que Sri Sri prescreve.

De cabelos louros, descabelado e intenso, um brilhante especialista em teatro, ele dedicou a carreira a ensinar crianças carentes em uma escola de uma sala só que administra com orçamento apertado em Bushwick, no Brooklyn. Chama-se "Calmaria na tempestade" e é um santuário de leitura e escrita depois da escola, onde crianças e adolescentes, a maioria imigrantes mexicanos, podem mergulhar na literatura e no teatro. Eles escrevem poesia, ficção e memórias, depois se revezam lendo suas criações em voz alta enquanto os outros ouvem, no que Stephen chama de "um silêncio sagrado".[21] Ele passa 60 horas por semana na escola, mal conseguindo pagar o aluguel de sua própria família, e me contou que outras pessoas confessam não compreender a profundidade de seu "amor por crianças aleatórias". Mas "a cada criança que entra na sala", explica ele, "fico apaixonado. Faço o que posso por todas elas. Quero ouvir a voz de todas".

No entanto, quando perguntei a Stephen o que achava do conselho de Sri Sri, ele tirou do bolso um pedaço de papel dobrado que sempre carrega consigo – uma citação de George Orwell. "Nesta era dominada por yogues", escreveu Orwell (em 1949, muito antes de haver um estúdio de yoga em cada esquina), "é muito fácil supor que o 'desapego' é não apenas melhor, mas que o homem comum só o rejeita porque ele é muito difícil... Se pudéssemos encontrar suas raízes psicológicas, descobriríamos, creio eu, que o principal motivo para o 'desapego' é o desejo de escapar da dor de viver e, sobretudo, do amor, que, sendo sexual ou não, é um trabalho árduo."[22]

Stephen se virou e me olhou nos olhos. "Amar alguém não quer dizer nada se não significar amar algumas pessoas mais do que outras", disse ele. "E compreender isso me torna mais capaz de amar. Eu entendo que existe uma hierarquia. Amo meus alunos, mas com certeza amo mais meus filhos, e não tenho interesse em me treinar para me afastar disso. É muito forte. É algo muito distante da essência da natureza. E quero sentir isso completamente. Muitas vezes admirei as ideias budistas, mas ao mesmo tempo me perguntei o que elas realmente significavam. Será que realmente, em última análise, não são mesmo insensíveis? Quando li pela primeira vez aquela citação de Orwell, foi como ter permissão para ser uma pessoa."

O que ele faria, perguntei a Stephen, com a maior delicadeza que consegui, se algo acontecesse com "seus" filhos, os filhos que ele e sua esposa estão criando?

"Se eu perdesse meus filhos", respondeu ele sem pensar duas vezes, "ficaria destruído. Eu também ficaria terrivelmente destruído se perdesse alguma das outras crianças. Mas, se fossem meus filhos, eu estaria arruinado."

Por fim, conversei com outra amiga, Dra. Ami Vaidya, que é uma das chefes de oncologia ginecológica do Centro Médico da Universidade HMH Hackensack. Ami começou sua formação trazendo crianças ao mundo; agora seu trabalho muitas vezes envolve tratar, com a maior habilidade e empatia possíveis, mães com câncer de ovário em estágio terminal. Ami por acaso é hindu e acredita na reencarnação, no que ela descreve como um "padrão circular entre a vida e a morte".[23] Quando era pequena, sua avó fez um gesto, com o polegar voltado para cima, e explicou a ela que havia uma pequena Ami, do tamanho de seu polegar, que vivia no coração da menina. "Ela me disse que nosso corpo não pode viver para sempre e, quando morre, essa alma segue em frente e encontra um novo corpo no qual viver. E essa alma continua e continua. Nunca morre. Um dia, essa alma quebra o ciclo de nascimento e morte e pode se unir ao universo. Essa é a ideia do *om*."

Para Ami, esse sistema de crenças torna a morte mais fácil de suportar. Também influencia a maneira como ela pensa sobre o tratamento médico. "O corpo não significa nada", explica. "Cremamos o corpo e nem as cinzas guardamos. É realmente uma coisa transitória, tudo isso, e permite que as pessoas aceitem a perda e vejam esta vida como algo muito, muito limitado."

Ami está empenhada em oferecer a suas pacientes toda a gama de opções de tratamento, para que possam decidir com dignidade que rumo tomar. No Ocidente, diz ela, pacientes de câncer tendem a querer tentar tudo, "mesmo que haja uma chance de 3 por cento de estabilizar a doença, nem sequer de curá-la! E para muitos pacientes desafortunados, com doença avançada ou recorrente, os sintomas podem ser severos. A qualidade de vida pode ser seriamente prejudicada: eles não têm energia nem para sair da cama, a capacidade de comer ou beber fica limitada. Para eles, a doença estável não é exatamente vida. Mas nos agarramos a qualquer oportunidade porque simplesmente não queremos enfrentar a perda. Minhas pacientes hindus costumam recorrer menos à tentativa desesperada de um último tratamento com 3 por cento de eficácia. É uma generalização, é claro que existem exceções. Mas é mais provável que digam: 'Chegou a minha hora.'"

"Não estou dizendo que os hindus ficam felizes com a morte", Ami se apressa em explicar. "Todos têm a mesma sensação de perda. Mas há mais uma percepção de que a morte faz parte da vida. Há certo fatalismo, uma noção de que não temos como mudar isso, de que há um poder maior do que nós, maior até do que a capacidade da ciência de encontrar tratamentos e curas. As coisas acontecem por um motivo. Se chegou a nossa hora, chegou a nossa hora."

É um ponto de vista poderoso. E mesmo assim... Quando pergunto a Ami sobre o caso de Issa, a morte de uma filha, ela para por um instante. Ami é muito cheia de energia, extremamente inteligente, uma médica talentosa. Falar com ela é como ser carregado por um rio de palavras e ideias fluindo sem esforço. Mas agora sua fala fica mais hesitante. "Acho que é mais difícil com crianças", diz ela devagar. "Acredito que pedir esse tipo de aceitação é muito difícil. Graças a Deus não sou oncologista pediátrica. Isso é uma coisa que eu nunca poderia fazer. Especialmente depois de ter meus próprios filhos. Todos os dias me agarro aos meus filhos com tudo que tenho. Realmente não sei como podemos confortar uma família que enfrente uma perda dessas. Perder um filho é a coisa mais grave e profunda que existe. Não tenho uma boa maneira de descrever ou falar sobre isso. Para mim, é apenas um sofrimento que alguns são forçados a suportar."

A princípio, fico confusa. Se você realmente acredita que a alma vive, que tudo é um ciclo quase infinito de renascimento, essa crença não deveria aliviar até as perdas mais graves?

Mas a doutrina da reencarnação não resolve a dor da separação entre duas almas unidas, explica Ami. "É improvável que essas duas almas se encontrem novamente. E quem sabe onde cada uma vai pousar? Essa é uma perda verdadeira."

E aí está de novo: o problema mais antigo, o sonho mais profundo – a dor da separação, o desejo do reencontro. Esse é o ponto central do sofrimento e do desejo humano, não importa sua religião, seu país, sua personalidade. É o que Issa estava tentando nos dizer, é o que todos nós sempre soubemos o tempo todo.

Tanto o budismo quanto o hinduísmo ensinam que, quando ficamos livres dos nossos apegos, alcançamos o nirvana, que não está no céu nem em algum lugar distante e fantástico, mas sim em um estado iluminado que qualquer um pode acessar aqui na Terra, um estado em que enfrentamos com equanimidade e compaixão tanto a dor e a perda quanto o conforto e a união.

Então talvez nenhuma das pessoas que acabei de descrever seja iluminada: nem Stephen, nem Ami, nem mesmo Issa. Issa definitivamente não. Talvez, quando você se iluminar completamente, o agridoce se torne irrelevante. Eu não saberia dizer. (E, se você acha que sim, considere a observação do mestre espiritual Ram Dass de que, se você acredita que é iluminado, devia ir passar uma semana com a sua família.)[24]

Mas existem diferentes caminhos para a paz que todos buscamos. "Deixar ir" é um desses caminhos e nos ajuda em certa medida. "Saber quão resiliente você é" é outro caminho e nos dá conforto e coragem. O desapego é uma terceira via e nos ajuda a aspirar a um amor expansivo que existe além da posse. Outras pessoas se consolam na fé de que se reunirão com seus entes queridos no céu.

Porém o caminho de Issa – "mas mesmo assim" – traz consigo uma sabedoria diferente, que expressa o anseio que, para muitos de nós, é a força que nos levará para casa. "Mas mesmo assim" estende os braços que parecem envolver o peito do mundo quando nossos entes queridos nos deixam. "Mas mesmo assim" nos conecta com todos que já sofreram – ou seja, com todo mundo.

∽

Quando a única filha de Lois Schnipper, Wendy, foi diagnosticada com câncer de ovário aos 38 anos, os oncologistas disseram que iriam tratá-lo como uma doença crônica. Por isso, durante os dez anos da doença de Wendy, apesar do prognóstico sombrio para o câncer de ovário na época, Lois acreditava que Wendy sobreviveria. Lois é otimista por natureza, assim como Wendy, que continuou levando a vida da forma mais normal possível com o marido e as filhas: peças de teatro na escola, jogos de futebol e férias em família. Nas fotos daqueles anos, o penteado de Wendy muda: às vezes, uma bandana enrolada na cabeça, às vezes, seu cabelo castanho totalmente liso está encaracolado por causa da quimioterapia, mas seu sorriso é sempre radiante. Ela enfrentou uma crise médica atrás da outra, com idas frequentes ao hospital, a família reunida em muitas salas de espera enquanto Wendy passava por algum procedimento, mas todas as vezes a crise se resolveu, todas as vezes Lois continuou a acreditar que Wendy viveria mais do que ela.

Já o marido de Lois, Murray, que tem uma natureza menos otimista e perdera o próprio pai aos 16 anos, se preparou para o pior. Ele saboreou aqueles dez anos com sua filha, mas também ficou na defensiva. O que significa que, quando Wendy finalmente morreu, Murray estava pronto (o mais pronto que é possível estar diante de algo assim), enquanto Lois ficou arrasada. Durante dois anos ela raramente saía de casa e acordava todos os dias em prantos. Ela pendurou fotos de Wendy nas paredes, criando um mosaico estranho na casa em que ela e Murray a criaram. Sua personalidade ensolarada e habilidosa se fora para sempre – ao menos era isso que parecia.

Um dia, graças ao apoio de Murray e à sua sugestão gentil de que fazer um santuário para Wendy não estava ajudando ninguém, Lois encontrou o caminho de volta. Ela percebeu que tinha outros filhos e netos que também precisavam dela; que ficar presa à dor era excluí-los, dizer que não importavam, e sinalizar que também deveriam passar o resto da vida isolados. Ela percebeu que ainda tinha Murray, a quem adora. E que ainda amava a vida. "Gosto de estar com as pessoas, ir a lugares", diz ela. "Ainda me anima muito."[25]

Olhando em retrospecto, ela está feliz por não ter adotado uma visão mais realista do prognóstico de Wendy, diminuindo a alegria daqueles dez últimos anos que passara com a filha. Ela não trocaria aquela época boa por uma aceitação mais fácil de sua morte.

Lois é uma amiga próxima – é a sogra da minha irmã – e me contou tudo isso calmamente durante um brunch em um restaurante aconchegante no Upper West Side de Manhattan, com Murray ao seu lado. Tinha 82 anos na época da nossa conversa. Ao ouvi-la contar sua experiência, eu a amo, a admiro, tomo notas mentais do que fazer quando estiver diante de um desastre, mas também sinto que, em seu otimismo de tirar o fôlego, ela é uma completa estranha para mim. Sou mais como Murray: eu teria visto o diagnóstico claramente, teria me preparado para o pior. É quem eu sou, para o bem e para o mal. Os psicólogos até têm um nome para isso: "pessimismo defensivo". Como é impressionante, penso eu, pela milionésima vez, que os seres humanos sejam tão diferentes.

Mas então Lois diz algo que me faz perceber que ela não é nem um pouco estranha para mim. De repente, estamos reunidas na curiosa e bela unidade dos seres humanos, fazendo o melhor que podemos com nosso código-fonte dolorosamente imperfeito. "É como um espelho quebrado agora", diz Lois. "Sempre falta alguma coisa. O espelho não voltará a ser do jeito que era, mas, se você se esforçar, pode recuperar uma parte dele."*

Pausa.

"Mas é preciso certo esforço", acrescenta Lois baixinho.

Ela diz as palavras com delicadeza, quase como uma reflexão tardia: "Mas é preciso certo esforço."

Lois, no ano de 2016, duzentos anos depois que Issa escreveu seu poema, olhou para mim em nossa mesa alegre, com sua omelete de espinafre e seu suco de morango, e me disse as palavras que os humanos devem sempre dizer: Mas mesmo assim. Mas mesmo assim. Mas mesmo assim.

⸻

Duzentos anos atrás, Issa ensinou que devemos ter consciência da impermanência, que devemos perceber como as gotas de orvalho são efêmeras,

---

* Lois leu sobre essa imagem do espelho em um livro cujo nome ela não recorda, peço desculpas por não dar o crédito a quem o escreveu!

mas não devemos fingir que a dor desaparece. Por mais que sua cultura lhe diga para sorrir, não é humano simplesmente superar, como se nada tivesse acontecido.

Mas isso não significa que não podemos seguir em frente.

Essa distinção – entre superar e seguir em frente – é a base de uma palestra TED da autora Nora McInerny e também a estrutura mais poderosa que encontrei para abraçar a natureza agridoce da existência que une todos nós.[26] Depois de perder o marido Aaron para um câncer no cérebro, McInerny perguntou a outras pessoas que estavam sofrendo pela perda de parceiros o que elas mais odiavam no luto. A resposta mais comum: a recomendação de "superar".

Nora se casou novamente. Ela e seu novo marido tinham quatro filhos em uma família mista, uma casa no subúrbio, um cão adotado. A vida era boa. Mas, como ela disse, Aaron continuava lá. Não "do jeito que era antes, que era muito melhor... É só que ele não pode ser apagado e, portanto, está presente". Ele está presente no trabalho dela, no filho que tiveram juntos, na pessoa que ela se tornara (a pessoa por quem seu segundo marido se apaixonou). Ela não deixou Aaron, diz. Ela "seguiu em frente com ele".

As observações de McInerny dão continuidade ao legado de Issa e também nos mostram como vivê-lo.

"O que podemos fazer além de tentar lembrar uns aos outros que algumas coisas não têm conserto e que nem todas as feridas podem ser curadas?", prossegue ela. "Precisamos uns dos outros para sermos lembrados, para ajudar as outras pessoas a se lembrarem de que o luto é essa emoção multitarefa. Você pode estar e estará triste e feliz; você irá sofrer e será capaz de amar, no mesmo ano ou semana, no tempo de uma respiração. Precisamos nos lembrar de que uma pessoa de luto vai rir de novo e sorrir de novo. Ela vai seguir em frente. Mas isso não significa que superou."

## CAPÍTULO 9

# Herdamos a dor de nossos pais e ancestrais? E será que podemos transformá-la gerações depois?

> *A segunda geração traz no corpo o que foi silenciado na primeira.*[1]
> — Françoise Dolto

Comecei a escrever este livro para resolver o mistério da música agridoce: por que a ouvimos, por que tantos de nós a consideramos tão elevada e sublime. Mas havia também aquela outra questão que mencionei no Capítulo 4: eu não conseguia falar da minha mãe sem chorar e queria saber como poderia resolver isso. Minha solução tinha sido nunca falar dela, até uma manhã de outubro no Open Center, na região central de Manhattan.

Em minha busca para entender a mortalidade, me inscrevi em uma oficina para assistentes sociais, párocos e psicólogos que trabalham com pessoas que estão morrendo e que estão de luto. Eu não era profissional da área, mas estava escrevendo *este livro*, que esperava que me qualificasse para participar. Assim, lá estava eu: me sentindo calma e um pouco desconectada, não muito diferente de como me senti antes do show em homenagem a Leonard Cohen. Não tinha ideia de que estava prestes a responder à minha pergunta de décadas sobre minha mãe, mas também explorar uma questão muito maior sobre o agridoce: como transformar as tristezas e os anseios que herdamos das gerações que vieram antes de nós.

Nós nos reunimos em uma sala iluminada e arejada que também funciona como um estúdio de yoga (cobertores dobrados e blocos de espuma lotavam as prateleiras), mas hoje um esqueleto de corpo inteiro está posicionado na frente, ao lado de uma pequena mesa de madeira com uma vela votiva e um quadro de avisos que diz: "Compreender a morte é compreender a vida!"

O Dr. Simcha Raphael, psicoterapeuta, "educador de conscientização sobre a morte" e diretor fundador do Instituto Da'at para Conscientização, Defesa e Treinamento para a Morte, está sentado, ansioso, ao lado do esqueleto.[2] Simcha, que nos convida a chamá-lo pelo primeiro nome, parece a combinação de um rabino ortodoxo e um hippie californiano da velha guarda, com barba grisalha, terno azul-marinho e solidéu, mas também um brinco grande, pingente de prata e botas de vaqueiro. Seu discurso é uma mistura de cadência talmúdica e a perspicácia de um comediante. Ele foi "curtido na salmoura do sofrimento", conforme nos conta, tendo suportado a morte de muitos amigos próximos e familiares quando era jovem. Mas acredita que entre este mundo e o próximo há uma janela, não uma parede, e que nossa sociedade "fóbica em relação à morte" nos impede de perceber isso.

Somos oito na oficina, nossas cadeiras dispostas em círculo, e Simcha nos convida a compartilhar nossas experiências pessoais com a morte. Uma das primeiras a falar é Maureen, que se descreve como uma "irlandesa durona". Maureen dá a impressão de ser competente, sensata e alegre. Ela fala ardorosamente sobre a filha e o marido, com quem irá comemorar o 15º aniversário de casamento naquela mesma noite. Ela tem cabelos curtos e lisos e usa óculos, tênis de corrida e um crachá com um rosto sorridente. Com uma voz clara e assertiva, as mãos apoiadas ao lado do corpo, Maureen conta sua história.

"Sempre começo com o que faço, porque é o mais seguro para mim. Sou assistente social na área médica. Eu me sinto confortável ajudando as pessoas a enfrentar a própria morte e", diz ela com ênfase sombria, "*sinto muito medo* da minha própria. Meu pai morreu quando eu tinha 14 anos, e minha mãe não nos permitiu ficar de luto. Quando comecei a chorar no funeral, ela me lançou um olhar furioso." Maureen reproduz o olhar com o que considero uma mímica perfeita, com os cantos da boca voltados para baixo em severa desaprovação.

"Minha irmã perdeu o cabelo de tristeza", continua ela. "Chorei muito, mas nunca lidei com a perda. Encontrei um amigo que era uma figura paterna, e esse amigo cometeu suicídio. Depois me tornei alcoólatra e tive relacionamentos com homens abusivos. Já fiz vários abortos e acredito que vou para o inferno. Estou sóbria há 14 anos. Eu me dediquei ao trabalho para poder compensar as vidas que tirei. Assim, de alguma forma, eu poderia apoiar outras pessoas onde não houve apoio para mim."

"Quero viver o luto por meus erros terríveis", acrescenta Maureen, com tranquilidade. "Quero aprender a curar essa dor e pedir perdão. Como posso me perdoar? Se eu pudesse fazer isso, me libertaria para ajudar outras pessoas."

Simcha ouve atentamente o tempo todo. "Percebo duas coisas", diz ele com gentileza. "Primeiro, sua mãe ensinou você muito bem a enfiar seus sentimentos debaixo do tapete. Sua história é muito dolorosa, mas, se eu reproduzisse um videoclipe sem som do que acabou de nos contar, você poderia estar falando sobre uma viagem ao Caribe ou uma refeição que acabou de comer. Então, obrigado, mãe, mas pode pegar isso de volta. Segundo, vejo um anseio de cura e de remover o julgamento de si mesma. Temos que nos livrar destas três palavras: *meus erros terríveis*."

Ele pede que o resto de nós preste atenção ao que acontece quando ouvimos a história dolorosa de alguém. Será que a tomamos como nossa? Sim. Minha desconexão está esfarelando. Sinto algo se desamarrando enquanto ouço Maureen.

Em seguida, Simcha pergunta se estamos nos julgando: "Você está pensando 'Maureen tinha uma história para quatro lenços de choro e a minha é só para dois'?" Sim, isso também. Fico aliviada ao ver os outros rindo com alívio semelhante da pergunta de Simcha. Eu gostaria de não ter que contar minha história; soa tão fraca comparada à de Maureen.

Mas recusar-se a falar parece errado, pouco generoso. Quando chega a minha vez, falo sobre minha mãe, sobre nossa grande ruptura quando eu era adolescente, sobre ter sentido, naquela época, que tinha matado o espírito dela. Descrevo como minha mãe cresceu à sombra da própria mãe e de um pai cuja família inteira estava sendo massacrada, em tempo real, do outro lado do oceano.

E, enquanto falo, as velhas lágrimas vêm; eu deveria saber que viriam. Estou chorando como se fosse uma história para quatro lenços, para sete lenços, como se fosse uma história para mil lenços e, ainda assim, não seria choro bastante. Ali está Maureen, cujo pai *realmente* morreu quando ela era adolescente e cuja vida se desfez em consequência disso, e aqui estou eu chorando mais do que ela. Tenho certeza de que Simcha não gostaria que comparássemos sofrimentos, mas me sinto ridícula.

Porém Simcha não está me julgando, e, até onde dá para ver, nem o grupo. "Ouço que não houve uma individuação plena e saudável", ele me diz. "Então parte de você continua presa nos 16 anos, quando você ainda quer permanecer ligada à sua mãe. Quando você tem que dizer 'Eu posso ser um indivíduo ou me sentir amada, mas as duas coisas, não.'"

Ele está certo, é claro; sei disso há muito tempo. Mas então Simcha diz mais uma coisa: que não carrego apenas meu sofrimento. Que estou carregando o sofrimento de minha mãe também, e o sofrimento da mãe e do pai dela, e da mãe e do pai de cada um deles. Estou carregando o sofrimento de gerações.

Ele me pergunta meu signo. Não costumo dar bola para astrologia, mas entro no jogo, digo a ele que sou Peixes. "Você é permeável", diz ele, balançando a cabeça. "É difícil para você saber o que é seu e o que pertence a outras pessoas. Às pessoas que vieram antes de você."

"Mas você pode manter viva a conexão com as gerações", acrescenta ele, "sem se apegar à dor delas."

Eu tenho um choque de reconhecimento quando me dou conta: essas lágrimas estranhas, que aparecem do nada, como um assaltante na esquina... *Tenho essas lágrimas a vida toda, tenho-as desde muito antes dos problemas com minha mãe.* Elas vêm em momentos de despedida, como no último dia do acampamento de verão aos 10 anos, embora eu nem tivesse gostado muito do acampamento e estivesse feliz em ir para casa. Lembro-me de me sentir desconcertada com o choro já naquela época. As lágrimas não pareciam combinar com as circunstâncias, exceto de alguma forma cósmica que eu não conseguia identificar.

Quase não temos tias, tios, primos na minha família de origem. Quase todos, tanto do lado da minha mãe quanto do lado do meu pai, foram mortos no Holocausto. No lugar deles há uma foto centenária desbotada de parentes desaparecidos sobre os quais eu me perguntava desde criança: um grupo de homens, mulheres, idosos e crianças olhando sérios para a câmera. As expressões eram moda na fotografia europeia da década de 1920, quando a foto foi tirada, mas sempre me pareceu que eles estavam antecipando seu destino, como alguns deles de fato estavam.

Em 1926, quando meu avô era um promissor estudante rabínico de 17 anos, ele e seu pai gastaram todo o dinheiro que tinham em passagens de trem de Bczuch, a pequena vila polonesa onde moravam, para uma cidade chamada Stanislav, para ouvir uma palestra de um importante pensador que previu o que estava por vir. "Judeus poloneses", o palestrante profetizou, "existem dois gigantes: Rússia e Alemanha. Esses dois gigantes estão competindo pela hegemonia, pelo controle do mundo. Eles continuam incitando conflitos e preparam munição e balas e todos os tipos de embarcações para a destruição, e acabarão se enfrentando. E vocês, judeus poloneses, estarão no meio disso. Vocês estão condenados a ser reduzidos a cinzas. Permitam-me dar um conselho: fujam. Corram o mais rápido que conseguirem. Estou encorajando vocês, estou encorajando vocês com todo o poder em minha voz e minha mente: fujam. Fujam daqui, porque senão vocês serão reduzidos a cinzas."

No ano seguinte, meu avô partiu para os Estados Unidos sozinho, apadrinhado pelos pais de uma noiva que ele ainda não havia conhecido, minha avó materna. Ele pretendia trazer a família assim que pudesse. Mas vivia na pobreza, em um apartamento minúsculo no Brooklyn, não tinha nada para oferecer a eles, nem sequer um lugar para acomodá-los. A profecia de Stanislav sempre esteve em sua mente, mas quem sabia quão real ou iminente essa ameaça era? Ele esperou um pouco mais, um pouco mais e, nesse meio-tempo, sua família foi reduzida a cinzas. Exatamente como o orador havia previsto.

Para a congregação que ele serviu ao longo de cinquenta anos, meu avô era o rabino de olhos cintilantes e voz ritmada, uma presença acolhedora, de inclinação filosófica e riso alegre. Ele conhecia o Talmude de cor, era o condutor das orações, o pastor das almas. Para minha mãe, ele era todas essas coisas, além de um pai profundamente dedicado. Para mim, ele parecia estar neste mundo, mas não ser daqui, como o personagem de um conto mágico-realista. Ele tinha o aroma de uma biblioteca antiga, como se tivesse saído como um gênio não da lâmpada, mas das pilhas de livros antigos que enchiam seu pequeno apartamento. Ele era uma das minhas pessoas favoritas no mundo inteiro.

Mas também era o homem que nunca se perdoou pela destruição de sua família, que suspirava tardes a fio, que quase um século depois da viagem a Stanislav chorou em seu leito de morte pelos pais que deixara para trás. Meu avô inspirava o respeito dos tipos mais dominantes de sua comunidade, mas seu coração estava com as almas perdidas. Elas se reuniam em sua sala de estar e caminhavam com ele para a sinagoga. *"Oy, nebach"*, ele costumava dizer, em iídiche, com um grande suspiro, enquanto contava à minha mãe as desgraças de um ou outro membro de sua congregação. *Oy, nebach* significa "aquela pobre alma". É uma das poucas expressões em iídiche que conheço, transmitida a mim quando eu era uma garotinha e brincava na cozinha enquanto ele conversava com minha mãe, e eu o ouvia dizer isso em todas as conversas. *Oy, nebach*, a legenda da minha infância.

⁓

Será que esses eventos históricos, transmitidos a mim de alguma forma, contribuíram para minhas lágrimas misteriosas, como Simcha sugere? E, nesse caso, por qual mecanismo? A transmissão foi cultural, familiar, genética ou as três coisas juntas? Exploraremos essas questões neste capítulo. Mas também faremos outra pergunta. Se nossa tarefa, como ensina a tradição agridoce, é transformar a dor em beleza, *será que podemos fazer isso não apenas com a dor do nosso presente e passado, mas também com a dor das antigas gerações?*

Você pode não ter *herdado* nenhuma história dramática de tristeza. A história da sua família pode não estar ligada às catástrofes mais conhecidas dos últimos séculos. Mas é provável que alguns de seus ancestrais tenham sido submetidos à servidão e à escravidão. Mesmo que tenham sido reis e rainhas, a dor da separação provavelmente também os atingiu na forma de guerra, fome, peste, alcoolismo, maus-tratos ou qualquer uma das outras forças do caos que mais cedo ou mais tarde nos expulsam do jardim. No fundo do nosso coração, todos nós conhecemos o lado amargo do agridoce.

Pouco tempo depois da oficina de Simcha, ouvi Krista Tippett, apresentadora do podcast *On Being*, entrevistar a Dra. Rachel Yehuda, professora de psiquiatria e neurociência e diretora da Divisão de Estudos de Estresse Traumático da Escola de Medicina Mount Sinai. Era tarde da noite e eu estava quase caindo no sono quando Yehuda disse algo que fez com que eu me sentasse muito aprumada de um pulo.

Ela trabalha na área emergente da epigenética: o estudo de como os genes se ativam e desativam em resposta a mudanças ambientais, inclusive adversidades. A hipótese que ela testou ao longo de toda a sua carreira é que o sofrimento pode afetar nosso corpo em um nível celular que passa de uma geração para outra. Como ela disse a Tippett: "As pessoas dizem, quando algo catastrófico acontece com elas: 'Não sou a mesma pessoa. Mudei. Não sou a mesma pessoa que era antes.' E temos que começar a nos perguntar: 'Bem, o que elas querem dizer com isso? Claro que elas são a mesma pessoa. Elas têm o mesmo DNA, não é?' Têm. E acho que isso significa que a influência externa foi tão esmagadora que forçou uma grande mudança na constituição delas, uma transformação duradoura. E a epigenética nos dá a linguagem e a base científica para podermos começar a entender isso."[3]

No início da carreira, quando Yehuda estudava transtorno de estresse pós-traumático, ela e seus colegas montaram uma clínica para sobreviventes do Holocausto no Hospital Mount Sinai, em Nova York. A intenção era ajudar os próprios sobreviventes, mas não foi isso que aconteceu. Os sobreviventes, que tinham tendência a sentir que nenhum médico era capaz de compreender suas experiências, ficaram em casa. Foram *os filhos* deles que apareceram.[4]

A vida desses filhos (a maioria já na meia-idade) revelava um padrão único. Eles ainda se sentiam perturbados, décadas depois, por terem testemunhado a dor dos pais. Eles sentiam uma pressão esmagadora para viver por aqueles que haviam falecido. E tinham dificuldade com a separação, especialmente de seus pais. A maioria das pessoas na faixa dos 40 e 50 anos se identifica como marido, esposa, pai ou mãe de alguém. Mas esse grupo se descrevia como filho ou filha de fulano e fulana. Eles viviam à sombra de seus pais.

Havia outros indicadores mais palpáveis também. Os filhos dos sobreviventes eram três vezes mais propensos a sofrer de transtorno de estresse pós-traumático (TEPT), caso tivessem sido expostos a eventos traumáticos, em comparação com judeus demograficamente semelhantes cujos pais não eram sobreviventes. Eles eram mais propensos à depressão clínica e à ansiedade. E seus exames de sangue mostravam as mesmas anormalidades neuroendócrinas e hormonais que os próprios sobreviventes.

Claramente essa população tinha uma herança emocional particular, mas como ela havia sido transmitida? Será que tinha a ver principalmente com a criação recebida e o relacionamento com os pais? Ou será que também estava, de alguma maneira, inscrita em seu DNA?

Para responder a essa última pergunta, Yehuda e seus colegas estudaram um gene específico, associado ao estresse, em um grupo de 32 sobreviventes do Holocausto e 22 de seus filhos. Eles descobriram que esse gene, tanto nos pais quanto nos filhos, mostrava um tipo de mudança epigenética chamada metilação. Era uma evidência importante de que "trauma parental anterior à concepção" pode ser passado de uma geração para a seguinte.[5]

Em 2015, ela e os colegas publicaram essas descobertas na revista *Biological Psychiatry*. O estudo logo foi tratado de forma sensacionalista em artigos da imprensa sobre o trabalho de Yehuda e sobre a encantadora promessa da epigenética em geral. Com a mesma rapidez, o estudo de Yehuda foi criticado na área por sua pequena amostra e por não incluir os netos e bisnetos dos sobreviventes.[6] Ela mesma alertou, em um artigo de 2018 publicado na revista *Environmental Epigenetics*, contra o "determinismo biológico reducionista".[7] Essa era uma ciência jovem, explicou, as descobertas ainda eram modestas. Acontece que as descobertas de Yehuda foram posteriormente replicadas em um estudo de 2020 usando uma amostra maior e relatadas no *The American Journal of Psychiatry*.[8]

Mas perdida nessa discussão estava a questão de *por que* a imprensa foi tão rápida em relatar um estudo tão pequeno, *por que* essa linha de investigação científica é tão interessante. Acredito que a resposta seja simples. É porque valida uma de nossas intuições mais profundas, a mesma que Simcha compartilhou comigo no dia da oficina sobre luto: que a dor pode não só durar uma vida inteira, mas pode durar muitas vidas.

Já há algum tempo temos evidências de que, às vezes, os efeitos do trauma duram, tanto fisiológica quanto psicologicamente, por uma vida inteira. Essa foi a base do diagnóstico de TEPT, que foi acrescentado ao *Manual Diagnóstico e Estatístico de Transtornos Mentais (DSM-III)* em 1980. Na época, o diagnóstico era controverso. O estresse costuma produzir respostas de luta ou fuga de curto prazo, mas, quando a ameaça passa, o corpo tende a voltar ao equilíbrio. Porém começaram a se acumular evidências de que o trauma poderia causar mudanças corporais duradouras, inclusive nos neurocircuitos cerebrais, no sistema nervoso simpático, no sistema imunológico e no eixo hipotálamo-hipófise-adrenal.

Mas agora estamos começando a ver evidências de que esses efeitos fisiológicos também podem *atravessar* várias vidas. Além das descobertas preliminares de Yehuda, há um corpo crescente de pesquisas com animais. Uma delas mostrou que pulgas d'água expostas ao cheiro de um predador produzem filhotes com cabeças pontiagudas e blindadas.[9] Em outro estudo, camundongos expostos a um odor inofensivo, associado a um choque elétrico doloroso, deram à luz filhotes *e* netos que temiam o mesmo odor – na ausência de qualquer choque.[10] A professora de epigenética da Universidade de Zurique Isabelle Mansuy conduziu um estudo fascinante (e muito triste) no qual expôs filhotes de camundongos a vários suplícios, incluindo a separação das mães. Quando esses camundongos cresceram, eles se comportaram de modo errático, sendo mais imprudentes e deprimidos do que camundongos de um grupo de controle. Por exemplo, se colocados na água, eles se desesperavam e paravam de nadar. A prole desses camundongos mostrou o mesmo comportamento instável.

Talvez isso não fosse nenhuma surpresa, já que esses filhotes foram criados por pais maltratados. Mas Mansuy começou a cruzar camundongos machos traumatizados com fêmeas não traumatizadas, e em seguida removeu os machos da gaiola antes que os filhotes nascessem, para que o comportamento anormal dos pais não pudesse influenciar seus descendentes. Depois que os filhotes foram desmamados, Mansuy deu mais um passo e criou esses camundongos em grupos separados, para que os irmãos de ninhada não pudessem influenciar uns aos outros. Fez isso em até seis gerações de camundongos. E seu protocolo, diz ela, "funcionou imediatamente". Os descendentes dos camundongos traumatizados mostraram o mesmo comportamento instável de seus antepassados.[11]

Outras evidências epidemiológicas também surgiram entre seres humanos. Os filhos de prisioneiros da Guerra Civil dos Estados Unidos tendiam a viver menos do que os filhos de outros veteranos.[12] Os filhos de mulheres holandesas que estavam grávidas durante a grande fome da Segunda Guerra Mundial tiveram taxas anormalmente altas de obesidade, diabetes e esquizofrenia posteriormente.[13] E um estudo de 2018 com mulheres negras americanas, liderado pela Dra. Veronica Barcelona di Mendoza, professora da Escola de Enfermagem de Yale, sugeriu que a discriminação racial pode causar alterações epigenéticas em genes que afetam o desenvolvimento de esquizofrenia, transtorno bipolar e asma.[14]

Esses efeitos transgeracionais – nos filhos de sobreviventes do Holocausto, de prisioneiros da Guerra Civil, de mulheres holandesas famintas e mulheres de ascendência africana – poderiam ser o produto de muitas e variadas causas, é claro. E podem ter pouco ou nada a ver com a ideia cientificamente fascinante de que o sofrimento é capaz de alterar nosso DNA. ("A resposta a essa objeção", diz um artigo da revista *Science*, "é onde se encaixam os modelos com camundongos.")[15]

Mas, com camundongos ou sem camundongos, esconde-se nesses exemplos epidemiológicos uma segunda explicação para o fascínio com essa área da epigenética. Acredito que seja porque intuímos que, se a dor é transgeracional, *a cura também poderia ser*. Como o biólogo Larry Feig, da Universidade Tufts, coloca: "Se é epigenético, é responsivo ao meio ambiente. Isso significa que os efeitos ambientais negativos provavelmente são reversíveis."[16] Em outras palavras: talvez realmente haja uma maneira, mesmo gerações depois, de transformar tristeza em beleza, de transformar amargura em doçura.

Yehuda compreendeu isso desde o início. "Sinto-me muito desafiada ao pensar como essa informação pode ser empoderadora, e não desempoderadora", diz ela sobre seu trabalho. "A pesquisa pode involuntariamente ser vista como confirmação de uma narrativa de danos permanentes e significativos à prole", escreveu ela na revista *Environmental Epigenetics*, "em vez de contribuir para discussões sobre resiliência potencial, adaptabilidade e mutabilidade em sistemas biológicos afetados pelo estresse."[17]

⁓

A cura transgeracional assume muitas formas, e todas elas envolvem a criação de conexões saudáveis com nossos ancestrais. Uma abordagem possível é a psicoterapia, que, como Yehuda descobriu em um estudo de 2013 publicado na *Frontiers in Psychiatry*, parece produzir mudanças epigenéticas mensuráveis. Da mesma forma, os modelos com camundongos de Isabelle Mansuy mostram que criar camundongos traumatizados em condições terapêuticas pode curá-los a ponto de livrar seus descendentes de cicatrizes emocionais.[18] Em um estudo de 2016, ela descobriu que camundongos traumatizados criados em gaiolas enriquecidas com rodinhas e labirintos não passavam os sintomas de angústia para seus descendentes.

A terapia assume formas variadas, é claro, e está além do nosso escopo explorar todas elas aqui. Mas um de seus propósitos é nos ajudar a perceber nossos próprios padrões – e abrir espaço para eles. Na entrevista ao podcast *On Being*, Yehuda descreveu uma sessão de terapia em grupo na qual uma filha de sobreviventes do Holocausto contou um incidente perturbador no trabalho. "E então me lembrei", disse a mulher, "que a Dra. Yehuda disse que tenho amortecedores ruins e que deveria esperar passar, porque minha biologia reagirá de forma extrema antes de se acalmar. Então eu fiz isso, e realmente deu certo."[19] No entanto, Yehuda nunca usara a metáfora dos amortecedores. Com o apoio da terapia, a paciente a havia criado sozinha.

Também podemos nos encarregar – por meio da psicoterapia ou de nossa própria busca pela verdade – de olhar para nossos ancestrais: realmente olhar para eles, amá-los e, assim, amar a nós mesmos. Considere a obra-prima da cantora e compositora Dar Williams, "After All" ("Depois de tudo"), que conta como enfrentar a dor de seus antepassados a curou de uma depressão suicida. "Eu sabia que minha família tinha mais verdade para contar", canta Williams sobre sua jornada de volta no tempo, pesquisando a infância difícil de seus pais para que ela pudesse "conhecer a si mesma através deles".

Mas às vezes viajamos no tempo não apenas por meio de pesquisas, não apenas por meio de conversas com a nossa família. Às vezes ajuda fazer uma viagem física de volta ao local onde a dor se originou. Considere o trauma da escravidão como ele se manifesta em seus descendentes. Enquanto escrevia este capítulo, recebi um e-mail de minha amiga Jeri Bingham, criadora e apresentadora do *Hush Loudly*, um podcast dedicado aos introvertidos. Jeri mora em Chicago, mas escrevia do Senegal, para onde fizera uma inesperada viagem de negócios.[20] Enquanto estava lá, ela visitou a Ilha Gorée, "o último lugar onde nossos ancestrais foram mantidos antes de serem levados para os Estados Unidos", escreveu Jeri, que é afro-americana. "O guia contou como portugueses, holandeses e britânicos tomaram a ilha e a usaram como último porto na travessia do Oceano Atlântico. Eles amontoavam homens e mulheres nesses recintos, alimentando-os apenas uma vez por dia para mantê-los vivos. As almas que morriam tinham seus corpos jogados no oceano."[21]

O e-mail incluía fotos perturbadoras: um recinto escuro, que parecia úmido, com uma abertura estreita como janela, de frente para o mar que levaria as pessoas escravizadas para sempre. Jeri parada diante daquela que era chamada de "Porta sem retorno". E duas áreas de espera separadas, uma marcada "Femmes" (Mulheres) e outra, "Enfants" (Crianças): lembranças de embrulhar o estômago de todas as mães separadas de seus filhos e dos filhos separados de suas mães. A terrível dor da separação.

Mas Jeri acrescentou algo surpreendente. "Senti que era um solo sagrado para mim."

A descrição desse lugar de tanta dor e tristeza como "sagrado" me impressionou. Pensei em como a palavra *sacrifício* vem do termo latino que significa "tornar sagrado" e senti que Jeri estava em contato com essa etimologia. Perguntei se ela se importaria de explicar o que queria dizer.

E sua resposta ecoou a ênfase de Yehuda na transformação de feridas do passado em curas do presente, da amargura em doçura. Ela escreveu:

> Senti que era sagrado porque eu estava pisando o mesmo chão onde talvez milhões de escravizados, meus ancestrais, pisaram não faz muito tempo.
> Eu senti sua alma. Senti seu espírito. Quando entrei, senti medo, ansiedade, mágoa, angústia, raiva, terror e o desconhecido. Esses sentimentos não eram meus. Eram deles. Senti sua tristeza, sua depressão e solidão. Embora estivessem acorrentados uns aos outros, eles não estavam em casa com sua família. Foram tirados de tudo que conheciam e forçados à escravidão, enquanto outros lucravam tornando-se seus "donos". Eu os imaginei ali, agrilhoados, sentados e deitados em suas próprias fezes, nus ou provavelmente quase nus, sem saber o que ia acontecer a seguir.
> Enquanto eu estava lá e processava o que acredito serem os sentimentos dos meus ancestrais, também processei meus sentimentos, que eram de alegria, orgulho, força e empoderamento. Tudo que eu conseguia pensar era... vejam como o meu povo chegou longe. Eu odeio o que aconteceu com eles. Odeio como a vida deles acabou, mas aposto que estão orgulhosos do que nos tornamos. Sinto-me ainda mais responsável agora por ser a melhor pessoa que posso ser e por não tomar como garantido nada que me foi dado. Sou abençoada por ter nascido com a vida que tenho, por ter recebido tudo o que precisava e ter sido criada por pais que me colocaram em primeiro lugar e me deram o mundo. Saí de lá pensando na minha responsabilidade com a minha raça e a minha cultura. É impressionante ver de onde viemos, como fomos tratados e como sobrevivemos e prosperamos gerações depois. Sinto-me grata e humilde por ser a manifestação da tragédia e do sofrimento de meus antepassados.

Quando Jeri me enviou aquelas fotos do Senegal, ela não fazia ideia de que eu estava escrevendo sobre a dor que herdamos. Mas, quando compartilhei essa noção com ela, ela ficou surpresa. Ela sentiu que isso tocava sua alma e explicava muita coisa. "As pessoas negras às vezes guardam tudo dentro de si", disse ela, "para serem fortes, inabaláveis ou impávidas, o que às vezes pode aparentar, para pessoas brancas, raiva ou apatia." Mas os escravizados, ancestrais de Jeri, nunca tiveram a chance de viver seu luto. "Despojados de seu país, jogados em uma terra estrangeira com um modo de vida e uma cultura que eram diametralmente opostos a tudo que conheciam, eles não tiveram tempo nem oportunidade de lamentar. Em vez disso, perseveraram. Criaram filhos e lutaram com as armas que tinham. Mas o sofrimento nunca os deixou."[22]

Outra maneira de curar a dor geracional, diz Yehuda, é ajudar *outras* pessoas que atualmente enfrentam problemas semelhantes.

Quando terminei minha palestra TED sobre anseio e transcendência, uma jovem chamada Farah Khatib me abordou do lado de fora do auditório. Ela tinha longos cabelos escuros, olhos castanhos profundos e um jeito de inclinar a cabeça para o lado que parecia um abraço na forma de um maneirismo inconsciente. "Anseio", disse ela. "Tenho isso. Não sei por quê. Anseio por ser inteira."[23] Mas, quando ela contou sua história, ficou claro que ela sabia, *sim*, por quê. E não era apenas a história de Farah. Era a história de sua irmã, a história de sua mãe, era a história de suas ancestrais mulheres.

Farah nasceu e cresceu na Jordânia, em uma família que se considera progressista, "mas não somos". Como mulher, ela foi ensinada "a se diminuir, a ser fraca, a agradar". Sua irmã morreu quando elas eram garotinhas, um acontecimento tão traumático que ela não consegue se lembrar como aconteceu nem quantos anos tinha na época. Os pais não viveram seu luto, pelo menos não abertamente. Simplesmente nunca mais mencionaram a filha, não guardaram nem fotos dela. Depois se divorciaram. A mãe, que lutava contra a própria dor e o luto e estava desesperada para escapar da família, deixou Farah com uma babá que deveria ser sua mãe substituta, mas, em vez disso, a maltratou. Para sobreviver, Farah se tornou o mais passiva e invisível que conseguia. Quando chegou à juventude, se sentia morta por dentro.

Ela encontrou trabalho em Singapura, fazendo marketing de produtos de cuidados capilares para uma empresa multinacional. Era apenas um trabalho; ela não esperava que influenciasse seu torpor. Mas trabalhava no grupo de pesquisa de mercado, que fazia pesquisas aprofundadas com as clientes mulheres. Enquanto as ouvia, Farah sentia uma inquietação. As histórias de vergonha e invisibilidade das mulheres pareciam estranhamente familiares. Ela queria ouvir mais. Largou o emprego e voltou para a Jordânia. Mas não para casa. Começou a trabalhar com mulheres que estiveram presas. Ela não sabia exatamente por que estava fazendo isso, só sabia que queria ouvi-las. E elas, ao que parece, queriam falar. Contaram a ela sobre si mesmas, mas também sobre suas mães, avós, bisavós: "As experiências das mulheres são muito diferentes das dos homens", explicou Farah. "Um homem que foi preso volta para a aldeia e é como um rito de passagem. Uma mulher não consegue arrumar trabalho. Sua família fica envergonhada. Talvez ela tenha sido dada em casamento quando criança e não teve escolha, o marido tinha a idade do pai dela, a estuprava. Mas aprendemos a não falar sobre isso. Como sociedade, não discutimos as experiências delas, temos vergonha (como minha mãe, que não chora na nossa frente). Não temos fotos da minha irmã, não falamos sobre ela. Temos que ensinar a nossos filhos a viver o luto. O luto das gerações anteriores. O luto pelo que você poderia ter sido, mas não é, porque dizem a você quem você é."

Isso foi em 2009. Em 2013, Farah criou uma ONG para treinar mulheres refugiadas sírias em habilidades necessárias para a vida, finanças e cura. O trabalho não fez o anseio de Farah desaparecer. Mas a encheu com o que ela descreve (sem que eu tivesse mencionado!) como um "sentimento agridoce, conectado a um amor pela vida". "Pela primeira vez, estou começando a me sentir inteira", diz ela. "As pessoas me dizem que sou muito séria e que deveria relaxar e me divertir. Mas não me importo com diversão. Eu me importo com o sentimento."

Ela também começou a entender por que se sentiu tão atraída por esse trabalho. Queria desatar o laço de dor que unia as mulheres de sua família às mulheres dos campos de refugiados. "Sinto que carrego muito das gerações anteriores", diz Farah. "Eu carrego a dor da minha mãe. Eu a carrego em meu corpo. Preciso carregar minha irmã. Estou carregando tanta coisa em nome delas, da geração delas e das gerações anteriores. Como sociedade, não discutimos as experiências delas, sentimos vergonha. Mas temos que falar sobre quem somos. Tudo que faço em meu trabalho está relacionado a quem você *é*. E isso vem das gerações."

⁓

No caso de Farah, as tristezas que ela busca transformar nos outros por meio de sua organização são semelhantes às que afligiram seus ancestrais. Mas, às vezes, somos atraídos para a cura de feridas que, pelo menos na superfície, parecem bem diferentes das de nossos antepassados.

O Dr. William Breitbart é diretor do Departamento de Psiquiatria e Ciências Comportamentais do Memorial Sloan Kettering Cancer Center, em Nova York. Ele trabalha com pacientes terminais de câncer não para curá-los, não para prolongar sua vida, nem mesmo para aliviar sua dor física. A missão dele é dar a seus pacientes um sentido, um significado no tempo que lhes resta, por meio de um programa que desenvolveu chamado psicoterapia centrada no sentido.[24] Ele obteve resultados inspiradores: em comparação com um grupo de controle, os pacientes de Breitbart têm níveis significativamente mais altos de "bem-estar espiritual e qualidade de vida", além de níveis significativamente mais baixos de sofrimento físico e sintomas.[25]

Quando era um jovem psiquiatra e começou a trabalhar com aids e, depois, com pacientes de câncer em estágio avançado, Breitbart percebeu algo consistente: eles *queriam* morrer. Eles tinham três, seis meses de vida. Mas queriam que ela acabasse já. "Você quer saber como pode me ajudar?", perguntou na primeira consulta um de seus primeiros pacientes, um químico de 65 anos. "Tenho três meses de vida. Não vejo valor nesses três meses. Se você quer me ajudar, me mate."

Na época, a maioria dos médicos não se surpreendia com esse tipo de sentimento. Afinal, pacientes como o químico sentiam dores terríveis ou estavam deprimidos – ou as duas coisas. Quando esses pacientes eram tratados da depressão, o desejo de morrer diminuía em cerca de metade deles. Analgésicos ajudavam outros 10%. Mas os 40% restantes ainda queriam morrer.

O problema, pensou Breitbart, era que eles haviam perdido a percepção de um sentido e não havia remédio para isso. Ele tinha que encontrar outra maneira. Para Breitbart, isso não era uma minúcia filosófica. A construção de sentido, ele acreditava, é a essência da humanidade, é o que nos dá o poder de transcender o sofrimento. Ele havia lido Nietzsche, que escreveu que "aquele que tem um porquê para viver pode suportar quase qualquer como". Se pudesse ajudar seus pacientes a encontrar seus "porquês", pensou, mesmo depois de o câncer chegar a um estado muito avançado, talvez pudesse salvá-los.[26]

"Faça-me um favor", disse ele ao químico. "Dê-me três sessões. E depois disso, se você ainda se sentir assim, veremos o que pode ser feito."

Visitei Breitbart em uma tarde de maio, em seu escritório no Centro de Aconselhamento no sétimo andar do Hospital Memorial Sloan Kettering. As prateleiras transbordavam de livros didáticos e revistas médicas, estátuas de Buda e amuletos hamsa levantinos; as paredes estavam cobertas de diplomas demais para contar; um wallpaper gigante exibia um campo de tulipas vermelhas na tela. Sentamo-nos juntos perto da janela, Breitbart, alto e corpulento, com barba branca, usava paletó de tweed amarrotado e gravata azul-marinho levemente torta. Chovia lá fora.

Eu queria saber o que fez Breitbart dedicar toda a sua trajetória da faculdade de medicina e da residência, o treinamento exaustivo de uma década, que chegou a incluir a instrução sobre inibidores seletivos da recaptação de serotonina, células cancerígenas e quimioterapia, até ocupar o cargo de professor em um dos principais centros de câncer do mundo, para se tornar um médico da construção de sentido.

Mas, para ele, como costuma ser o caso de pessoas cuja carreira de cura emana de seu ser mais profundo, não havia outro destino possível.

"Se estivesse contando a minha história", diz ele, "você poderia ficar tentada a começar com este fato: quando eu tinha 28 anos, tive câncer de tireoide. Foi curado. Mas aquela sensação de invulnerabilidade acabou, pelo resto da minha vida."[27]

Mas ele afirma com brandura que essa não é a resposta real. A história real aconteceu antes de seu nascimento. Quando os nazistas chegaram à

Polônia perseguindo judeus, a mãe de Breitbart tinha 14 anos, seu pai, 17. A mãe dele se escondeu em um buraco debaixo de um fogão na fazenda de uma mulher católica que salvou sua vida. À noite, ela saía e comia cascas de batata. O pai de Breitbart desertou do Exército russo e se juntou a um grupo de combatentes da resistência que lutavam na floresta. Uma noite, faminto e à procura de comida, ele invadiu a casa de fazenda onde a mãe de Breitbart estava escondida. Ele a convenceu a se juntar à sua brigada de combatentes da Resistência. Eles passaram o resto da guerra lutando na floresta e sobreviveram. Quando a guerra acabou, voltaram para suas respectivas cidades, mas não havia mais ninguém. Eles conseguiram chegar a Nova York e encontraram trabalho – ele, como recepcionista noturno, ela costurando gravatas. E tiveram um filho. Um filho cuja trajetória de vida foi determinada por aquelas circunstâncias anteriores a seu nascimento.

Breitbart cresceu em uma comunidade de sobreviventes do Holocausto do tipo que Yehuda estudou pela primeira vez, em um "lar em que a perda, a morte e o sofrimento eram muito reais". Sua infância foi impregnada da culpa do sobrevivente. Sua mãe se perguntava por que ela e o marido sobreviveram quando tantos outros não. Parecia a pergunta retórica suprema, mas na verdade havia uma resposta. Embora seus pais nunca tivessem falado essa resposta em voz alta, Breitbart sabia exatamente qual era: eles sobreviveram para ter um filho que sairia pelo mundo para reduzir a dor. "Não sou alguém que esteja aqui para ganhar poder", diz Breitbart. "Não estou aqui para acumular riqueza material. Estou aqui para aliviar o sofrimento."

Todos nós recebemos legados, explica. "Não temos escolha. Legados podem ser profundamente alegres e maravilhosos. Recebi um legado de sofrimento e morte, mas também de sobrevivência e culpa existencial. Cresci solitário. Todos haviam morrido, muitos de nossos parentes nunca tiveram a chance de construir uma vida. Sobrevivemos e não sabíamos por quê."

A voz dele, ao relatar tudo isso, é contida e me faz lembrar a de meu avô. É como se houvesse uma voz maior e mais poderosa ali dentro, do neto de combatentes que lutaram bravamente nas florestas polonesas. É como se ele estivesse mantendo essa voz escondida em segurança no buraco embaixo do fogão.

"Pode-se ver isso como um fardo, e ser esmagado por ele", continua, olhando para o outro lado, para a chuva do lado de fora da janela. "Mas é uma questão de escolher sua atitude em relação ao legado que você recebe. Tem que haver uma razão, um sentido para termos sobrevivido, e outros, não."

Esse é, claro, o fundamento da psicoterapia centrada no sentido – ou de qualquer coisa centrada no sentido. A sentença de morte já chegou (ela sempre esteve aqui, desde o momento em que nascemos). E para que viver, então?

"Amo tudo na vida", diz Breitbart, sua voz ficando mais alta agora. "Amor familiar, amor paterno, amor conjugal, luxúria. Amo a beleza, amo a moda, a arte, a música, a comida, amo peças de teatro, poesia, filmes. Há muito poucas coisas pelas quais não me interesso. Eu amo estar vivo." Ele gesticula largamente, para a janela, para a chuva torrencial.

"Mas, mesmo com todos esses amores", diz, "você nasce com algumas limitações: seu legado genético, sua época, seu lugar, sua família. Eu poderia ter nascido um Rockefeller, mas não nasci. Poderia ter nascido em uma família que vive em uma aldeia remota, mas não nasci. Você nasceu nesta realidade: esta vida é cheia de perigos, é um lugar incerto. Os fatos ocorrem – você sofre um acidente, alguém atira em você, você desenvolve uma doença. Acontece todo tipo de coisa. Você tem que responder a isso.

"E o grande evento com o qual agora lido todos os dias é o diagnóstico de câncer potencialmente letal. Isso realmente arranca você de sua trajetória de vida. O desafio é: como você transcende essa nova trajetória? Sua responsabilidade é criar uma vida com sentido. Com crescimento e transformação. Acontece que muito poucas pessoas crescem a partir do sucesso. As pessoas crescem a partir do fracasso. Crescem a partir da adversidade. A partir da dor."

Depois daquela fatídica consulta com seu primeiro paciente, o químico que não encontrava um motivo para viver, Breitbart se reuniu com sua pós-doutoranda, Mindy Greenstein, e eles montaram juntos a primeira versão da psicoterapia centrada no sentido. O protocolo que desenvolveram foi baseado na ideia de que todos nós temos duas obrigações existenciais. A primeira é simplesmente sobreviver. Mas a segunda é construir uma vida que valha a pena viver. Se, em seu leito de morte, você olha para trás e vê uma vida plenamente vivida, sente-se em paz. As pessoas que acreditam que não fizeram o bastante com a própria vida muitas vezes sentem vergonha. Mas a chave para a realização, diz Breitbart, é aprender a amar quem você *é* (o que é incondicional e inesgotável), não o que você *fez*.

Um dos aspectos mais importantes da terapia que eles desenvolveram se concentra no ser essencial: nas coisas que fazem você ser quem é. Quando recebe o diagnóstico de câncer, você pode sentir que sua identidade lhe foi arrancada. Mas o trabalho do terapeuta centrado no sentido é ouvir para encontrar a essência da pessoa que ainda está lá. Talvez durante toda a sua vida você tenha sido alguém que *ofereceu* cuidados e agora você se vê na posição desconfortável de precisar *receber* cuidados. Mas terapeutas podem perceber que você ainda está se esforçando para fazer com que ele ou ela se sinta confortável. Você ainda pergunta: "Como *você* está?" *Você ainda é alguém que oferece cuidados*. A ideia não é encobrir sua perda, que pode ser de proporções catastróficas. A ideia é menor que isso, mas também mais grandiosa: depois de toda a dor, perda e ruptura, você ainda é – e sempre será – exatamente quem é.

⁓

Logo após o seminário de Simcha sobre o luto, conversei com ele ao telefone. Eu estava enfrentando uma questão prática. Ainda estava envergonhada pelo jeito como chorara em sua oficina, especialmente em comparação com Maureen e a perda dela. E estava com medo de fazer a mesma coisa em público da próxima vez, na turnê de lançamento deste livro. "Eu não costumo sair por aí chorando, do jeito que fiz naquele dia", expliquei a ele. "Sou uma pessoa bem feliz, me vejo como uma melancólica feliz. Mas estou escrevendo sobre meu relacionamento com minha mãe. Talvez alguém me pergunte sobre ela na rádio nacional. E se eu começar a chorar na frente de 10 mil pessoas?"

"Não sei se o poço algum dia vai esvaziar", respondeu Simcha, atencioso. "Mas me faça essa pergunta depois de terminar o livro. Porque escrever o manuscrito é parte do processo de elaboração. Quando você terminar de escrever, o sofrimento pode ter diminuído."

E foi exatamente isso que aconteceu. Para mim, escrever este livro foi mais um ato de transformar a tristeza e o anseio do passado na plenitude do presente. E não estou mais preocupada com a turnê do livro.

Mas e você? Também sente a força de um sofrimento antigo? E, em caso afirmativo, qual conexão poderia estabelecer com seus antepassados que ajudaria a aliviá-lo? Você não precisa escrever um livro inteiro. Talvez possa pedir a seus pais para contarem a história deles, como Dar Williams descreveu em sua música "After All". Talvez envie uma lanterna de papel rio abaixo, como alguns japoneses fazem para honrar seus mortos,[28] ou sirva a comida favorita deles em dias específicos, como alguns mexicanos fazem para celebrar os deles.[29] Talvez, por meio da terapia, você comece a perceber os padrões transgeracionais que herdou e abra espaço para eles, como fez a cliente de Yehuda com a metáfora do amortecedor. Talvez viaje para o outro lado do mundo, até o lugar onde a dor de seus ancestrais começou, como Jeri Bingham, que foi à Ilha Gorée, no Senegal. Talvez encontre maneiras novas e inteligentes de ajudar quem hoje sofre dores que lembram aquelas que afligiram seus pais ou ancestrais, como Farah Khatib faz com seu trabalho com refugiadas, e Breitbart, com sua terapia centrada no sentido para pacientes com câncer. E talvez, como disse Simcha, o poço nunca fique completamente vazio. E está tudo bem, também.

Mas há mais uma coisa que todos podemos fazer, mesmo quando buscamos e honramos a história de nossos pais, a história de nossos ancestrais. *Podemos nos libertar da dor*: podemos perceber que as histórias de nossos antepassados são nossas histórias, mas também não são nossas. Podemos até ter herdado um eco do tormento deles, mas não foi nossa a carne queimada nos fornos; podemos ter herdado o luto deles, mas não foi de nós que os filhos foram arrancados. As lágrimas que eles derramaram escorreram pelo rosto deles, não pelo nosso, assim como as realizações deles foram conquistas deles, mesmo que tenhamos herdado parte de seu prestígio.

É mais fácil ver isso quando olhamos para a frente. Nossas histórias inevitavelmente se tornarão histórias de nossos filhos, mas nossos filhos terão as próprias histórias para contar. *Queremos* que eles contem as próprias histórias, desejamos essa liberdade para eles. Podemos desejar a mesma coisa para nós mesmos. "Viva como se todos os seus ancestrais estivessem vivos outra vez, através de você", diziam os gregos antigos.[30] E isso não significava literalmente reencenar a vida deles – significava dar a eles uma nova vida, fresca e limpa.

Quantas vezes você já ouviu, de alguém cujo pai ou mãe morreu jovem: "Estou agora com a idade que minha mãe tinha quando recebeu o diagnóstico." "Meu pai era alcoólatra: não quero ser como ele." Declarações assim ecoam o antigo provérbio citado em Ezequiel: "Os pais comeram uvas verdes, mas os dentes dos filhos é que ficaram embotados?" *Mas a Bíblia cita esse provérbio para rejeitá-lo*: ela diz que não somos responsáveis pelos pecados de nossos pais. E também não devemos carregar a dor deles. Isso não significa virar as costas para nossos antepassados. Podemos enviar nosso amor de volta a eles, através dos séculos. Mas, em nome deles e em nosso nome, podemos seguir a tradição agridoce e transformar as dificuldades que enfrentaram em algo melhor.

Agora, quando penso na oficina de Simcha sobre o luto, posso ver que Maureen e eu estávamos apenas tentando, de uma maneira confusa, homenagear nossas respectivas mães: ela, com sua impassibilidade, eu, com minhas lágrimas. Chorei muito porque isso parecia me ligar à minha mãe. Maureen segurou as lágrimas como forma de se unir à mãe dela.

Atualmente, visito minha mãe com frequência. Ela está com 89 anos enquanto escrevo isto. Seu Alzheimer está avançando, mas ela ainda sabe quem eu sou. A demência roubou muitas coisas dela, mas devolveu sua alma amorosa, como era antes de estar comprometida pelos desafios da vida cotidiana. Toda enfermeira, todo médico que cuida dela comenta espontaneamente quão doce ela é – e engraçada também. Eles se deleitam com essa versão crua de seu espírito. "Não poderei dizer isso por muito mais tempo", me diz ela com urgência toda vez que nos falamos, "então quero que você lembre quanto eu amo você."

Sento-me ao lado da cadeira de rodas da minha mãe, seguro sua mão. Ela está mais magra do que nunca em sua vida adulta, tendo quase parado de comer, mas seu rosto mantém o mesmo tamanho, porque suas papadas estão caídas. Seus olhos são pequenos e azuis, envoltos em dobras e bolsas.

Um dia terei essas papadas, essas bolsas. Olhamos uma nos olhos da outra com o que parece uma compreensão mútua infinita. Todas as provações de nossa vida juntas, toda a atração e repulsão, as pressões e os posicionamentos impossíveis de nosso amor de mãe e filha, todos os abraços, risadas e conversas, tudo se resume a isso, a essa conexão. Ela é minha mãe, não há outra. Sei agora que as lágrimas que não consegui conter todos esses anos não vieram porque me separei dela aos 17 anos, mas porque *não* me separei. O problema não foi entregar a ela meus diários no que parecia um ato inconsciente de emancipação e matricídio emocional. Foi eu me agarrar à minha culpa como uma forma de me agarrar a ela, ao meu avô, às gerações. Mas agora, como Simcha ensinou, *posso manter a conexão viva sem me apegar à dor.*

Todos nós pensamos o que pensamos, sentimos o que sentimos, somos quem somos graças à vida das pessoas que vieram antes de nós e da maneira como nossa alma interagiu com a delas. No entanto, essa também é nossa vida, própria e singular. Temos que sustentar essas duas verdades ao mesmo tempo.

E se isso não for totalmente possível – porque nada é totalmente possível e a vida é agridoce –, se eu ainda estiver inclinada a me sentir culpada, se você ainda tem alguma tendência que gostaria de extinguir e se todos nós ainda temos um anseio insaciável pelo mundo perfeito e belo, devemos admitir isso também. Porque, como o poeta Rumi disse naquele glorioso poema "Cães amorosos", que compartilhei com você no Capítulo 2: sua tristeza pura que pede ajuda é na verdade a taça secreta; o anseio que expressamos é na verdade a resposta; e a dor pela qual choramos de fato nos conduz à união.

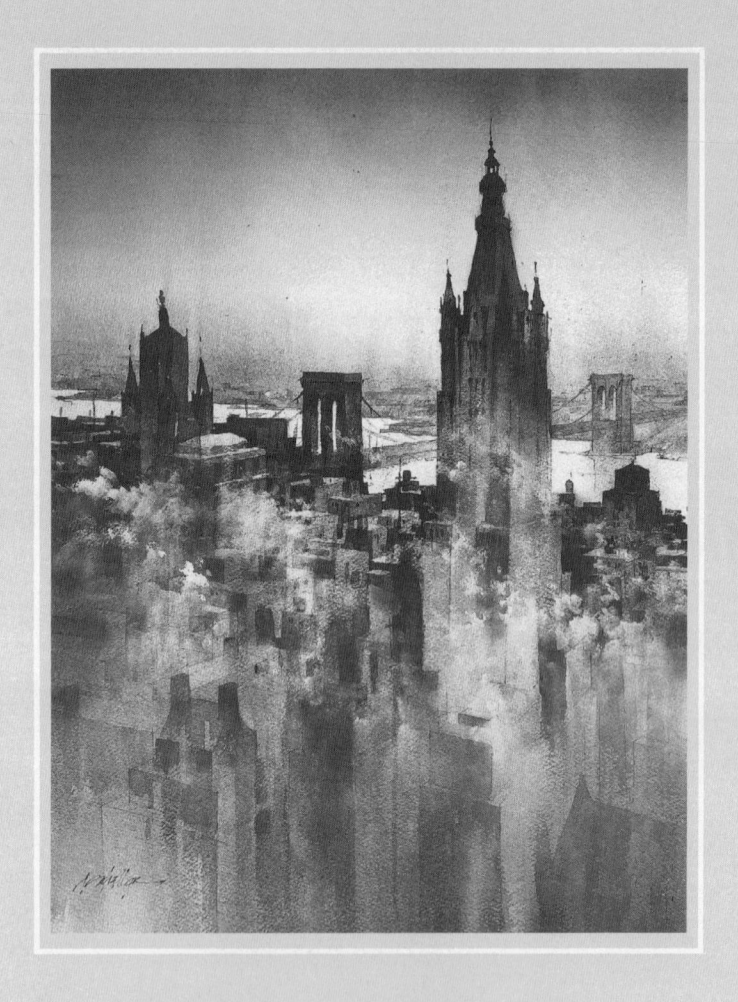

*Dia de Janeiro: Baixa Manhattan*, © Thomas Schaller
(thomaswschaller.com)

ENCERRAMENTO

## Como voltar para casa

> E você conseguiu o que
> queria desta vida, apesar de tudo?
> Eu consegui.
> E o que você queria?
> Dizer que sou amado, sentir-me
> amado na Terra.[1]
> – RAYMOND CARVER, "Fragmento final"

Desde a época do dormitório na faculdade de direito, quando meu amigo me perguntou por que eu estava ouvindo música fúnebre, venho me questionando sobre o curioso magnetismo do agridoce. Mas demorou dez anos para que eu começasse a descobrir como explorar seus poderes.

Eu tinha 33 anos, era associada há sete anos em um escritório de advocacia corporativa e minha sala tinha vista para a Estátua da Liberdade no 42º andar de um arranha-céu de Wall Street. Trabalhava dezesseis horas por dia havia sete anos. E, mesmo que, desde os 4 anos, eu tivesse o impossível sonho de me tornar escritora, também era uma advogada muito ambiciosa, prestes a me tornar sócia. Ao menos era o que eu pensava.

Certa manhã, um sócio sênior chamado Steve Shalen bateu à porta da minha sala. Steve era alto, competente e distinto. Ele se sentou, pegou a bola antiestresse na minha mesa e me disse que eu não seria sócia. Lembro-me de desejar ter uma bola antiestresse também, mas Steve Shalen estava usando a minha. Lembro-me de ter sentido pena de Steve, que tinha boas intenções, por ter sido o escolhido para me dar aquela notícia.

Lembro-me da sensação de um edifício desmoronando ao meu redor, um sonho que nunca se tornaria realidade.

Eu trabalhara como louca todos aqueles anos por dedicação a esse sonho, que substituiu minha fantasia de infância de me tornar escritora. O sonho estava ligado a um tipo de casa, especificamente, uma casa de tijolos vermelhos em Greenwich Village que eu cobiçava desde minha primeira semana de trabalho, quando outro sócio sênior convidou os novos associados para jantar e pude ver a beleza da casa em que ele morava com a família, as ruas arborizadas que ele, a esposa e os filhos percorriam todas as manhãs a caminho do trabalho e da escola.

Ao longo das ruas daquela vizinhança, salpicadas de cafés e lojas de curiosidades, placas ornamentadas enfeitavam as casas, anunciando os poetas e romancistas que foram levados a voos de inspiração naquelas mesmas residências. Se era irônico que agora não fossem de propriedade de artistas, e sim de advogados, se o valor da entrada não era mais publicar um livro de poemas, mas se tornar sócia de uma organização dedicada a securitizações lastreadas em ativos e fusões triangulares reversas, não me ative a esses detalhes. Compreendi que me tornar sócia e adquirir a tal casa não me levaria a publicar livros proclamados de poesia do século XIX. Mas sonhei com a vida em Greenwich Village iluminada pelos escritores do passado. E se, a serviço desse sonho, eu tinha que aprender sobre curvas de rendimento e índices de cobertura do serviço da dívida, levar dicionários intitulados *Wall Street Words* para casa no fim de semana, estudando-os à luz de velas em meu apartamento de um quarto, isso me parecia um preço que valia a pena pagar.

Mas, no fundo, eu sabia que Steve Shalen tinha acabado de me entregar a minha liberdade.

Algumas horas depois, deixei o escritório de advocacia de uma vez por todas. E, algumas semanas depois disso, terminei um relacionamento de sete anos que sempre pareceu errado. Meus pais, filhos de imigrantes e da Grande Depressão, me criaram para ser prática. Meu pai sugeriu a faculdade de direito para que eu sempre tivesse como pagar o aluguel; minha mãe me avisou para ter filhos antes que meu relógio biológico parasse. Agora eu tinha 33 anos, não tinha carreira, amor nem lugar para morar.

Então comecei um relacionamento com um músico bonito chamado

Raul. Ele era uma pessoa expansiva e radiante que compunha letras de dia e ficava ao piano cantando com amigos à noite. Nunca estava totalmente disponível, mas tínhamos uma conexão eletrizante, e meus sentimentos por ele se transformaram em uma obsessão do tipo que (felizmente) nunca experimentei antes ou depois. Era uma época em que não havia smartphones e eu passava os dias indo a cibercafés para ver se havia algum e-mail dele. Ainda consigo me lembrar da onda de dopamina que me dominava ao ver o nome dele, em negrito e letras azul-escuras, na minha caixa de entrada do Yahoo. Entre os encontros, ele me mandava recomendações musicais.

Eu morava sozinha agora, em um bairro sem graça de Manhattan, num pequeno apartamento alugado e sem muitos móveis – apenas um tapete branco fofo onde eu ficava deitada, olhando para o teto e ouvindo as músicas que Raul mandava. Do outro lado da rua havia uma igreja e um jardim do século XIX, minúsculos, quase milagrosos, espremidos entre os arranha-céus. Eu ficava horas sentada em seus bancos, respirando seu ar de mistério silencioso. Às vezes, encontrava minha amiga Naomi para um café e contava a ela todas as coisas fascinantes que Raul havia falado em nosso encontro mais recente. Deve ter sido difícil para ela ouvir todas aquelas histórias repetitivas. Certo dia, ela disse, com uma irritação carinhosa: *Se você está tão obcecada, é porque ele representa algo pelo qual você anseia.*

Naomi tem olhos azuis enormes e penetrantes, e ela os fixou em mim.
*O que você anseia?*, perguntou com uma intensidade repentina.

E a resposta veio imediatamente. Raul era a vida de escritora que eu ansiava desde os 4 anos. Ele era um mensageiro do mundo perfeito e belo. A casa em Greenwich Village também era: uma placa de sinalização para aquele outro lugar. Todos aqueles anos no escritório de advocacia, eu interpretara mal a direção para a qual a placa estava apontando. Eu pensava que ela apontava para imóveis. Mas, na verdade, ela apontava para casa.

E, assim, a obsessão desapareceu. Eu ainda amava Raul, mas do jeito que se ama um primo favorito. Não havia mais erotismo, não havia mais urgência. Eu ainda amava aquelas casas de Greenwich Village. Mas não precisava ter uma.

Comecei a escrever para valer.

Então. E se eu fizesse a mesma pergunta a você:

*O que você anseia?*

Você pode nunca ter se perguntado isso. Pode não ter identificado os símbolos importantes na sua história de vida, pode não ter examinado o que significam.

Você provavelmente já fez outras perguntas: Quais são meus objetivos de carreira? Será que quero casar e ter filhos? Fulano é o parceiro certo? Como posso ser uma pessoa "boa" e ética? Que trabalho devo fazer? Até que ponto meu trabalho deve me definir? Quando devo me aposentar?

Mas você já se fez essas perguntas nos termos mais profundos? Já se perguntou qual é a coisa que mais anseia, sua marca única, sua missão singular, seu chamado sem palavras? Já perguntou onde na Terra está o que mais se aproxima de casa, do seu lar? Literalmente, se você se sentasse e escrevesse "casa" no topo de um pedaço de papel e esperasse um pouco, o que escreveria em seguida?

E se você tem um temperamento agridoce, ou chegou a ele através de sua experiência de vida, já se perguntou como manter a melancolia dentro de si? Já percebeu que integra uma longa e célebre tradição que pode ajudar você a transformar dor em beleza, anseio em pertencimento?

Você já se perguntou quem é o artista ou músico ou atleta ou empresário ou cientista ou líder espiritual que você ama, e por que os ama, o que eles representam para você? E já se perguntou qual é a dor da qual não consegue se livrar, que poderia transformar em *sua* oferenda criativa? Você poderia encontrar uma maneira de ajudar a curar outras pessoas que sofrem com uma dificuldade semelhante? Sua dor poderia ser, como disse Leonard Cohen, o modo como você abraça o Sol e a Lua?

E você conhece as lições de suas tristezas e seus anseios?

Talvez experimente um abismo entre quem você é e o que você faz para viver, e isso mostre que você trabalha demais, ou de menos, ou que deseja um trabalho gratificante, ou uma cultura organizacional na qual se encaixe, ou que o trabalho de que precisa tem pouco a ver com seu emprego oficial ou sua fonte de renda, ou inúmeras outras mensagens que seu anseio pode estar lhe enviando. Ouça-as, siga-as, preste atenção.*

Ou talvez você fique emocionado quando seus filhos riem, mas sofra muito quando eles choram, o que mostra que você não aceitou de verdade que as lágrimas fazem parte da vida – e que seus filhos podem muito bem lidar com elas.

Ou talvez você carregue os sofrimentos de seus pais ou avós ou tataravós, talvez seu corpo pague o preço das dificuldades deles, talvez seu relacionamento com o mundo seja prejudicado por um estado incessante de hipervigilância, por explosões de raiva imediatas ou por uma nuvem escura de obstinação, e precise encontrar uma maneira de transformar a dor do passado ao mesmo tempo que encontra a liberdade de escrever sua própria história.

Ou talvez você esteja de luto por seus rompimentos ou seus mortos, o que lhe mostra que a separação é a mais fundamental das dores, mas também que o apego é nosso desejo mais profundo, e que você pode transcender seu sofrimento ao perceber como está conectado com todos os outros humanos que batalham para transcender as próprias dores, e que conseguem emergir, aos trancos e barrancos, pouco a pouco, como você.

E talvez você deseje o amor perfeito e incondicional, do tipo que é retratado em todos aqueles anúncios icônicos com um casal glamouroso dirigindo seu conversível e virando uma curva para lugar nenhum;[2] mas talvez também esteja começando a perceber que a essência desses anúncios não é o casal deslumbrante, e sim o lugar invisível para o qual o carro brilhante o leva. Que, exatamente naquela curva, o mundo perfeito e belo os espera, que enquanto isso uma chama se acende dentro deles. E esses vislumbres desse lugar fugidio estão por toda parte, não apenas em nossos romances, mas também quando damos um beijo de boa-noite em nossos filhos, quando estremecemos de prazer ao dedilhar um violão, quando lemos uma grande verdade expressa por um autor que morreu mil anos antes de nascermos.

---

* Isso não significa que você deve abandonar seu salário em favor de um sonho (ainda tenho o pragmatismo dos meus pais!), apenas que você também deve abrir espaço para o sonho.

E quem sabe você veja que o casal nunca vai chegar e, se chegar, não vai poder ficar: uma situação que tem o poder de nos enlouquecer de desejo (que os anunciantes esperam que tentemos saciar comprando os relógios de pulso ou as colônias que vendem). O mundo para o qual o casal está se dirigindo está eternamente além da curva da estrada. E o que devemos fazer com essa verdade provocativa?

∽

Um tempo depois que saí do escritório de advocacia e terminei meu relacionamento com Raul, conheci Ken, que se tornaria meu marido. Ele também era escritor e havia passado os sete anos anteriores dedicado a negociações de paz na ONU, em algumas das zonas de guerra mais sangrentas da década de 1990: Camboja, Somália, Ruanda, Haiti, Libéria.

Ken fez esse trabalho porque, por trás de sua personalidade exuberante, ansiava por um mundo diferente. Ele cresceu lutando com o legado do Holocausto. Quando tinha 10 anos, ficava deitado imaginando se teria coragem de esconder Anne Frank em seu sótão. E acabou que ele teve, sim. Na década de 1990, viveu sete anos no olho da tempestade da humanidade, um mundo de crianças-soldados, estupros coletivos, canibalismo e genocídio. Ele esperou impotente do lado de fora de um hospital de campanha móvel enquanto um jovem amigo morria em uma mesa de operação na Somália, após uma emboscada. Em Ruanda, onde 800 mil pessoas foram mortas a golpes de facão em noventa dias – um ritmo de matança que ultrapassou o dos campos de concentração nazistas –, seu trabalho era coletar provas para o tribunal de crimes de guerra da ONU. Ele caminhou pelos campos de ossos – maxilares, clavículas e crânios, esqueletos de bebês aninhados nos braços do esqueleto de suas mães – tentando não vomitar com o fedor e com a certeza de que, mais uma vez, ninguém havia impedido essas mortes.

Depois de todos esses anos em campo, ele começou a sentir que seu trabalho era inútil: havia sempre mais vilões, mais corpos mutilados, mais espectadores indiferentes. Apesar das boas intenções, não havia nenhuma organização heroica, nenhum país nobre, nenhum indivíduo com motivos sinceros. As coisas podiam se tornar brutais em qualquer lugar, a qualquer hora. Ele veio para casa. Mas "casa" significava algo diferente agora. Casa eram os amigos e a família, era o choque agradável do ar-condicionado, água correndo da torneira da cozinha, quente ou fria, quando você quisesse. Mas casa também era o Jardim do Éden depois que Eva comeu a maçã.

Nunca esquecer, dizemos. Mas esquecer não era uma questão para Ken: ele *não conseguia* esquecer o que tinha visto, era algo que raramente saía de sua mente. A única opção era escrever tudo, registrar o que havia testemunhado. Enquanto escrevia, ele mantinha uma foto emoldurada em sua mesa, um vasto campo de ossos em Ruanda. Essa foto ainda está lá, depois de todos esses anos.

Quando nos conhecemos, Ken e dois de seus amigos mais queridos das Nações Unidas estavam prestes a publicar um livro sobre suas experiências, que, mesmo que eu não fosse sua esposa, diria que é brilhante e marcante.[3] (E eu não estou sozinha! Os direitos foram comprados por Russell Crowe para uma minissérie.)

Em contrapartida, eu tinha minha carreira jurídica fracassada e alguns poemas que escrevi. (Na época em que nos conhecemos, eu estava escrevendo um livro de memórias em forma de sonetos, por que não?) Mas levei meus sonetos para nosso segundo encontro e os entreguei a Ken. E mais tarde, naquela mesma noite, ele me enviou este e-mail:

> PUTA MERDA.
> PUTA. MERDA.
>
> Continue escrevendo.
> Largue tudo.
> Escreva.
>
> ESCREVA
> MULHER
> ESCREVA

A fé de Ken em mim ajudou a tornar realidade meu anseio pela escrita. Enquanto o observo agora – fazendo nós duplos ao raiar do dia nas chuteiras de futebol de nossos filhos, plantando literalmente mil flores silvestres no jardim do lado de fora do meu escritório, brincando com nosso cachorro por minutos que se transformam em horas –, me dou conta de que compartilhamos algo mais. Esses pequenos momentos de devoção cotidiana são uma forma de expressão artística para ele: celebrações tranquilas, ritualísticas, agridoces de paz. Embora nossas vidas de jovens adultos tenham sido vividas em continentes e mundos emocionais muito diferentes, ele deve ter visto em minha escrita rudimentar, e eu na dele, um anseio compartilhado pela arte da reparação pacífica.

Mas, quanto à promessa maior em que ele acreditava – um mundo para sempre livre de valas comuns –, ele ainda está esperando, todos nós ainda estamos esperando. E o que devemos fazer com o caráter eternamente fugidio de nossos sonhos mais preciosos?

Volto sempre à resposta metafórica da Cabala – o ramo místico do judaísmo que inspirou a "Hallelujah" imperfeita de Leonard Cohen. No início, toda a criação era um vaso cheio da luz divina, que se quebrou, e agora os cacos de santidade estão espalhados ao nosso redor. Às vezes, está escuro demais para enxergá-los; às vezes, estamos muito distraídos pela dor ou pelo conflito. Mas nossa tarefa é simples – nos abaixarmos, desenterrá-los e pegá-los. E, ao fazê-lo, perceber que a luz pode emergir das trevas, a morte dá lugar ao renascimento, a alma vem a este mundo dilacerado para aprender a ascender.[4] E perceber que todos nós notamos cacos diferentes. Posso ver um pedaço de carvão, mas você vê o ouro brilhando logo abaixo.

Note a modéstia dessa visão. Note que ela não promete Utopia. Pelo contrário, ela nos ensina a impossibilidade das utopias e, por isso, que devemos valorizar o que temos, não abandonar tudo em favor de uma perfeição inalcançável. Mas *podemos* trazer a tradição agridoce para nossas respectivas áreas, para os cantos do mundo sobre os quais temos uma pequena influência.

Talvez você seja um adolescente tentando dar sentido a seus altos e baixos emocionais, e esteja percebendo que suas tarefas de vida incluem não apenas encontrar amor e trabalho, mas também transformar suas tristezas e seus anseios na força construtiva que escolher.

Talvez seja um professor que quer abrir espaço para seus alunos expressarem a amargura e a doçura de sua vida pessoal, como fez a professora de inglês de Susan David quando entregou a ela um caderno e a convidou a escrever a verdade.

Talvez seja um gerente que percebeu que a tristeza é o último grande tabu no ambiente de trabalho e queira criar uma cultura saudável, positiva e amorosa, mas que também reconheça que escuridão e luz andam juntas e compreenda a energia criativa contida nessa fusão agridoce.

Talvez seja um designer de rede social que vê que os algoritmos do seu setor fazem com que os usuários transformem a dor em crueldade e abuso, mas se pergunte se é tarde demais para transformá-la em beleza e cura.

Talvez seja um artista, aspirante ou não, e tenha começado a assimilar este ditado: "Transforme em oferenda criativa qualquer dor de que não consiga se livrar e qualquer alegria que não consiga conter."

Talvez seja um psicólogo que queira abrir espaço em sua área para o que a especialista em mitologia Jean Houston chama de "psicologia sagrada", que, como ela diz, reconhece que "o anseio mais profundo de toda alma humana é retornar à sua fonte espiritual para experimentar a comunhão e até a união com o Bem-Amado".[5]

Talvez seja um teólogo, lidando com o interesse cada vez menor de nossa cultura pela religião, sabendo que o anseio espiritual é uma constante humana que se apresenta sob diferentes formas em diferentes momentos. Em nosso tempo, para muitas pessoas, ele assume a forma de uma política fervorosa de polarização, mas também tem o poder de nos mover em direção à unidade.

Talvez esteja em luto e perceba que pode (como disse Nora McInerny) seguir em frente sem superar (se não hoje, algum dia).

Talvez tenha alcançado a meia-idade ou seus anos de declínio e esteja percebendo que as mudanças trazidas pela idade não precisam ser deprimentes, mas sim uma oportunidade de parar e observar as glórias cotidianas que tem estado distraído demais para ver.

E para todos nós, não importa a nossa área de atuação, há o simples encorajamento a nos voltarmos na direção da beleza. Você não precisa seguir nenhuma tradição de fé ou sabedoria em particular para perceber que o sagrado e o milagroso estão em todos os lugares – literalmente, estão por toda parte –, mesmo que nós, modernos, andemos por aí sem os perceber. Eu costumava ficar intrigada com o ditado do século XIX que dizia que "Beleza é verdade, verdade é beleza". Eu me perguntava como você poderia associar algo tão superficial quanto um rosto bonito ou uma imagem agradável à grandeza moral de *veritas*. Levei décadas para entender que o ditado se referia à beleza como um estado que podemos acessar, em visitas breves e transformadoras, através de vários portais: uma Missa do Galo, uma *Mona Lisa*, um pequeno gesto de gentileza, um grande ato de heroísmo.

O que nos traz de volta ao ponto de partida – o violoncelista de Sarajevo e o velho da floresta que se recusou a se identificar como muçulmano ou croata e disse apenas que era músico.

⁓

Quando meu pai morreu de Covid, realizamos uma pequena cerimônia à beira do túmulo. O jovem rabino de 25 anos que fez a cerimônia não o conhecia pessoalmente, mas concordou em presidir o enterro pandêmico de um estranho e louvou o amor de meu pai por Deus. Sorri, pensando: "Ele não conhecia o papai." Meu pai era orgulhosamente judeu, mas impaciente com a religião formal. Só que, mesmo enquanto revirava os olhos, percebi que fazia isso por um reflexo antigo. Agora eu não via mais a observação do rabino como algo incongruente. Meu pai amava Deus – mas com outro nome, com muitos outros nomes.

Vejo agora que meu pai passou boa parte da vida juntando os cacos do vaso quebrado da Cabala. Como todos nós, ele estava longe de ser perfeito. Mas estava constantemente fazendo coisas bonitas, apenas por fazê-las. Ele adorava orquídeas, então construiu uma estufa cheia delas no porão. Ele adorava o som do francês, então aprendeu a falar fluentemente, embora raramente tivesse tempo de visitar a França. Ele adorava química orgânica, então passava os domingos lendo livros didáticos. Ele me mostrou, por exemplo, que, se você quiser viver uma vida tranquila, deve simplesmente viver uma vida tranquila; que, se você é uma pessoa humilde, que não tem o menor interesse em ser o centro das atenções, deve simplesmente ser uma pessoa humilde que não tem o menor interesse em ser o centro das atenções. Não tem problema. (Essas últimas lições mais tarde se tornaram a base do meu livro *O poder dos quietos*.)

Observei também como ele cumpria seus papéis de médico, de pai. Como estudava os periódicos médicos depois do jantar, fazia hora extra para se sentar ao lado do leito de cada um de seus pacientes no hospital e continuou treinando a próxima geração de gastroenterologistas até os 80 e poucos anos. Como ele compartilhava com os filhos as coisas que amava, como a música, a observação de pássaros e a poesia, para que um dia nós também as amássemos. Uma de minhas primeiras lembranças é de pedir a ele, repetidas vezes, para tocar o "Disco da Cadeira" (o concerto *Imperador* de Beethoven, cujo nome eu era pequena demais para conseguir pronunciar).

Somos atraídos pelos reinos sublimes, como a música, a arte e a medicina, não apenas porque são belos e curam, mas também porque são uma manifestação de amor ou divindade – ou como você quiser chamar. Na noite em que meu pai morreu, escutei música, não porque o encontraria nela – não o encontrei –, mas porque amar um pai e amar música ou esporte, natureza ou literatura, matemática ou ciências são apenas diferentes manifestações do mundo perfeito e belo, das pessoas com quem ansiamos por estar, do lugar onde queremos estar. Seu ente querido pode não estar mais aqui, mas as manifestações vivem para sempre.

Meu pai e eu conversamos ao telefone pouco antes de ele morrer. Ele estava no hospital, tentando respirar.

"Fique bem, garota", disse, antes de desligar o telefone.

E pretendo ficar. E espero que você também pretenda.

# Agradecimentos

Conhecer meu agente literário, Richard Pine, em 2005 foi um dos maiores golpes de sorte da minha vida. O que significa para uma autora ter um parceiro profissional extraordinário como Richard? Significa ter alguém que mantém a fé mesmo quando você está levando um tempo realmente longo para descobrir como escrever seu livro. Significa ter alguém em cuja integridade e avaliação literária você sempre pode confiar e que dirá a verdade sobre seu primeiro (e segundo, e terceiro, e quarto) manuscrito de uma maneira que você será capaz de ouvir. Significa ter uma amizade para a vida toda. Sou muito grata a Richard e seus colegas extremamente eficientes: Lyndsey Blessing (que é tão boa em seu trabalho que todo mundo deveria fazer exatamente o que ela diz), Alexis Hurley, Nathaniel Jacks e toda a equipe da InkWell, com um agradecimento especial a Eliza Rothstein e William Callahan por lerem meus esboços e apresentarem sugestões que transformaram o manuscrito.

Minha editora, Gillian Blake, teve uma intuição quase milagrosa para me dar o feedback certo exatamente no momento certo. Ela é brilhante e perspicaz. E sempre esteve disponível bem no momento em que eu precisava dela. Se gostou deste livro, então você ama o trabalho de Gillian tanto quanto eu. Tem sido uma bênção trabalhar com toda a maravilhosa equipe da Crown ao longo dos anos: Julie Cepler, Markus Dohle, David Drake, Christine Johnston, Rachel Klayman, Amy Li, Madeline McIntosh, Rachel Rokicki "Superstar" Annsley Rosner e Chantelle Walker. Não sou capaz de expressar a dimensão da minha gratidão a eles.

Eu adorei cada instante de minha parceria de anos com a equipe da Viking/Penguin UK, incluindo Daniel Crewe (que propôs edições atentas a este manuscrito), Julia Murday, Poppy North e, é claro, Venetia Butterfield e Joel Rickett.

Se você gostou da capa deste livro tanto quanto eu, temos que agradecer à gloriosa Jackie Phillips pela direção de arte e a Evan Gaffney pelo projeto gráfico.

Renee Wood e eu já trabalhamos juntas há quase dez anos e eu realmente não tenho ideia de como conseguia me virar antes, sem a diplomacia, a habilidade, a percepção, a atenção aos detalhes, a disposição em fazer um esforço extra e o senso de humor único dela. Sou diariamente inspirada pelo dom que ela tem de trazer luz ao mundo diante de uma doença crônica. Ao longo dos anos, ela e seu marido, Prince Leon Wood, se tornaram parte da minha família.

Meu imenso agradecimento, também, a Joseph Hinson, Joshua Kennedy, Emma Larson e Ronen Stern. E meu grande apreço por Laurie Flynn e Stacey Kalish, que se lançaram, com grande animação e competência, na verificação dos fatos deste manuscrito, apresentaram pesquisas suplementares e, sobretudo, levaram este livro à linha de chegada. Espero que nos tornemos colegas para a vida toda.

Meu grande obrigada à TED, incluindo Chris Anderson, Juliet Blake, Bruno Giussani e Kelly Stoetzel, por darem palco às ideias deste livro quase três anos antes da data de publicação (!) e por compartilharem as ideias de tantas e tantas pessoas.

Também sou grata pela amizade e o apoio de minha excepcional equipe na Speaker's Office: Tracey Bloom, Jennifer Canzoneri, Jessica Case, Holli Catchpole, Crystal Davidson, Carrie Glasgow e Michele Wallace; e na WME: Ben Davis e Marissa Hurwitz.

Conheci Jeri Bingham exatamente quando estava iniciando o projeto de *O lado doce da melancolia* e, desde então, ela tornou minha vida melhor simplesmente compartilhando comigo sua natureza amorosa, brincalhona e reflexiva, e seus pensamentos sobre o agridoce, o sofrimento herdado e a vida em si. O técnico Brendan Cahill entrou na vida de nossa família um dia e revelou seu aparentemente ilimitado estoque de sabedoria, seu coração e sua fonte de inspiração. Um reconhecimento especial a Amy Cuddy, que compreendeu e promoveu este projeto desde os primórdios, e que regularmente me deixa deslumbrada com suas percepções sociais e seu jeito fácil de expressá-las, que sempre me envia músicas agridoces incríveis, que transforma suas próprias experiências amargas em doces e que tem sido uma amiga leal e parceira de escrita em Telluride, no Colorado, o tempo todo. Serei sempre grata a Carla Davis e Mytzi Stewart pelo cuidado excelente e respeitoso a meus pais nos últimos cinco anos, mesmo (e especialmente) quando isso não foi fácil. Emily Esfahani Smith tem sido uma grande amiga, uma alma irmã e uma companheira espiritual ao longo desses anos de pesquisa e escrita. Christy Fletcher tem sido uma amiga preciosa, conselheira e gênio dos negócios ao longo de todos esses anos agridoces e me considero afortunada por conhecê-la. Maritza "Big Hug" Flores foi uma presença infinitamente acalentadora em nossa família durante os anos em que escrevi este livro e antes; irei amá-la para sempre. Minha amizade com Mitch Joel começou nos cafés da manhã da TED e perdurou ao longo desses anos agridoces, sem mencionar que ele talvez ame Leonard Cohen tanto quanto eu. Sou muito grata a Scott Barry Kaufman e David Yaden por colaborarem comigo para testar e validar o *Teste agridoce*, prestando consultoria em vários tópicos agridoces e, especialmente, pela amizade, a integridade e a visão compartilhada da vida. Emily Klein e eu criamos nossos filhos juntas, mantivemos a sanidade uma da outra e continuamos a compartilhar o alegre agridoce de nossas vidas. Cathy Lankenau-Weeks tem sido uma grande amiga desde a Semana dos Calouros e me ensinou muito sobre o significado de compartilhar as alegrias e tristezas da vida (e também as risadas). Les Snead me inspirou por todos esses anos com sua liderança atenta e eficiente e com sua enorme generosidade com nossa família. Kara Henderson se tornou uma amiga cujas mensagens com músicas em tom menor e tudo mais se transformaram em agrados regulares. Emma Seppala é uma alma afetuosa e uma das primeiras pessoas que entrevistei para este livro; ela me ensinou muito, ao longo dos anos, sobre budismo, hinduísmo e meditação da bondade amorosa. Marisol Simard prestou consultoria, com profunda percepção e generosidade, para a capa do livro. Ela e Ben Falchuk têm sido grandes e leais amigos desde o dia em que tivemos a sorte de nos mudarmos para o outro lado da rua. Andrew Thomson e sua esposa, Suzie, estão entre os mais queridos amigos da família e agradeço a ele por se valer de seu conhecimento, obtido com muito esforço, para responder pacientemente às minhas infinitas perguntas sobre Sarajevo na época em que estava sitiada. Obrigada à "minha Judita" van der Reis, amiga de quase toda a vida e parceira de conversas, por ser essa pessoa espirituosa, engraçada e definitivamente nada agridoce. Se existe algo como anseio por uma experiência nunca vivida, ela captura o que sinto por Rebecca Wallace-Segall, que certamente foi minha melhor amiga de infância, mesmo que só tenhamos nos conhecido quando chegamos aos 30, mas, como aprendi neste projeto agridoce, nunca é tarde demais. Cali Yost foi generosa ao compartilhar comigo histórias agridoces de sua família, além de sua amizade e da pessoa expansiva e entusiasmada que ela é.

Devo muito a todas as pessoas que citei, estudei ou entrevistei para este livro: Maya Angelou, George Bonanno, Alain de Botton, Anna Braverman, William Breitbart, Laura Carstensen, Tim Chang, Leonard Cohen, Keith Comito, Charles Darwin, Susan David, Aubrey de Grey, Raffaella de Rosa, Rene Denfeld, Pete Docter, Jane Dutton, Barbara Ehrenreich, Paul Ekman, Rick Fox, Neal Gabler, Drew Gilpin Faust, Stephen Haff, Stephen Hayes, Kobayashi Issa, Hooria Jazaieri, Jason Kanov, Dacher Keltner, Min Kym, Tim Leberecht, C. S. Lewis, Mariana Lin, Laura Madden, Maureen, Nora McInerny, Lara Nuer, James Pennebaker, Simcha Raphael, Jalal al-Din Rumi, Sharon Salzberg, Scott Sandage, Lois Schnipper, Tanja Schwarzmüller, Vedran Smailović, Sri Sri, Ami Vaidya, Llewellyn Vaughan-Lee, Owe Wikström, Dar Williams, Monica Worline e Rachel Yehuda.

Há muitas outras pessoas não mencionadas nominalmente em *O lado doce da melancolia*, mas que influenciaram extremamente meu pensamento, seja por meio de entrevistas formais, leituras ou amizade, incluindo, mas não se reduzindo a: Lera Auerbach, Kate Augustus, Andrew Ayre, John Bacon, Barbara Becker, Martin Beitler, Anna Beltran, Ons Ben Zakour, a família Berger, Jen Berger, Lisa Bergqvist, Spiros Blackburn, Brené Brown, Brendan Cahill, Lindsay Cameron, Sensei Chodo Robert Campbell, Paul Coster, Jonah Cuddy, Catherine Cunningham, Geshe Dadul, Rich Day, Lia Buffa de Feo, Michael de Feo, Regina Dugan, Sensei Koshin Paley Ellison, Robin Ely, Oscar Eustis, Aaron Fedor, Tim Ferriss, Jonathan Fields, Sheri Fink, Erick Flores, Nicoll Flores, Jim Fyfe, Rashmi Ganguly,

Dana Gharemani, Panio Gianopoulos, Kerry Gibson, Hillary Hazan--Glass, Michael Glass, Robert Gluck, Seth Godin, Ashley Goodall, Adam Grant, Seth Greene, Rufus Griscom, Jonathan Haidt, Ashley Hardin, Annaka Harris, Sam Harris, Jim Holohan, Maureen Holohan, Zoltan Istvan, Jason Kanov, Jeff Kaplan, Heidi Kasevich, a família Keum, Ariel Kim, Charlie Kim, Emily Klein, Peter Klose, Hitomi Komatsu, Samantha Koppelman, Heesun Lee, Lori Lesser, Salima Lihanda, Mariana Lin, Reut Livne--Tarandach, Laura Madden, Farah Maher, Sally Maitlis, Nathalie Man, Fran Marton, Jodi Massoud, Meghan Messenger, Lisa Miller, Mandy O'Neill, Shlomit Oren, Amanda Palmer, Neil Pasricha, Annie Murphy Paul, Daniella Phillips, Sesil Pir, Josh Prager, John Ratliff, Jayne Riew, JillEllyn Riley, Gretchen Rubin, Matthew Sachs, Raed Salman, Aviva Saphier, Matthew Schaefer, Jonathan Sichel, Nancy Siegel, Peter Sims, Tim Smith, Brande e David Stellings, Daphy Stern, a família Sugerman, Tom Sugiura, Steve Thurman, Tim Urban, Fataneh Vazvaei-Smith, Jean Voutsinas, Sam Walker, Jeremy Wallace, Harriet Washington, Allen Weinberg, Ari Weinzweig, Kristina Workman e meus colegas do Invisible Institute, do Next Big Idea Club e da Silicon Guild.

Agradeço à minha amada família por tudo: minha mãe, meu pai, meu irmão, minha irmã, meus avós e Paula Yeghiayan. Aos maravilhosos Schnippers – Barbara, Steve, Jonathan, Emily, Lois e Murray. A meus queridos primos Romer e Weinstein; Heidi Postelwait, membro honorário de minha família; Bobbi, Al e Steve Cain, cuja companhia é sempre agradável, cuja casa em Ann Arbor é nosso segundo lar e cujo amor, apoio e afinidade estão entre as grandes alegrias de minha vida.

Sou sobretudo grata à minha amada "matilha" – Ken, Sam, Eli e Sophie. A Sophie: que nos leva para caminhadas, nos estende sua pata e parece ter chegado a nossa casa vinda direto do Mundo Perfeito e Belo. A Eli: um dia, você percebeu que eu estava arrancando os cabelos para estruturar um capítulo e me entregou um bilhete em que escreveu "Eu sei que é difícil, mas diga a você mesma 'Eu consigo'". Esse conselho, vindo de um campeão que se mantém nos padrões mais elevados, me comoveu profundamente. Ninguém nunca viu em campo um artilheiro de alta performance aos 11 anos tão dedicado ao seu ofício quanto você. E explodimos de orgulho ao vê-lo dedicar a mesma atenção aos seus estudos acadêmicos fora de série. Mas, acima de tudo, suas palavras me tocaram porque você as escreveu da mesma forma que vive sua vida: com a empatia de um *mensch* nato. A Sam: nunca vou me esquecer de um olhar especial em seu rosto quando você era bebê, uma expressão de calor e sagacidade. Pensei: quem esse menino será quando tiver 14 anos? Bem, enquanto escrevia este livro, você se tornou o homem que sempre esteve destinado a ser: estudante e atleta cujo sorriso ilumina tantos espaços, cujos tripletes eletrizaram tantos campos de futebol e cujo humor sarcástico, a mente brilhante e a integridade absoluta deram a você tantos amigos. Um dia, em breve, você vai compartilhar seus talentos com o mundo. E seu pai e eu vamos pensar, pela milésima vez, que sorte tivemos por você os ter compartilhado primeiro conosco. A Gonzo, também conhecido como Ken, que levou os meninos para andar de barco a motor, jogar bola, patinar no gelo e realizar muitos outros verbos de ação enquanto eu estava escrevendo em casa, que por duas vezes ficou acordado a noite toda editando este manuscrito, que me trouxe café da confeitaria e flores do jardim, e que nos encanta diariamente com seu entusiasmo, sua presença, seu senso de humor único de Gonzo e a dedicação a seus colegas e negócios: ¡*Juntos somos más*!

# Notas

PRELÚDIO – O violoncelista de Sarajevo

1 Os detalhes desse caso são tirados do romance *The Cellist of Sarajevo*, de Steven Galloway (Nova York: Riverhead Books, 2009). [Edição brasileira: *O violoncelista de Sarajevo*. Trad. Lilian Palhares. Rio de Janeiro: Rocco, 2008]. A apresentação de Vedran Smailović também foi relatada em várias matérias jornalísticas, incluindo um artigo no *The New York Times* em 6 de junho de 1992, doze dias depois da morte das 22 pessoas na fila do pão. https://www.nytimes.com/1992/06/08/world/death-city--elegy-for-sarajevo-special-report-people-under-artillery-fire-manage.html.
2 Allan Little, "Siege of Sarajevo: The Orchestra That Played in the Midst of War", *BBC Newshour*, 21 de dezembro de 2018, https://www.bbc.co.uk/programmes/p06w9dv2.

INTRODUÇÃO – O poder do agridoce

1 Uma cópia manuscrita do poema pode ser vista no site do Garden Museum, https://gardenmuseum.org.uk/collection/the-garden/.
2 O Problema XXX.1 aristotélico descreve a relação entre melancolia e genialidade. Ver Heidi Northwood, "The Melancholic Mean: The Aristotelian *Problema* XXX.1", Paideia Archive, https://www.bu.edu/wcp/Papers/Anci/AnciNort.htm.
3 U.S. National Library of Medicine, "Emotions and Disease", *History of Medicine*, https://www.nlm.nih.gov/exhibition/emotions/balance.html.
4 Minha concepção de agridoce, e especialmente a ideia de "alegria pungente", é inspirada nos escritos de C. S. Lewis sobre *Sehnsucht*.
5 Carta de Marsilio Ficino a Giovanni Cavalcanti, *Letters 2*, nº 24 (1978), pp. 33-34, in Angela Voss, "The Power of a Melancholy Humour", *Seeing with Different Eyes: Essays in Astrology and Divination* (eds. P. Curry and A. Voss. Newcastle, UK: Cambridge Scholars, 2007).
6 Albrecht Dürer, "*Melencolia I*, 1514", https://www.metmuseum.org/art/collection/search/336228.
7 Charles Baudelaire, *Les Fleurs du mal*. Kevin Godbout, "Saturnine Constellations: Melancholy in Literary History and in the Works of Baudelaire and Benjamin"

(citação do poema de Baudelaire "Fusées" em tese de doutorado, University of Western Ontario, 2016).

8 Julia Kristeva, *The Black Sun: Depression and Melancholy* Trad. Leon S. Roudiez. New York: Columbia University Press, 1989, p. 10. [Edição brasileira: *Sol negro: depressão e melancolia*. Trad. Carlota Gomes. Rio de Janeiro: Rocco, 1989.] Ver também Emily Brady e Arto Haapala, "Melancholy as an Aesthetic Emotion", *Contemporary Aesthetics*, vol. 1, 2003.

9 Susan David, "The Gift and Power of Emotional Courage", TED Talk, 2017, https://www.ted.com/talks/susan_david_the_gift_and_power_of_emotional_courage.

10 Isso é mencionado no Canto I e explorado no Canto V da *Odisseia* de Homero.

11 Temos a ideia de que a grande narrativa humana é a "jornada do herói", em que o protagonista vive uma aventura, enfrenta um grande desafio e emerge transformado. A maior parte das narrativas de Hollywood se baseia nessa progressão. Mas nos esquecemos de outra grande narrativa, que podemos chamar de "jornada da alma", em que percebemos que chegamos a este mundo com uma sensação de estarmos exilados de nosso verdadeiro lar, sentimos a dor da separação de uma condição em que amávamos e éramos amados incondicionalmente e a doce dor da nostalgia nos ajuda a retornar para lá. Desejamos a beleza porque ela nos traz lembranças desse lar; ela nos convoca para essa jornada.

12 Llewellyn Vaughan-Lee, "Love and Longing: The Feminine Mysteries of Love", Golden Sufi Center, https://goldensufi.org/love-and-longing-the-feminine-mysteries-of-love/.

13 Thom Rock, *Time, Twilight, and Eternity: Finding the Sacred in the Everyday*. Eugene, Ore: Wipf and Stock, 2017, p. 90.

14 Vaughan-Lee, "Love and Longing".

15 Santo Agostinho de Hipona, *Confissões*. São Paulo: Companhia das Letras, 2017, p 26.

16 Jean Houston, *The Search for the Beloved: Journeys in Mythology and Sacred Psychology*. Nova York: J. P. Tarcher, 1987, p. 228. [Edição brasileira: *A busca do ser amado – A psicologia do sagrado*. São Paulo: Cultrix, 1987.]

17 Mark Merlis, *An Arrow's Flight*. Nova York: Macmillan, 1998, p. 13.

18 C. S. Lewis, *Till We Have Faces*. New York: HarperOne, 2017, p. 86. [Edição brasileira: *Até que tenhamos rostos: a releitura de um mito*. Trad. Jorge Camargo, Ana Paula Spolon. Viçosa, MG: Ultimato, 2017.]

19 "13 Praise-Worthy Talent Show Performances of Leonard Cohen's 'Hallelujah'". *Yahoo! Entertainment*, 11 de novembro de 2016, https://www.yahoo.com/news/13-praise-worthy-talent-show-performances-of-leonard-cohens-hallelujah-081551820.html.

20 Essa ideia pode ser encontrada, entre outros textos, em Joseph Campbell, *A Joseph Campbell Companion: Reflections on the Art of Living*. Ed. Diana K. Osbon. Nova York: HarperCollins, 1991; ver também https://www.jcf.org/works/quote/participate-joyfully/.

21 Janet S. Belcove-Shalin, *New World Hasidim*. Albany: State University of New York Press, 2012, p. 99.

22 D. B. Yaden e A. B. Newberg, *The Varieties of Spiritual Experience: A Twenty-First Century Update*. Nova York: Oxford University Press, no prelo; D. B. Yaden et al., "The Varieties of Self-Transcendent Experience", *Review of General Psychology* 21, nº 2 (Junho de 2017), pp. 143-60, https://doi.org/10.1037/gpr0000102.

23 Northwood, *op. cit.*

CAPÍTULO 1 – Para que serve a tristeza?

1 Naomi Shihab Nye, "Kindness", in *Words Under the Words: Selected Poems*. Portland, Ore: Eighth Mountain Press, 1995, p. 42.

2 Dacher Keltner e Paul Ekman. "The Science of Inside Out", *The New York Times*, 3 de julho de 2015, https://www.nytimes.com/2015/07/05/opinion/sunday/the-science-of-inside-out.html.

3 Alan S. Cowen e Dacher Keltner. "Self-report Captures 27 Distinct Categories of Emotion Bridged by Continuous Gradients", *Proceedings of the National Academy of Sciences* 114, nº 38 (setembro de 2017); https://www.pnas.org/content/114/38/E7900.abstract. Ver também Wes Judd. "A Conversation with the Psychologist Be-hind 'Inside Out'", *Pacific Standard*, 8 de julho de 2015; https://psmag.com/social-justice/a-conversation-with-psychologist-behind-inside-out.

4 Entrevista da autora com Pete Docter, 30 de novembro de 2016. Ver também "It's All in Your Head: Director Pete Docter Gets Emotional in *Inside Out*", *Fresh Air*, NPR, 3 de julho de 2015, https://www.npr.org/2015/07/03/419497086/its-all-in-your-head-director-pete-docter-gets-emotional-in-inside-out.

5 Entrevista da autora com Pete Docter, 30 de novembro de 2016.

6 "It's All in Your Head."

7 "*Inside Out* Sets Record for Biggest Original Box Office Debut", *Business Insider*, junho de 2015, https://www.businessinsider.com/box-office-inside-out-sets-record-for-biggest-original-jurassic-world-fastest-to-1-billion-2015-6.

8 Série de entrevistas da autora com Dacher Keltner, entre elas uma realizada em novembro de 2018.

9 Dacher Keltner. *Born to Be Good: The Science of a Meaningful Life*. Nova York: W. W. Norton, 2009.

10 "What Is Compassion?", *Greater Good Magazine*, https://greatergood.berkeley.edu/topic/compassion /definition.

11 Tecnicamente, Nick Cave estava se referindo ao "sofrimento", e não à "tristeza". Ver Red Hand Files, https://www.theredhandfiles.com/utility-of-suffering/.

12 O médico e neurocientista Giacomo Rizzolatti descobriu os "neurônios-espelho" no início dos anos 1990, com seus colegas da Universidade de Parma, quando a equipe de pesquisa encontrou, no cérebro de macacos, neurônios específicos que disparavam, os dois juntos, quando os macacos agarravam um objeto e quando viam outros primatas agarrarem o mesmo objeto. Ver Lea Winerman, "The Mind's Mirror", *Monitor on Psychology* 36, nº 9 (outubro de 2005), https://www.apa.org/monitor/oct05/mirror.

13 C. Lamm, J. Decety, e T. Singer. "Meta-Analytic Evidence for Common and Distinct Neural Networks Associated with Directly Experienced Pain and Empathy for Pain", *NeuroImage* 54, nº 3 (fevereiro de 2011), pp. 2492-502, https://doi.org/10.1016/j.neuroimage.2010.10.014.

14 Jennifer E. Stellar e Dacher Keltner. "Compassion in the Autonomic Nervous System: The Role of the Vagus Nerve" in *Compassion: Concepts, Research, and Applications* Ed. P. Gilbert. Oxfordshire, UK: Routledge, 2017, pp. 120–34. Ver também Brian DiSalvo e Dacher Keltner, "Forget Survival of the Fittest: It Is Kindness That Counts", *Scientific American*, 26 de fevereiro de 2009.

15 Dacher Keltner. "The Compassionate Species", *Greater Good Magazine*, 13 de julho de 2012, https://greatergood.berkeley.edu/article/item/the_compassionate_species.

16 J. D. Greene et al. "The Neural Bases of Cognitive Conflict and Control in Moral Judgment", *Neuron* 44, nº 2 (outubro de 2004), pp. 389-400, https://doi.org/10.1016/j.neuron.2004.09.027.

17 J. B. Nitschke et al. "Orbitofrontal Cortex Tracks Positive Mood in Others Viewing Pictures of Their Newborn Infants", *NeuroImage* 21, nº 2 (fevereiro de 2004), pp. 583-92, http://dx.doi.org/10.1016/j.neuroimage.2003.10.005.

18 James K. Rilling et al. "A Neural Basis for Social Cooperation", *Neuron* 35 (julho de 2002), pp. 395-405, http://ccnl.emory.edu/greg/PD%20Final.pdf.

19 Yuan Cao et al. "Low Mood Leads to Increased Empathic Distress at Seeing Others' Pain", *Frontiers in Psychology* 8 (novembro de 2017), https://doi.org/10.3389/fpsyg.2017.02024.

20 J. K. Vuoskoski et al. "Being Moved by Unfamiliar Sad Music Is Associated with High Empathy", *Frontiers in Psychology* (setembro de 2016), https://doi.org/10.3389/fpsyg.2016.01176.

21 Nassir Ghaemi, *A First-Rate Madness: Uncovering the Links Between Leadership and Mental Illness*. New York: Penguin Books, 2012, p. 85.

22 Michael Brenner, "How Empathic Content Took Cleveland Clinic from Zero to 60 Million Sessions in One Year", *Marketing Insider Group*, 29 de agosto de 2019, https://marketinginsidergroup.com/content-marketing/how-empathetic-content-took-cleveland-clinic-from-zero-to-60-million-sessions-in-6-years/.

23 Gretchen Rubin, "Everyone Shines, Given the Right Lighting", 26 de janeiro de 2012, https://gretchenrubin.com/2012/01/everyone-shines-given-the-right-lighting.

24 https://embodimentchronicle.wordpress.com/2012/01/28/the-happiness-of-melancholy-appreciating-the-fragile-beauty-of-life-and-love/.

25 Keltner, "Compassionate Species".

26 Center for Whale Research, "J35 Update", 11 de agosto de 2018, https://www.whaleresearch.com/j35.

27 Virginia Morell, "Elephants Console Each Other", *Science Magazine*, fevereiro de 2014, https://www.sciencemag.org/news/2014/02/elephants-console-each-other.

28 Alfred, Lord Tennyson, "In Memoriam".

29 Dan Falk, "The Complicated Legacy of Herbert Spencer, the Man Who Coined 'Survival of the Fittest'", *Smithsonian Magazine*, 29 de abril de 2020, https://www.

smithsonianmag.com/science-nature/herbert-spencer-survival-of-the-fittest-180974756/.

30 Dacher Keltner, "Darwin's Touch: Survival of the Kindest", *Greater Good Magazine*, 12 de fevereiro de 2009, https://greatergood.berkeley.edu/article/item /darwins_touch_survival_of_the_kindest.

31 Deborah Heiligman, "The Darwins' Marriage of Science and Religion", *Los Angeles Times*, 19 de Janeiro de 2009, https://www.latimes.com/la-oe-heiligman29--2009jan29-story.html.

32 Kerry Lotzof, "Charles Darwin: History's Most Famous Biologist", Natural History Museum, https://www.nhm.ac.uk/discover/charles-darwin-most-famous--biologist.html.

33 *Charles Darwin's Beagle Diary*. Cambridge: Cambridge University Press, 1988, p. 42. [Edição brasileira: *O diário do Beagle*. Curitiba: UFPR, 2006.]

34 Adam Gopnik. *Angels and Ages: A Short Book About Darwin, Lincoln, and Modern Life*. Nova York: Alfred A. Knopf, 2009; Deborah Heiligman, *Charles and Emma: The Darwins' Leap of Faith*. Nova York: Henry Holt, 2009.

35 Adrian J. Desmond e James Richard Moore. *Darwin*. Nova York: W. W. Norton, 1994, p. 386. [Edição brasileira: *Darwin: a vida de um evolucionista atormentado*. Trad. Gustavo Pereira, Hamilton dos Santos, Maria Alice Gelman. São Paulo: Geração Editorial, 1995.]

36 "The Death of Anne Elizabeth Darwin". Darwin Correspondence Project, University of Cambridge, https://www.darwinproject.ac.uk/people/about-darwin/family-life/death-anne-elizabeth-darwin.

37 Charles Darwin. *The Descent of Man, and Selection in Relation to Sex* (1872; repr., London: D. Appleton, 2007), pp. 69, 84. [Edição brasileira: *A origem do homem e a seleção sexual*. Trad. Eugênio Amado. Belo Horizonte: Editora Itatiaia, 2004.]

38 *Ibid.*, pp. 74-75.

39 *Ibid.*, pp. 74-75.

40 Ver palestra de Paul Ekman "Darwin and the Dalai Lama, United by Compassion", 17 de junho de 2010, https://www.youtube.com/watch?v=1Qo64DkQsRQ.

41 Algis Valiunas, "Darwin's World of Pain and Wonder", New Atlantis (Outono 2009–Inverno 2010), https://www.thenewatlantis.com/publications/darwins--world-of-pain-and-wonder.

42 Darwin, *Descent of Man*, p. 96.

43 *Ibid.*, p. 97.

44 Paul Ekman, "The Dalai Lama Is a Darwinian", *Greater Good Magazine*, 10 de junho de 2010, https://greatergood.berkeley.edu/video/item/the_dalai_lama_is_a_darwinian.

45 Dalai Lama. *Emotional Awareness: Overcoming the Obstacles to Psychological Balance and Compassion*. Nova York: Henry Holt, 2008, p. 197. [Edição brasileira: *Consciência emocional: vencendo os obstáculos em busca do equilíbrio emocional e da compaixão*. Trad. Cristina Yamagami. São Paulo: Prumo, 2008.] Conforme citado por Paul Ekman em sua palestra "Darwin and the Dalai Lama, United by

Compassion", 17 de junho de 2010, Greater Good Science Center, University of California, Berkeley, https://www.youtube.com/watch?v=1Qo64DkQsRQ.
46 Ekman. "Darwin and the Dalai Lama"; "The Origins of Darwin's Theory: It May Have Evolved in Tibet", *Independent*, 16 de fevereiro de 2009, https://www.independent.co.uk/news/science/the-origins-of-darwin-s-theory-it-may-have-evolved-in-tibet-1623001.html.
47 "Origins of Darwin's Theory."
48 J. J. Froh. "The History of Positive Psychology: Truth Be Told", *NYS Psychologist* (maio-junho de 2004), https://scottbarrykaufman.com/wp-content/uploads/2015/01/Froh-2004.pdf.
49 Barbara Held. "The Negative Side of Positive Psychology", *Journal of Humanistic Psychology* 44, nº 1 (janeiro de 2004), p. 9-46, http://dx.doi.org/10.1177/0022167803259645.
50 Nancy McWilliams. "Psychoanalytic Reflections on Limitation: Aging, Dying, Generativity, and Renewal", *Psychoanalytic Psychology* 34, nº 1 (2017), pp. 50-57, http://dx.doi.org/10.1037/pap0000107.
51 "The Upside of Being Neurotic", *Management Today*, 10 de maio de 2018, https://www.managementtoday.co.uk/upside-neurotic/personal-development/article/1464282.
52 Tim Lomas. "Positive Psychology: The Second Wave", *Psychologist* 29 (julho de 2016), https://thepsychologist.bps.org.uk/volume-29/july/positive-psychology-second-wave.
53 Scott Barry Kaufman. *Transcend: The New Science of Self-Actualization*. Nova York: Penguin Books, 2020, p. 223.
54 Dacher Keltner. "What Science Taught Me About Compassion, Gratitude and Awe", 4 de novembro de 2016, https://www.dailygood.org/story/1321/what-science-taught-me-about-compassion-gratitude-and-awe/.
55 P. K. Piff et al. "Higher Social Class Predicts Increased Unethical Behavior", *Proceedings of the National Academy of Sciences* 109, nº 11 (fevereiro de 2012), pp. 4086-91, http://dx.doi.org/10.1073/pnas.1118373109.
56 Kathleen D. Vohs et al., "The Psychological Consequences of Money", *Science* 314, nº 5802 (novembro de 2006), pp. 1154-56, https://doi.org/10.1126/science.1132491.
57 Lisa Miller, "The Money-Empathy Gap", *New York*, 29 de junho de 2012, https://nymag.com/news/features/money-brain-2012-7/.
58 J. E. Stellar, V. M. Manzo, M. W. Kraus, e D. Keltner. "Class and Compassion: Socio-economic Factors Predict Responses to Suffering", *Emotion* 12, nº 3 (2012), pp. 449-59, https://doi.org/10.1037/a0026508.
59 Keltner, "What Science Taught Me About Compassion".
60 Hooria Jazaieri. "Six Habits of Highly Compassionate People", Greater Good Magazine, 14 de abril de 2018, https://greatergood.berkeley.edu/article/item/six_habits_of_highly_compassionate_people.
61 Jazaieri, "Six Habits of Highly Compassionate People".

CAPÍTULO 2 – Por que ansiamos pelo amor "perfeito" e incondicional?
(E o que isso tem a ver com nossa paixão por canções tristes,
dias chuvosos e até mesmo o divino?)

1 Lewis, *Till We Have Faces*, p. 86. [Edição brasileira: *Até que tenhamos rostos: a releitura de um mito*. Trad. Jorge Camargo, Ana Paula Spolon. Viçosa, MG: Ultimato, 2017.]
2 Robert James Waller, *The Bridges of Madison County*. Nova York: Warner Books, 1992. [Edição brasileira: *As pontes de Madison*. Trad. Alice Klesck. São Paulo: Única, 2015.]; "Bridges of Madison County Author Robert James Waller Dies, 77", *BBC News*, 10 de março de 2017, https://www.bbc.com/news/world-us-canada-39226686.
3 Platão, *Symposium*, p. 12 (of the MIT Symposium document), http://classics.mit.edu/Plato/symposium.html. [Edição brasileira: Platão, *O banquete*. Petrópolis: Vozes, s/d.] Ver também Jean Houston, *The Hero and the Goddess: "The Odyssey" as Mystery and Initiation*. Wheaton, Ill.: Quest, 2009, p. 202. [Edição brasileira: *O herói e a deusa: a Odisseia enquanto mistério e iniciação*. Trad. Angela do Nascimento Machado. Rio de Janeiro: Bertrand Brasil, 1995.]
4 De Botton, "Why You Will Marry the Wrong Person", *The New York Times*, 28 de maio de 2016, https://www.nytimes.com/2016/05/29/opinion/sunday/why-you-will-marry-the-wrong-person.html.
5 Alain de Botton, "'Romantic Realism': The Seven Rules to Help You Avoid Divorce", *The Guardian*, 10 de Janeiro de 2017, https://www.theguardian.com/lifeandstyle/2017/jan/10/romantic-realism-the-seven-rules-to-help-you-avoid-divorce.
6 "Baby Reacts to Moonlight Sonata", 19 de novembro de 2016, https://www.youtube.com/watch?v=DHUnLY1_PvM.
7 Jaak Panksepp, "The Emotional Sources of 'Chills' Induced by Music", *Music Perception* 13 nº 2 (1995), pp. 171-207, https://doi.org/10.2307/40285693; ver também Rémi de Fleurian e Marcus T. Pearce, "The Relationship Between Valence and Chills in Music: A Corpus Analysis", *I-Perception* 12, nº 4 (julho de 2021), https://doi.org/10.1177%2F20416695211024680.
8 Fred Conrad et al., "Extreme re-Listening: Songs People Love... and Continue to Love", *Psychology of Music* 47, nº 1 (janeiro de 2018), http://dx.doi.org/10.1177/0305735617751050.
9 Helen Lee Lin, "Pop Music Became More Moody in Past 50 Years", *Scientific American*, 13 de novembro de 2012, https://www.scientificamerican.com/article/scientists-discover-trends-in-pop-music/.
10 "Affective Musical Key Characteristics", https://wmich.edu./mus-theo/courses/keys.html.
11 Shoba Narayan, "Why Do Arabic Rhythms Sound So Sweet to Indian Ears?", *National News*, 17 de Janeiro de 2011, https://www.thenationalnews.com/arts-culture/comment/why-do-arabic-rhythms-sound-so-sweet-to-indian-ears-1.375824.
12 Federico García Lorca, "On Lullabies" (trad. A. S. Kline, Poetry in Translation, https://www.poetryintranslation.com/PITBR/Spanish/Lullabies.php.

13 David Landis Barnhill, "Aesthetics and Nature in Japan", *The Encyclopedia of Religion and Nature*. ed. Bron Taylor. London: Thoemmes Continuum, 2005, pp. 17-18, https://www.uwosh.edu/facstaff/barnhill/244/Barnhill%20-%20Aesthetics%20and%20Nature%20in%20Japan%20-%20ERN.pdf.

14 Vuoskoski et al., "Being Moved by Unfamiliar Sad Music Is Associated with High Empathy".

15 Mahash Ananth, "A Cognitive Interpretation of Aristotle's Concepts of Catharsis and Tragic Pleasure", *International Journal of Art and Art History* 2, nº 2 (dezembro de 2014), http://dx.doi.org/10.15640/ijaah.v2n2a1.

16 Matthew Sachs, Antonio Damasio e Assal Habibi, "The Pleasures of Sad Music", *Frontiers in Human Neuroscience* (14 de julho de 2015), https://doi.org/10.3389/fnhum.2015.00404.

17 Joanne Loewy et al., "The Effects of Music Therapy on Vital Signs, Feeding, and Sleep in Premature Infants", *Pediatrics* 131, nº 5 (maio de 2013), pp. 902-18, https://doi.org/10.1542/peds.2012-1367.

18 Sachs, Damasio, e Habibi, "Pleasures of Sad Music".

19 Federico García Lorca, *In Search of Duende*. Nova York: New Directions, 1998, p. 57.

20 Ray Baker, *Beyond Narnia: The Theology and Apologetics of C. S. Lewis*. Cambridge, Ohio: Christian Publishing House, 2021, pp. 67-68.

21 "Pothos", Livius.org, https://www.livius.org/articles/concept/pothos/.

22 Houston, *Search for the Beloved*, p. 124.

23 C. S. Lewis, *Surprised by Joy: The Shape of My Early Life*. Nova York: HarperOne, 1955. [Edição brasileira: *Surpreendido pela alegria*. Trad. Eduardo Pereira e Ferreira. Viçosa, MG: Ultimato, 2015.]

24 C. S. Lewis, *The Pilgrim's Regress*. Grand Rapids, Mich.: William B. Eerdmans, 1992. [Edição brasileira: *O regresso do peregrino: uma defesa alegórica do cristianismo, da razão e do romantismo*. Trad. Jorge Camargo. Viçosa, MG: Ultimato, 2019.]

25 Lewis, *Surprised by Joy*.

26 Peter Lucia, "Saudade and Sehnsucht", Noweverthen.com, https://noweverthen.com/many/saudade.html.

27 Michael Posner, *Leonard Cohen, Untold Stories: The Early Years*. Nova York: Simon & Schuster, 2020, p. 28.

28 Merlis, *Arrow's Flight*, p. 13.

29 Nick Cave, "Love Is the Drug", *The Guardian*, 21 de abril de 2001, https://www.theguardian.com/books/2001/apr/21/extract.

30 O povo galês tem a palavra *hiraeth* para um conceito semelhante.

31 Sandeep Mishra, "Valmiki – The First Poet", Pearls from the Ramayana, 14 de Agosto de 2020, https://www.amarchitrakatha.com/mythologies/valmiki-the-first-poet/.

32 Sri Sri Ravi Shankar, "Longing Is Divine", https://wisdom.srisriravishankar.org/longing-is-divine/.

33 Siddhartha Mukherjee, "Same But Different", *The New Yorker*, 25 de abril de 2016, https://www.newyorker.com/magazine/2016/05/02/breakthroughs-in-epigenetics.

34 Rumi, *The Essential Rumi*. São Francisco: *Harper* One, 2004, p. 17. [Edição brasileira do poema traduzida diretamente do persa: *Masnavi*. Trad. Monica Udler Cromberg e Ana Maria Sarda. Rio de Janeiro: Dervish, 1992.

35 "The Pain of Separation (The Longing)", 29 de julho de 2014, https://www.youtube.com/watch?v=Za1me4NuqxA.

36 Rukmini Callimachi, "To the World, They Are Muslims. To ISIS, Sufis Are Heretics", *The New York Times*, 25 de novembro de 2017, https://www.nytimes.com/2017/11/25/world/middleeast/sufi-muslims-isis-sinai.html.

37 "Llewellyn Vaughan-Lee and Oprah Winfrey Interview", 4 de março de 2012, Golden Sufi Center, https://goldensufi.org/video/llewellyn-vaughan-lee-and-oprah-winfrey-interview/.

38 Llewellyn Vaughan-Lee, "Feminine Mysteries of Love", Personal Transformation, https://www.personaltransformation.com/llewellyn_vaughan_lee.html.

39 Shahram Shiva, *Rumi's Untold Story* (n.p.: Rumi Network, 2018).

40 Jane Ciabattari, "Why Is Rumi the Best-Selling Poet in the US?", BBC, 21 de outubro 2014, https://www.bbc.com/culture/article/20140414-americas-best-selling-poet.

41 *Teresa of Avila: The Book of My Life*. Trand. Mirabai Starr. Boston: Shambhala Publications, Inc., 2008, p. 224. [Edição brasileira: *O livro da vida*. Trad. Marcelo Musa Cavallari. São Paulo: Penguin-Companhia das Letras, 2010.]

42 Mirabai, "I Send Letters", Allpoetry.com, https://allpoetry.com/I-Send-Letters.

43 Rumi, *The Book of Love*. São Francisco: HarperCollins, 2005.

44 Joseph Goldstein, "Mindfulness, Compassion & Wisdom: Three Means to Peace", PBS.org, https://www.pbs.org/thebuddha/blog/2010/May/11/mindfulness-compassion-wisdom-three-means-peace-jo/.

45 A citação é do *Buddha's Advice*, blog de lynnjkelly, praticante do budista, https://buddhasadvice.wordpress.com/2012/04/19/longing/.

46 Llewellyn Vaughan-Lee. *In the Company of Friends*. Point Reyes Station: Golden Sufi Center, 1994.

47 Llewellyn Vaughan-Lee, "The Ancient Path of the Mystic: An Interview with Llewellyn Vaughan-Lee", Golden Sufi Center, https://goldensufi.org/the-ancient-path-of-the-mystic-an-interview-with-llewellyn-vaughan-lee/.

48 Llewellyn Vaughan-Lee, "A Dangerous Love", Omega Institute for Holistic Studies, 26 de abril de 2007, https://www.youtube.com/watch?v=Q7pe_GLp_6o.

49 C. S. Lewis, *The Weight of Glory*. Nova York: Macmillan, 1966, pp. 4-5. [Edição brasileira: *Peso da gloria*. Trad. Isabel Freire Messias. São Paulo: Vida Nova, 1993.]

CAPÍTULO 3 – Será que a criatividade está ligada à tristeza, ao anseio e à transcendência?

1 David Remnick, "Leonard Cohen Makes It Darker", *The New Yorker*, 17 de outubro de 2016, https://www.newyorker.com/magazine/2016/10/17/leonard-cohen-makes-it-darker.

2 Sylvie Simmons, "Remembering Leonard Cohen", CBC Radio, 11 de novembro de 2017, https://www.cbc.ca/radio/writersandcompany/remembering-leonard-cohen-biographer-sylvie-simmons-on-montreal-s-beloved-poet-1.4394764.

3 Andrew Anthony, "Leonard Cohen and Marianne Ihlen: The Love Affair of a Lifetime", *The Guardian*, 13 de junho de 2019, https://www.theguardian.com/film/2019/jun/30/leonard-cohen-marianne-ihlen-love-affair-of-a-lifetime-nick-broomfield-documentary-words-of-love.

4 Simmons, "Remembering Leonard Cohen".

5 Marvin Eisenstadt, *Parental Loss and Achievement*. Nova York: Simon & Schuster, 1993.

6 Kay Redfield Jamison, *Touched with Fire*. Nova York: Simon & Schuster, 1993.

7 Jan Borowiecki, "How Are You, My Dearest Mozart? Well-Being and Creativity of Three Famous Composers Based on Their Letters", *The Review of Economics and Statistics* 99, nª 4 (outubro de 2017), pp. 591-605, https://doi.org/10.1162/REST_a_00616.

8 Modupe Akinola and Wendy Berry Mendes, "The Dark Side of Creativity: Biological Vulnerability and Negative Emotions Lead to Greater Artistic Creativity", *Personality and Social Psychology Bulletin* 34, nº 12 (dezembro de 2008), https://dx.doi.org/10.1177%2F0146167208323933.

9 Joseph P. Forgas, "Four Ways Sadness May Be Good for You", *Greater Good Magazine*, 4 de junho de 2014, https://greatergood.berkeley.edu/article/item/four_ways_sadness_may_be_good_for_you.

10 Tom Jacobs, "How Artists Can Turn Childhood Pain into Creativity", *Greater Good Magazine*, 8 de maio de 2018, https://greatergood.berkeley.edu/article/item/how_artists_can_turn_childhood_pain_into_creativity.

11 Karuna Subramaniam et al., "A Brain Mechanism for Facilitation of Insight by Positive Affect", *Journal of Cognitive Neuroscience*, https://direct.mit.edu/jocn/article/21/3/415/4666/A-Brain-Mechanism-for-Facilitation-of-Insight-by.

12 Amanda Mull, "6 Months Off Meds I Can Feel Me Again", *The Atlantic*, 20 de dezembro de 2018, https://www.theatlantic.com/health/archive/2018/12/kanye-west-and-dangers-quitting-psychiatric-medication/578647/.

13 Sylvie Simmons, *I'm Your Man: The Life of Leonard Cohen*. Nova York: Ecco Press, 2012, p. 763. [Edição brasileira: *I'm Your Man: A vida de Leonard Cohen*. Rio de Janeiro: Best Seller, 2016.]

14 Nancy Gardner, "Emotionally Ambivalent Workers Are More Creative, Innovative", *University of Washington News*, 5 de outubro de 2006, https://www.washington.edu/news/2006/10/05/emotionally-ambivalent-workers-are-more-creative-innovative/.

15 Tom Huizenga, "Beethoven's Life, Liberty and Pursuit of Enlightenment", *Morning Edition*, NPR, 1 de dezembro de 2020, https://www.npr.org/sections/deceptivecadence/2020/12/17/945428466/beethovens-life-liberty-and-pursuit-of-enlightenment.

16 Joseph Kerman et al., "Ludwig van Beethoven", *Grove Music Online* (2001), p. 13, https://www.oxfordmusiconline.com/grovemusic/view/10.1093/gmo/9781561592630.001.0001/omo-9781561592630-e-0000040026.

17 *Ibid.*, p. 17.
18 David Nelson, "The Unique Story of Beethoven's Ninth Symphony", In Mozart's Footsteps, 2 de agosto de 2012, http://inmozartsfootsteps.com/2472/the-unique-story-of-beethovens-ninth-symphony/.
19 Jan Caeyers, *Beethoven, A Life*. Oakland: University of California Press, 2020, p. 486.
20 Koenraad Cuypers et al., "Patterns of Receptive and Creative Cultural Activities and Their Association with Perceived Health, Anxiety, Depression and Satisfaction with Life Among Adults: The HUNT Study, Norway", *Journal of Epidemiology and Community Health* 66, nª 8 (agosto de 2012), https://doi.org/10.1136/jech.2010.113571.
21 Matteo Nunner, "Viewing Artworks Generates in the Brain the Same Reactions of Being in Love", *Narrative Medicine*, 10 de julho de 2017, https://www.medicina-narrativa.eu/viewing-artworks-generates-in-the-brain-the-same-ractions-of-being-in-love.
22 Mark Rothko, "Statement About Art", Daugavpils Mark Rothko Art Centre, https://www.rothkocenter.com/en/art-center/mark-rothko/statement-about-art.
23 Simmons, *I'm Your Man*, p. 491.
24 Entrevista a Rick Rubin, "Leonard Cohen's Legacy with Adam Cohen: Thanks for the Dance", *Broken Record*, s.d., https://brokenrecordpodcast.com/episode-8-leonard-cohens-legacy-with-adam-cohen.
25 D. B. Yaden et al., "The Varieties of Self-Transcendent Experience", *Review of General Psychology* 21, nº 2 (junho de 2017), https://doi.org/10.1037%2Fgpr0000102.
26 Scott Barry Kaufman, *Transcend: The New Science of Self-Actualization*. Nova York: TarcherPerigee, 2021, p. 198.
27 Entrevista da autora com David Yaden,10 de dezembro 2019.
28 J. Harold Ellens, ed., *The Healing Power of Spirituality: How Faith Helps Humans Thrive*. Santa Barbara, Califórnia: Praeger, 2010, p. 45.
29 Yaden et al., "Varieties of Self-Transcendent Experience".
30 D. B. Yaden and A. B. Newberg, *The Varieties of Spiritual Experience: A Twenty-First Century Update*. Nova York: Oxford University Press, no prelo.
31 D. K. Simonton, "Dramatic Greatness and Content: A Quantitative Study of 81 Athenian and Shakespearean Plays", *Empirical Studies of the Arts* 1, nº 2 (1983), pp. 109-23, https://doi.org/10.2190/0AGV-D8A9-HVDF-PL95; D. K. Simonton, *Greatness: Who Makes History and Why*. Nova York: Guilford Press, 1994. [Edição brasileira: *A origem do gênio*. Rio de Janeiro: Record, 2002.] Ver também Paul Wong, "The Deep-and-Wide Hypothesis in Giftedness and Creativity", 17 de maio de 2017, http://www.drpaulwong.com/the-deep-and-wide-hypothesis-in-giftedness-and-creativity/.
32 Tom S. Cleary e Sam I. Shapiro, "The Plateau Experience and the Post-Mortem Life: Abraham H. Maslow's Unfinished Theory", *Journal of Transpersonal Psychology* 27, nº 1 (1995), https://www.atpweb.org/jtparchive/trps-27-95-01-001.pdf.
33 Amelia Goranson et al., "Dying Is Unexpectedly Positive", *Psychological Science* (1 de junho de 2017), https://doi.org/10.1177%2F0956797617701186.

34 Estelle Frankel, *Sacred Therapy: Jewish Spiritual Teachings on Emotional Healing and Inner Wholeness*. Boulder, Colorado: Shambhala, 2004.

35 Dr. Vicky Williamson, "The Science of Music Why Do Songs in a Minor Key Sound So Sad?", *NME*, 14 de fevereiro de 2013, https://www.nme.com/blogs/nme-blogs/the-science-of-music-why-do-songs-in-a-minor-key-sound-sad-760215.

36 https://theconversation.com/mythmaking-social-media-and-the-truth-about-leonard-cohens-last-letter-to-marianne-ihlen-108082.

37 Min Kym, *Gone: A Girl, a Violin, a Life Unstrung*. Nova York: Crown Publishers, 2017.

38 *Ibid.*, p. 85.

39 Conversas entre as autoras como amigas.

40 Liz Baker e Lakshmi Singh, "Her Violin Stolen, a Prodigy's World Became 'Unstrung'", *All Things Considered*, NPR, 7 de maio de 2017, https://www.npr.org/2017/05/07/526924474/her-violin-stolen-a-prodigys-world-became-unstrung.

41 Kym, *Gone*.

## CAPÍTULO 4 – Como lidar com um amor perdido?

1 "Though lovers be lost, love shall not". https://genius.com/Dylan-thomas-and-death-shall-have-no-dominion-annotated.

2 Steven C. Hayes, "From Loss to Love", *Psychology Today*, 18 de junho de 2018, https://www.psychologytoday.com/us/articles/201806/loss-love.

3 Tony Rousmaniere, "Steven Hayes on Acceptance and Commitment", s.d., Psychotherapy.net, https://www.psychotherapy.net/interview/acceptance-commitment-therapy-ACT-steven-hayes-interview.

4 Steven C. Hayes e Kirk D. Strosahl. *A Practical Guide to Acceptance and Commitment Therapy*. Nova York: Springer, 2004. [Edição brasileira: *Terapia de aceitação e compromisso*. Porto Alegre: Artmed, 2021.]

5 Rousmaniere, "Steven Hayes on Acceptance and Commitment".

6 Steven C. Hayes, "From Loss to Love", *Psychology Today*, 18 de junho de 2018.

7 M. E. Levin et al., "Examining Psychological Inflexibility as a Transdiagnostic Process Across Psychological Disorders", *Journal of Contextual Behavioral Science* 3, nº 3 (julho de 2014), pp. 155-63, https://dx.doi.org/10.1016%2Fj.jcbs.2014.06.003.

8 Quando Brett Ford era aluna do doutorado na Universidade da Califórnia em Berkeley, em 2017, ela e três colegas de pesquisa da universidade desenvolveram um estudo em três partes para tentar descobrir a relação entre a aceitação das emoções negativas e a recuperação de longo prazo. As descobertas, em Ford et al., "The Psychological Health Benefits of Accepting Negative Emotions and Thoughts: Laboratory, Diary, and Longitudinal Evidence", foram publicadas pelo *Journal of Personality and Social Psychology* 115, nº 6 (2018), https://doi.org/10.1037/pspp0000157.

9 Lila MacLellan, "Accepting Your Darkest Emotions Is the Key to Psychological

Health", *Quartz*, 23 de julho de 2017, https://qz.com/1034450/accepting-your-darkest-emotions-is-the-key-to-psychological-health/; Ford et al., "Psychological Health Benefits of Accepting Negative Emotions and Thoughts".

10 Hayes, "From Loss to Love".

11 Marshall McLuhan chama Fuller assim em R. Buckminster Fuller. *Buckminster Fuller: Starting with the Universe*, ed. K. Michael Hays and Dana Miller. Nova York: Whitney Museum of American Art, 2008, p. 39.

12 Maya Angelou. *I Know Why the Caged Bird Sings*. Nova York: Random House, 2010. [Edição brasileira: *Eu sei por que o pássaro canta na gaiola*. Trad. Regiane Winarski. Bauru, SP: Astral Cultural, 2018.]

13 *Ibid.*, p. 97.

14 Oprah Winfrey, apresentação de Angelou, *I Know Why the Caged Bird Sings*, p. ix.

15 Richard Gray, "The Sorrow and Defiance of Maya Angelou", The Conversation, 29 de maio de 2014, https://theconversation.com/the-sorrow-and-defiance-of-maya-angelou-27341.

16 Oprah Winfrey, apresentação de Angelou, *I Know Why the Caged Bird Sings*, p. x.

17 Serge Daneault, "The Wounded Healer: Can This Idea Be of Use to Family Physicians?", *Canadian Family Physician* 54, nº 9 (2008), pp. 1218-25, https://www.ncbi.nlm.nih.gov/pmc/articles/PMC2553448/.

18 Neel Burton, M.D., "The Myth of Chiron, the Wounded Healer", *Psychology Today*, 20 de fevereiro de 2021, https://www.psychologytoday.com/us/blog/hide-and-seek/202102/the-myth-chiron-the-wounded-healer.

19 "Candace Lightner", https://www.candacelightner.com/Meet-Candace/Biography.

20 Catherine Ho, "Inside the Bloomberg-Backed Gun-Control Group's Effort to Defeat the NRA", *The Washington Post*, 20 de junho de 2016, https://www.washingtonpost.com/news/powerpost/wp/2016/06/20/everytowns-survivors-network-stands-on-the-front-lines-of-the-gun-control-battle/.

21 Lauren Eskreis-Winkler, Elizabeth P. Shulman e Angela L. Duckworth, "Survivor Mission: Do Those Who Survive Have a Drive to Thrive at Work?" *Journal of Positive Psychology* 9, nº 3 (janeiro de 2014), pp. 209-18, https://doi.org/10.1080/17439760.2014.888579.

22 Adam M. Grant e Kimberly A. Wade-Benzoni, "The Hot and Cool of Death Awareness at Work: Mortality Cues, Aging, and Self-Protective and Prosocial Motivations", *Academy of Management Review* 34, nº 4 (2017), https://doi.org/10.5465/amr.34.4.zok600.

23 Abby Goodnough, "More Applicants Answer the Call for Teaching Jobs", *The New York Times*, 11 de fevereiro de 2002, https://www.nytimes.com/2002/02/11/us/more-applicants-answer-the-call-for-teaching-jobs.html.

24 Donna Kutt Nahas, "No Pay, Long Hours, But Now, Glory", *The New York Times*, 17 de fevereiro de 2002, https://www.nytimes.com/2002/02/17/nyregion/no-pay-long-hours-but-now-glory.html.

25 "Terrorist Survivor Enlists in Air Force", *Airman*, setembro de 2002, p. 12.

26 Jane Ratcliffe, "Rene Denfeld: What Happens After the Trauma", *Guernica*, 18 de

novembro de 2019, https://www.guernicamag.com/rene-denfeld-what-happens-
-after-the-trauma/.
27 Rene Denfeld, "The Other Side of Loss", The Manifest-Station, 21 de janeiro de 2015, https://www.themanifeststation.net/2015/01/21/the-other-side-of-loss/.
28 "Rene Denfeld", https://renedenfeld.com/author/biography/.
29 Denfeld, "Other Side of Loss".
30 Emma Seppälä, "18 Science-Backed Reasons to Try Loving-Kindness Meditation", Psychology Today, 15 de setembro de 2014, https://www.psychologytoday.com/us/blog/feeling-it/201409/18-science-backed-reasons-try-loving-kindness-meditation.
31 "Who Was Dipa Ma?", Lion's Roar, 24 de fevereiro de 2017, https://www.lionsroar.com/mother-of-light-the-inspiring-story-of-dipa-ma/.
32 Justin Whitaker, "The Buddhist Parable of the Mustard Seed", Patheos, 29 de novembro de 2016, https://www.patheos.com/blogs/americanbuddhist/2016/11/the-buddhist-parable-of-the-mustard-seed-grief-loss-and-heartbreak.html.
33 Entrevista da autora com Salzberg, 3 de agosto de 2017.
34 Jordi Sierra i Fabra e Jacqueline Minett Wilkinson. Kafka and the Traveling Doll. n.p.: SIF Editorial, 2019.

## CAPÍTULO 5 – Como nasceu nossa cultura de sorrisos obrigatórios?

1 Garrison Keillor, "A Studs Terkel Lesson in Losing and Redemption", Chicago Tribune, s.d., https://digitaledition.chicagotribune.com/tribune/article_popover.aspx?guid=eeb0ab19-1be3-4d35-a015-238d1dadab6c.
2 David, "Gift and Power of Emotional Courage".
3 Olga Khazan, "Why Americans Smile So Much", The Atlantic, 3 de maio de 2017, https://www.theatlantic.com/science/archive/2017/05/why-americans-smile-so-
-much/524967/.
4 Kuba Krys et al., "Be Careful Where You Smile: Culture Shapes Judgments of Intelligence and Honesty of Smiling Individuals", Journal of Nonverbal Behavior 40 (2016), pp. 101-16, https://doi.org/10.1007/s10919-015-0226-4.
5 "How Learning to Be Vulnerable Can Make Life Safer", Invisibilia, NPR, 17 de junho de 2016, https://www.npr.org/sections/health-shots/2016/06/17/482203447/invisibilia-how-learning-to-be-vulnerable-can-make-life-safer.
6 Deborah S. Hasin et al., "Epidemiology of Adult DSM-5 Major Depressive Disorder and Its Specifiers in the United States", JAMA Psychiatry 75, nº 4 (abril de 2018), pp. 336-46, https://dx.doi.org/10.1001%2Fjamapsychiatry.2017.4602.
7 "Any Anxiety Disorder", National Institute of Mental Health, https://www.nimh.nih.gov/health/statistics/any-anxiety-disorder.
8 Benedict Carey e Robert Gebeloff, "Many People Taking Antidepressants Discover They Cannot Quit", The New York Times, 7 de abril de 2018, https://www.nytimes.com/2018/04/07/health/antidepressants-withdrawal-prozac-cymbalta.html.

9 Sogyal Rinpoche, *Tibetan Book of Living and Dying*. Nova York: HarperOne, 2009, p. 22. [Edição brasileira: *O livro tibetano do viver e do morrer*. Trad. Luiz Carlos Lisboa. São Paulo: Talento/Palas Athena, 1999.]

10 "Intentional Flaws", *The World*, PRI, julho de 2002, https://www.pri.org/stories/2002-07-13/intentional-flaws.

11 Emma Taggart, "Wabi-Sabi: The Japanese Art of Finding Beauty in Imperfect Ceramics", My Modern Met, https://mymodernmet.com/wabi-sabi-japanese-ceramics/.

12 Birgit Koopmann-Holm e Jeanne L. Tsai, "Focusing on the Negative: Cultural Differences in Expressions of Sympathy", *Journal of Personality and Social Psychology* 107, nº 6 (2014), pp. 1092-115, https://dx.doi.org/10.1037%2Fa0037684.

13 Por mais que tente, eu não consigo me lembrar onde li isso, mas ficou em minha memória.

14 Barbara Ehrenreich, Bright-Sided: How the Relentless Promotion of Positive Thinking Has Undermined America. Nova York: Henry Holt, 2009, p. 6. [Edição brasileira: *Sorria: como a promoção incansável do pensamento positivo enfraqueceu a América*. Trad. Maria Lúcia de Oliveira. Rio de Janeiro: Record, 2013.]

15 Drew Gilpin Faust, *This Republic of Suffering: Death and the American Civil War*. Nova York: Vintage, 2008, p. xi.

16 Andrew Curry, "Parents' Emotional Trauma May Change Their Children's Biology. Studies in Mice Show How", *Science Magazine*, julho de 2019, https://www.sciencemag.org/news/2019/07/parents-emotional-trauma-may-change-their-children-s-biology-studies-mice-show-how.

17 De acordo com Joel R. Beeke e Paul M. Smalley, do Puritan Reformed Theological Seminary: "A doutrina da predestinação ensina que apenas os eleitos de Deus serão salvos. Isso não significa que não possamos ter certeza de que seremos salvos. Pelo contrário, a dádiva divina de 'todas as coisas que dizem respeito à vida e à piedade, pelo conhecimento daquele [isto é, Cristo Jesus] que nos chamou para a glória e a virtude' permite aos crentes 'tornar certa vossa vocação e eleição' crescendo em conhecimento, fé e santidade prática (2 Ped 1:3-10)". Joel R. Beeke e Paul M. Smalley, "Help! I'm Struggling with the Doctrine of Predestination", Crossway, 19 de outubro de 2020, https://www.crossway.org/articles/help-im-struggling-with-the-doctrine-of-predestination/.

18 Jenni Murray, "Smile or Die: How Positive Thinking Fooled America and the World by Barbara Ehrenreich", *The Guardian*, 9 de janeiro de 2010, https://www.theguardian.com/books/2010/jan/10/smile-or-die-barbara-ehrenreich.

19 Palavras do governador William Bradford em *Of Plymouth Plantation*, de 1630. Ver Peter C. Mancall, "The Real Reason the Pilgrims Survived", *Live Science*, 22 de novembro de 2018, https://www.livescience.com/64154-why-the-pilgrims-survived.html.

20 Ralph Waldo Emerson, "Nature" (1836), em *Nature and Selected Essays*. Nova York: Penguin Books, 2003. [Edição brasileira: *Natureza*. Balneário Rincão: Oxigênio, 2015.]

21 Maria Fish, "When Failure Got Personal", SF Gate, 6 de março de 2005, https://www.sfgate.com/books/article/When-failure-got-personal-2693997.php.
22 Scott A. Sandage. *Born Losers: A History of Failure in America*. Cambridge: Harvard University Press, 2006, p. 11.
23 *Ibid.*, p. 36.
24 Harvard University Press, https://www.hup.harvard.edu/catalog.php?isbn=9780674021075.
25 Sandage, *Born Losers*, p. 46, 17.
26 *Ibid.*, p. 46.
27 Christopher H. Evans, "Why You Should Know About the New Thought Movement", The Conversation, fevereiro de 2017, https://theconversation.com/why-you-should-know-about-the-new-thought-movement-72256.
28 William James. *The Varieties of Religious Experience*. Londres: Longmans, Green, 2009, p. 95.
29 Boy Scouts of America, "What Are the Scout Oath and the Scout Law?", https://www.scouting.org/about/faq/question10/.
30 Robert Baden-Powell, *Scouting for Boys*. 1908; reedição, Oxford: Oxford University Press, 2018, p. 46. [Edição brasileira: *Escotismo para rapazes*. s/l:Editora da Fraternidade Mundial, 2008.]
31 Sandage, *Born Losers*, p. 261.
32 *Ibid.*, p. 337.
33 Napoleon Hill. *Think and Grow Rich*. Meriden.: Ralston Society, 1937. [Edição brasileira: *Pense e enriqueça*. Rio de Janeiro: Best Seller, 2019.]
34 Norman Vincent Peale. *The Power of Positive Thinking*. Nova York: Touchstone, 2003. [Edição brasileira: *O poder do pensamento positivo*. São Paulo: Cultrix, 2016.]
35 Sandage, *Born Losers*, p. 262.
36 *Ibid.*, pp. 262-263.
37 *Ibid.*, pp. 266-267.
38 Stuart Jeffries, "Why I Loved Charlie Brown and the 'Peanuts' Cartoons", *The Guardian*, 5 de dezembro de 2015, https://www.theguardian.com/lifeandstyle/2015/dec/05/charlie-brown-charles-schultz-peanuts-cartoon-movie-steve-martino.
39 Martin Miller, "Good Grief. Charles Schulz Calls It Quits", *Los Angeles Times*, 16 de dezembro de 1999, https://www.latimes.com/archives/la-xpm-1999-dec-15-mn-44051-story.html.
40 Neal Gabler, "America's Biggest Divide: Winners and Losers", *Salon*, outubro de 2017, https://www.salon.com/2017/10/08/americas-biggest-divide-winners-and-losers_partner/.
41 Kate Bowler, "Death, the Prosperity Gospel and Me", *The New York Times*, 13 de fevereiro de 2016, https://www.nytimes.com/2016/02/14/opinion/sunday/death-the-prosperity-gospel-and-me.html.
42 David Van Biema and Jeff Chu, "Does God Want You to Be Rich?", *Time*, 10 de setembro de 2006, http://content.time.com/time/magazine/article/0,9171,1533448-2,00.html.

43 Google Books Ngram Viewer, https://books.google.com/ngrams/graph?content=loser+&year_start=1800&year_end=2019&corpus=26&smoothing=3&direct_url=t1%3B%2Closer%3B%2Cc0.

44 Ben Schreckinger, "Trump Attacks McCain", *Politico*, 18 de julho de 2015, https://www.politico.com/story/2015/07/trump-attacks-mccain-i-like-people-who-werent-captured-120317.

45 Lauren Lumpkin, "Rates of Anxiety and Depression Amongst College Students Continue to Soar, Researchers Say", *The Washington Post*, 10 de junho de 2021, https://www.washingtonpost.com/education/2021/06/10/dartmouth-mental-health-study/.

46 Antes da pandemia, falávamos em crise da saúde mental. Agora, é um estado de emergência", disse Amir Whitaker, conselheiro de políticas da ACLU no sul da Califórnia. Ver Carolyn Jones, "Student Anxiety, Depression Increasing During School Closures, Survey Finds", *EdSource*, 13 de maio de 2020, https://edsource.org/2020/student-anxiety-depression-increasing-during-school-closures-survey-finds/631224.

47 Kate Fagan, "Split Image", ESPN, 7 de maio de 2015, http://www.espn.com/espn/feature/story/_/id/12833146/instagram-account-university-pennsylvania-runner-showed-only-part-story.

48 Izzy Grinspan, "7 College Students Talk About Their Instagrams and the Pressure to Seem Happy", *New York*, 31 de julho de 2015, https://www.thecut.com/2015/07/college-students-on-the-pressure-to-seem-happy.html.

49 Val Walker, "The Loneliness of Unshareable Grief", *Psychology Today*, 2 de dezembro de 2020, https://www.psychologytoday.com/us/blog/400-friends-who-can-i-call/202012/the-loneliness-unshareable-grief.

50 Entrevista da autora com Luke, Paige, Heather, e Nick, 13 de fevereiro de 2018.

51 "American Psychological Association Survey Shows Teen Stress Rivals That of Adults", American Psychological Association, 2014, https://www.apa.org/news/press/releases/2014/02/teen-stress.

52 Entrevista realizada pela autora, 13 de fevereiro de 2018.

53 Kinsey acredita que esta citação é de uma entrevista que ela deu para este projeto, uma iniciativa coliderada por ela quando era vice-reitora de Princeton; no entanto, não conseguimos encontrar a fonte original.

54 Kristie Lee, "Questioning the Unquestioned", *Duke Today*, 6 de outubro de 2003, https://today.duke.edu/2003/10/20031006.html.

55 "The Duck Stop Here", Stanford University, https://duckstop.stanford.edu/why-does-duck-stop-here.

CAPÍTULO 6 – Como transcender a positividade obrigatória no ambiente de trabalho e ir além?

1 Isto deve ser o trecho de alguma apresentação de standup de Shakes.
2 Série de entrevistas com a autora, incluindo a de 27 de julho de 2017.

3 David, "Gift and Power of Emotional Courage".
4 Peter J. Frost, "Why Compassion Counts!", *Journal of Management Inquiry* 8, nº 2 (junho de 1999), p. 127-33, https://doi.org/10.1177/105649269982004.
5 Entrevista feita pela autora, 31 de outubro de 2016.
6 Entrevista da autora com Jason Kanov, 15 de fevereiro de 2017, e e-mails posteriores.
7 Juan Madera e Brent Smith, "The Effects of Leader Negative Emotions on Evaluations of Leadership in a Crisis Situation: The Role of Anger and Sadness", *The Leadership Quarterly* 20, nº 2 (abril de 2009), p. 103-14, http://dx.doi.org/10.1016/j.leaqua.2009.01.007.
8 Tanja Schwarzmüller et al., "It's the Base: Why Displaying Anger Instead of Sadness Might Increase Leaders' Perceived Power But Worsen Their Leadership", *Journal of Business and Psychology* 32 (2017), https://doi.org/10.1007/s10869-016-9467-4.
9 Melissa Pandika, "Why Melancholy Managers Inspire Loyalty", OZY, 4 de janeiro de 2017, https://www.ozy.com/news-and-politics/why-melancholy-managers-inspire-loyalty/74628/.
10 *Ibid.*
11 Entrevista da autora com Tim Chang, 16 de dezembro de 2019.
12 *Ibid.*
13 Entrevista da autora com Lara Nuer, 27 de setembro de 2017.
14 "How Learning to Be Vulnerable Can Make Life Safer", *Invisibilia*, NPR, 17 de junho de 2016, https://www.npr.org/sections/health-shots/2016/06/17/482203447/invisibilia-how-learning-to-be-vulnerable-can-make-life-safer.
15 Robin J. Ely e Debra Meyerson, "Unmasking Manly Men", *Harvard Business Review*, julho-agosto de 2008, https://hbr.org/2008/07/unmasking-manly-men.
16 Meu relato da história de Rick é baseado na história contada no *Invisibilia*, no estudo de caso de Harvard e em minha conversa com o próprio Rick em 27 de maio de 2019.
17 Kerry Roberts Gibson et al., "When Sharing Hurts: How and Why Self-Disclosing Weakness Undermines the Task-Oriented Relationships of Higher Status Disclosers", *Organizational Behavior and Human Decision Processes* 144 (janeiro de 2018), p. 25-43, https://doi.org/10.1016/j.obhdp.2017.09.001.
18 Jane E. Dutton et al., "Understanding Compassion Capability", *Human Relations* 64, nº 7 (junho de 2011), p. 873-99, http://dx.doi.org/10.1177/0018726710396250.
19 *Ibid.*, p. 7.
20 E-mail de Susan David, 14 de setembro de 2021.
21 James W. Pennebaker, "Expressive Writing in Psychological Science", *Perspectives in Psychological Science* 13, nº 2 (março de 2018), p. 226-29, https://doi.org/10.1177%2F1745691617707315.
22 Susan David, "You Can Write Your Way Out of an Emotional Funk. Here's How", *New York*, 6 de setembro de 2016, https://www.thecut.com/2016/09/journaling-can-help-you-out-of-a-bad-mood.html.

23 James W. Pennebaker, "Writing About Emotional Experiences as a Therapeutic Process", *Psychological Science* 8, nº 3 (1997), p. 162-66, http://www.jstor.org/stable/40063169.
24 Stefanie P. Spera et al., "Expressive Writing and Coping with Job Loss", *Academy of Management Journal* 37, nº 3 (1994), p. 722-33, https://www.jstor.org/stable/256708.
25 Susan David. *Emotional Agility: Get Unstick, Embrace Change, and Thrive in Work and Life*. Nova York: Avery, 2016.
26 Entrevista da autora com Tim Leberecht, 4 de novembro de 2018.
27 Fernando Pessoa, "Carta a Mário de Sá-Carneiro". http://arquivopessoa.net/textos/522.

CAPÍTULO 7 – Deveríamos tentar viver para sempre?

1 Eliezer Yudkowsky, *Harry Potter and the Methods of Rationality*, cap. 45, https://www.hpmor.com/chapter/45.
2 https://www.raadfest.com.
3 Entrevista da autora com Aubrey de Grey, realizada no RAAD Festival 2017. Ver também "radical life extension", https://www.rlecoalition.com/raadfest.
4 Esta citação aparentemente não está mais na página, mas a copiei há muitos anos.
5 A partir da transcrição de uma apresentação de Dr. Mike West no RAAD Festival 2017.
6 Joshua J. Mark, "The Eternal Life of Gilgamesh", World History Encyclopedia, 10 de abril de 2018, https://www.worldhistory.org/article/192/the-eternal-life-of-gilgamesh/.
7 Entrevista da autora com Keith Comito, 12 de junho de 2017.
8 Entrevista da autora com Aubrey de Grey realizada no RAAD Festival 2017.
9 H. A. McGregor et al., "Terror Management and Aggression: Evidence That Mortality Salience Motivates Aggression Against Worldview-Threatening Others", *Journal of Personality and Social Psychology* 74, nº 3 (março de 1998), pp. 590-605, https://doi.org/10.1037//0022-3514.74.3.590.
10 Tom Pyszczynski et al., "Mortality Salience, Martyrdom, and Military Might: The Great Satan Versus the Axis of Evil", *Personality and Social Psychology Bulletin* 32, nº 4 (abril de 2006), pp. 525-37, https://doi.org/10.1177/0146167205282157.
11 "People Unlimited: Power of Togetherness to End Death", 17 de março de 2015, https://peopleunlimitedinc.com/posts/2015/03/people-unlimited-power-of-togetherness-to-end-death.
12 Lewis, *Till We Have Faces*, p. 86.
13 J.R.R. Tolkien. *The Letters of J.R.R. Tolkien*. Ed. Humphrey Carpenter. Boston: Houghton Mifflin Harcourt, 2014, p. 125.

## CAPÍTULO 8 – Deveríamos tentar "superar" a dor e a impermanência?

[1] Mary Oliver. *American Primitive*, 1ª ed. Boston: Back Bay Books, 1983, p. 82.

[2] Kobayashi Issa, citado em *Bereavement and Consolation: Testimonies from Tokugawa Japan*, de Harold Bolitho. New Haven: Yale University Press, 2003.

[3] Robert Hass et al. *The Essential Haiku: Versions of Basho, Buson and Issa*. Hopewell, N.J.: Ecco Press, 1994.

[4] Atul Gawande. *Being Mortal*. Nova York: Henry Holt, 2004, p. 156. [Edição brasileira: *Mortais*. Rio de Janeiro: Objetiva, 2015.]

[5] Philippe Ariès. *Western Attitudes Toward Death*. Baltimore: Johns Hopkins University Press, 1975, pp. 85, 92.

[6] Geoffrey Gorer. *Death, Grief, and Mourning*. Nova York: Arno Press, 1977, pp. ix-xiii. Joan Didion escreve sobre isso em seu livro *The Year of Magical Thinking*. [Edição brasileira: *O ano do pensamento mágico*. Trad. Paulo Andrade Lemos. Rio de Janeiro: Nova Fronteira, 2006.]

[7] Gerard Manley Hopkins, "Spring and Fall" in *Gerard Manley Hopkins: Poems and Prose*. Harmondsworth, UK: Penguin Classics, 1985; ver também Poetry Foundation, https://www.poetryfoundation.org/poems/44400/spring-and-fall.

[8] Entrevista da autora com Laura Carstensen, 11 de junho de 2018.

[9] Gawande, *Being Mortal*, 99.

[10] Laura L. Carstensen et al., "Emotional Experience Improves with Age: Evidence Based on Over 10 Years of Experience Sampling", *Psychology and Aging* 26, nº 1 (março de 2011), pp. 21-33, https://dx.doi.org/10.1037%2Fa0021285.

[11] Entrevista da autora com Laura Carstensen, 11 de junho de 2018.

[12] Laura L. Carstensen, "The Influence of a Sense of Time on Human Development", *Science* 312 nº 5782 (Junho de 2006), pp. 1913-15, https://dx.doi.org/10.1126%2Fscience.1127488; Helene H. Fung e Laura L. Carstensen, "Goals Change When Life's Fragility Is Primed: Lessons Learned from Older Adults, the September 11 Attacks, and SARS", *Social Cognition* 24, nº 3 (junho de 2006), pp. 248-78, http://dx.doi.org/10.1521/soco.2006.24.3.248.

[13] "Download the FTP Scale", Stanford Life-span Development Laboratory, https://lifespan.stanford.edu/down load-the-ftp-scale.

[14] David DeSteno. *How God Works: The Science Behind the Benefits of Religion*. Nova York: Simon & Schuster, 2021, pp. 144, 147.

[15] "'Memento Mori': The Reminder We All Desperately Need", Daily Stoic, https://dailystoic.com/memento-mori/.

[16] George Bonanno. *The Other Side of Sadness*. Nova York: Basic Books, 2010.

[17] Chimamanda Ngozi Adichie, "Notes on Grief", *The New Yorker*, 10 de setembro de 2020, https://www.newyorker.com/culture/personal-history/notes-on-grief.

[18] David Van Nuys, "An Interview with George Bonanno, Ph.D., on Bereavement", Gracepoint Wellness, https://www.gracepointwellness.org/58-grief-bereavement--issues/article/35161-an-interview-with-george-bonanno-phd-on-bereavement.

[19] Entrevista por e-mail com Sri Sri Ravi Shankar em 2017.

20 Van Nuys, "Interview with George Bonanno".
21 Entrevista da autora com Stephen Haff em 27 de outubro de 2017 ou dias próximos.
22 George Orwell, "Reflections on Gandhi", Orwell Foundation, https://www.orwell-foundation.com/the-orwell-foundation/orwell/essays-and-other-works/reflections-on-gandhi/.
23 Entrevista da autora com Ami Vaidya, 20 de abril de 2017.
24 "Se você acha que é iluminado, vá passar uma semana com sua família", Ram Dass, "More Ram Dass Quotes", Love Serve Remember Foundation, https://www.ramdass.org/ram-dass-quotes/.
25 Entrevista da autora com Lois Schnipper, 9 de dezembro de 2016.
26 Nora McInerny, "We Don't 'Move On' from Grief. We Move Forward with It". TED Talk, novembro de 2018, https://www.ted.com/talks/nora_mcinerny_we_don_t_move_on_from_grief_we_move_forward_with_it/transcript?language=en#t-41632.

CAPÍTULO 9 – Herdamos a dor de nossos pais e ancestrais? E será que podemos transformá-la gerações depois?

1 Françoise Dolto, Kathleen Saint-Onge. *Discovering Françoise Dolto: Psychoanalysis, Identity and Child Development.* Reino Unido: Routledge, 2019.
2 Em 13 de outubro e 20 de dezembro de 2017 e conferência "Art of Dying, New York Open Center, 17 de outubro de 2017.
3 Rachel Yehuda, "How Trauma and Resilience Cross Generations", *On Being with Krista Tippett* (podcast), 30 de julho de 2015, https://onbeing.org/programs/rachel-yehuda-how-trauma-and-resilience-cross-generations-nov2017/.
4 Helen Thomson, "Study of Holocaust Survivors Finds Trauma Passed On to Children's Genes", *The Guardian,* 21 de agosto de 2015, https://www.theguardian.com/science/2015/aug/21/study-of-holocaust-survivors-finds-trauma-passed-on-to-childrens-genes.
5 Rachel Yehuda et al., "Holocaust Exposure Induced Intergenerational Effects on FKBP5 Methylation", *Biological Psychiatry* 80, nº 5 (setembro de 2016), pp. 372-80, https://doi.org/10.1016/j.biopsych.2015.08.005.
6 Seema Yasmin, "Experts Debunk Study That Found Holocaust Trauma Is Inherited", *Chicago Tribune,* 9 de junho de 2017, https://www.chicagotribune.com/lifestyles/health/ct-holocaust-trauma-not-inherited-20170609-story.html.
7 Rachel Yehuda, Amy Lehrner e Linda M. Bierer. "The Public Reception of Putative Epigenetic Mechanisms in the Transgenerational Effects of Trauma", *Environmental Epigenetics* 4, nº 2 (abril de 2018), https://doi.org/10.1093/eep/dvy018.
8 Linda M. Bierer et al., "Intergenerational Effects of Maternal Holocaust Exposure on *KFBP5* Methylation", *The American Journal of Psychiatry* (21 de abril de 2020), https://doi.org/10.1176/appi.ajp.2019.19060618.
9 Anurag Chaturvedi et al., "Extensive Standing Genetic Variation from a Small Number of Founders Enables Rapid Adaptation in *Daphnia*", *Nature Communications* 12, nº 4306 (2021), https://doi.org/10.1038/s41467-021-24581-z.

10 Brian G. Dias e Kerry J. Ressler, "Parental Olfactory Experience Influences Behavior and Neural Structure in Subsequent Generations", *Nature Neuroscience* 17 (2014), pp. 89-96, https://doi.org/10.1038/nn.3594.

11 Gretchen van Steenwyk et al., "Transgenerational Inheritance of Behavioral and Metabolic Effects of Paternal Exposure to Traumatic Stress in Early Postnatal Life: Evidence in the 4th Generation", *Environmental Epigenetics* 4, nº 2 (abril de 2018), https://dx.doi.org/10.1093%2Feep%2Fdvy023.

12 Dora L. Costa, Noelle Yetter e Heather DeSomer, "Intergenerational Transmission of Paternal Trauma Among U.S. Civil War ex-POWs", PNAS115, nº 44 (outubro de 2018), pp. 11215-20, https://doi.org/10.1073/pnas.1803630115.

13 P. Ekamper et al., "Independent and Additive Association of Prenatal Famine Exposure and Intermediary Life Conditions with Adult Mortality Between Age 18–63 Years", *Social Science and Medicine* 119 (outubro de 2014), p. 232-39, https://doi.org/10.1016/j.socscimed.2013.10.027.

14 Veronica Barcelona de Mendoza et al., "Perceived Racial Discrimination and DNA Methylation Among African American Women in the InterGEN Study", *Biological Research for Nursing* 20, nº 2 (março de 2018), p. 145-52, https://doi.org/10.1177/1099800417748759.

15 Curry, "Parents' Emotional Trauma May Change Their Children's Biology".

16 *Ibid*.

17 Rachel Yehuda, Amy Lehrner e Linda M. Bierer, "The Public Reception of Putative Epigenetic Mechanisms in the Transgenerational Effects of Trauma", *Environmental Epigenetics* 4, nº 2 (abril de 2018), https://doi.org/10.1093/eep/dvy018.

18 Katharina Gapp et al., "Potential of Environmental Enrichment to Prevent Transgenerational Effects of Paternal Trauma", *Neuropsychopharmacology* 41 (2016), pp. 2749-58, https://doi.org/10.1038/npp.2016.87.

19 Yehuda, "How Trauma and Resilience Cross Generations".

20 "Goree: Senegal's Slave Island", BBC News, 27 de junho de 2013, https://www.bbc.com/news/world-africa-23078662.

21 E-mail de Jeri Bingham à autora, junho de 2021.

22 Se quiser saber mais sobre a ligação entre sofrimento herdado e a experiência de pessoas afro-americanas, leia Joy Degruy, *Post Traumatic Slave Syndrome: America's Legacy of Enduring Injury and Healing*. Uptone Press, 2005.

23 Entrevista realizada pela autora em julho de 2019.

24 William Breitbart, ed. *Meaning-Centered Psychotherapy in the Cancer Setting: Finding Meaning and Hope in the Face of Suffering*. Nova York: Oxford University Press, 2017, https://doi.org/10.1093/med/9780199837229.001.0001.

25 William Breitbart, ed., "Meaning-Centered Group Psychotherapy: An Effective Intervention for Improving Psychological Well-Being in Patients with Advanced Cancer", *Journal of Clinical Oncology* 33, nº 7 (fevereiro de 2015), pp. 749-54, https://doi.org/10.1200/JCO.2014.57.2198; Lori P. Montross Thomas, Emily A. Meier e Scott A. Irwin, "Meaning-Centered Psychotherapy: A Form of Psychotherapy for

Patients with Cancer", *Current Psychiatry Reports* 16, nº 10 (setembro de 2014), p. 488, https://doi.org/10.1007/s11920-014-0488-2.
26 Wendy G. Lichtenthal et al., "Finding Meaning in the Face of Suffering", *Psychiatric Times* 37, nº 8 (agosto de 2020), https://www.psychiatrictimes.com/view/finding-meaning-in-the-face-of-suffering.
27 Entrevista da autora com William Breitbart, 3 de maio de 2017.
28 Dave Afshar, "The History of Toro Nagashi, Japan's Glowing Lantern Festival", Culture Trip, 19 de abril de 2021, https://theculturetrip.com/asia/japan/articles/the-history-of-toro-nagashi-japans-glowing-lantern-festival/.
29 Amy Scattergood, "Day of the Dead Feast Is a High-Spirited Affair", *Los Angeles Times*, 29 de outubro de 2008, https://www.latimes.com/local/la-fo-dia29--2008oct29-story.html.
30 Encontrei esta citação a partir de escritos de Ted Hughes. Infelizmente, não fui capaz de localizar a fonte original.

## ENCERRAMENTO – Como voltar para casa

1 Raymond Carver, "Late Fragment", da última antologia do autor, *A New Path to the Waterfall*. Nova York: Atlantic Monthly Press, 1988.
2 Virginia Postrel escreve lindamente sobre a iconografia do conversível em seu livro *The Power of Glamour: Longing and the Art of Visual Persuasion*. Nova York: Simon & Schuster, 2013.
3 Kenneth Cain, Heidi Postlewait e Andrew Thomson. *Emergency Sex and Other Desperate Measures*. Nova York: Hyperion, 2004.
4 Tenho quase certeza de que li esta ideia em algum lugar, que ela não é minha originalmente, mas não consigo localizar a fonte.
5 Houston, *Search for the Beloved*, p. 26.

## CONHEÇA OS LIVROS DE
## SUSAN CAIN

O poder dos quietos

O lado doce da melancolia

Para saber mais sobre os títulos e autores da Editora Sextante,
visite o nosso site e siga as nossas redes sociais.
Além de informações sobre os próximos lançamentos,
você terá acesso a conteúdos exclusivos
e poderá participar de promoções e sorteios.

sextante.com.br